中等卫生职业教育"十四五"规划护理专业特色教材

儿 科 护 理

主　编　白　震　袁小慧　韦　珊
副主编　黄　文　廖克准　潘雅芳
编　者　（以姓氏笔画为序）
　　　　韦　珊　河池市卫生学校
　　　　韦飞羽　河池市卫生学校
　　　　韦雅静　右江民族医学院附属医院
　　　　白　震　河池市卫生学校
　　　　李松葳　河池市卫生学校
　　　　罗　玲　百色市人民医院
　　　　罗香团　河池市中医医院
　　　　袁小慧　河池市卫生学校
　　　　黄　文　河池市卫生学校
　　　　覃夏梦　河池市卫生学校
　　　　简荣林　河池市人民医院
　　　　廖克准　河池市妇幼保健院
　　　　潘雅芳　河池市第三人民医院

华中科技大学出版社
http://press.hust.edu.cn
中国·武汉

内 容 简 介

本教材包括绪论、小儿生长发育、小儿营养与喂养、小儿保健和疾病预防、住院患儿的护理、儿科常用护理技术等共十七章,以及实践指导等,并配有教学课件。

本教材可供护理、助产等专业使用,也可作为护士执业资格考试参考用书。

图书在版编目(CIP)数据

儿科护理/白震,袁小慧,韦珊主编. —武汉:华中科技大学出版社,2023.7
ISBN 978-7-5680-9773-4

Ⅰ.①儿… Ⅱ.①白… ②袁… ③韦… Ⅲ.①儿科学-护理学 Ⅳ.①R473.72

中国国家版本馆 CIP 数据核字(2023)第 134281 号

儿科护理   白 震 袁小慧 韦 珊 主编
Erke Huli

策划编辑:余 雯
责任编辑:余 雯
封面设计:原色设计
责任校对:朱 霞
责任监印:周治超
出版发行:华中科技大学出版社(中国·武汉)   电话:(027)81321913
          武汉市东湖新技术开发区华工科技园   邮编:430223
录 排:华中科技大学惠友文印中心
印 刷:武汉市洪林印务有限公司
开 本:889mm×1194mm 1/16
印 张:16.25
字 数:494 千字
版 次:2023 年 7 月第 1 版第 1 次印刷
定 价:48.00 元

　　《护士条例》要求,护理、助产专业学生毕业后均要参加国务院卫生主管部门组织的护士执业资格考试,取得相应的执业资格,并经执业注册,取得护士执业证书才能从事护理工作。而初中起点的中等卫生职业学校护理、助产专业学生由于自身起点低、基础知识差等原因,在历年的护士执业资格考试中通过率均不高,缺乏竞争力,对其择业、就业有较大影响。

　　学校为解决这一现状,除不断探索新的教学方法和模式外,还针对使用的教材进行了探索,发现大多数教材偏重理论知识的系统性,理论知识偏多、偏深,部分内容与临床护理岗位能力要求和护士执业资格考试大纲脱节,与职业能力要求不相适应;部分内容编排与医院临床功能科室护理工作实际结合不紧密,知识的内在联系被章节分隔,不利于学生使用。

　　为进一步提高学生学习成绩和护理操作技能水平,我们在进行全面调研的基础上,分析护士执业资格考试大纲与护理专业课程教学标准,结合对护理工作岗位的调研以及护理工作岗位职业能力的要求,将护士执业资格考试大纲与护理专业教学标准融合,对护理专业核心课程的教学内容进行重新编排与优化,编写具有护理专业职业教育特色的教材,使其既能达到中等卫生职业学校教学目标,又能满足临床实践,同时提高学生护士执业资格考试的通过率。

　　本教材的知识模块主要包括护理工作需要的医学基础知识、护理专业知识、护理操作技能及护理相关的社会人文知识。另外还有疾病的病因、临床表现、治疗原则、健康评估、护理问题、护理措施及健康教育等整体的临床运用能力。本教材主要致力于培养学生两个方面,一是运用与护理专业相关的知识,有效、安全地完成护理工作的能力,二是运用护理专业知识和技能完成护理任务的能力。

　　为进一步帮助教师授课,提高学生学习兴趣,帮助学生理解和记忆抽象的专业知识,启发学生思考,提高学习效果,本教材专门制作了配套的教学课件,内有大量的图片和视频,可作为教师授课和学生学习时的辅助资料。

　　由于时间仓促,编者水平有限,书中错误和不足在所难免,恳请广大读者批评指正。

编　者

Contents

第五章　住院患儿的护理

第六章　儿科常用护理技术

第七章　新生儿及患病新生儿的护理

第八章　营养性疾病患儿的护理

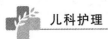

第十四章 神经系统疾病患儿的护理

第十五章 传染病患儿的护理

第十六章 结核病患儿的护理

第十七章 急症患儿的护理

实践指导

第一章　绪　论

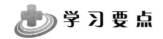

扫码看课件

本章主要介绍了儿科护理学的概念，指出儿科服务的年龄范围及小儿年龄分期，提出儿科护士的素质要求。通过对本章的学习，要求掌握小儿年龄分期及各期特点，熟悉儿科护理学的研究范围、护理特点、护理理念，了解儿科护士的角色及素质要求。

第一节　儿科护理学的研究范围

儿科护理学是研究小儿生长发育规律及影响因素、儿童保健、疾病防治和护理，促进小儿身心健康的一门学科。其研究范围广，一切涉及小儿健康、卫生的问题都属于儿科护理学的研究范围。具体来说，其研究的年龄范围是从精子、卵细胞结合起至青春期结束(18～20 周岁)，而我国国家卫生健康委员会规定的儿科的临床服务对象是从出生至满 14 周岁的小儿；其研究的内容包括正常小儿身心方面的保健和健康，促进小儿疾病的预防与护理，与其他学科如儿童心理学、教育学、社会学等有着广泛的联系。

【本节小结】

重点掌握我国儿科临床服务对象。

【目标检测】

1. 我国儿科护理服务对象主要是指_____。

A. 出生到青春期的小儿　　　　　　　　B. 出生至 14 周岁的小儿

C. 出生至满 14 周岁的小儿　　　　　　D. 出生至 18 周岁的小儿

E. 出生至满 18 周岁的小儿

2. 下列说法不正确的是_____。

A. 儿科护理学是研究小儿生长发育规律的一门学科

B. 儿科护理学是研究儿童保健的一门学科

C. 儿科护理学是研究小儿疾病防治和护理的一门学科

D. 儿科护理学研究的内容包括正常小儿身心方面的保健和健康

E. 儿科护理学研究的内容包括小儿身心方面的保健和健康

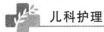

第二节　儿科护士的角色及素质要求

一、儿科护士的角色

随着社会的进步,护理学科不断发展,护士的角色有了更大范围的扩展,小儿护理的重要性逐渐显现,儿科护士作为一个有专门知识的实践者,被赋予多元化的角色。

1. 专业照护者　小儿正处于生长发育阶段,各系统、器官的功能尚未成熟,生活自理能力不足。儿科护士最重要的角色就是在帮助小儿促进、保持或恢复健康的过程中,为小儿及其家庭提供最直接的专业照护,如摄取营养、给予药物、预防感染、心理支持、健康指导等,以满足小儿身、心两方面的需要。

2. 护理计划者　为促进小儿身心健康发展,儿科护士必须运用专业护理知识和技能,收集小儿生理、心理、社会等方面的资料,全面对小儿的健康状况及其家庭环境进行评估,协助医生找出健康问题,并制订全面的、切实可行的护理计划,采取有效的护理措施,减轻小儿痛苦,帮助小儿适应医院、社区及家庭的生活。

3. 健康教育者　小儿处于生长发育的关键时期,是智力及体格发育的重要阶段。因此,儿科护士在对他们实施护理的同时,还要根据不同年龄阶段小儿智力发展的水平,以其能接受的方式,介绍有关健康知识,帮助他们建立自我保健意识,培养良好的生活、卫生习惯,纠正不良行为。同时对其家长进行宣传教育,使他们在日常生活中采取健康态度和健康行为,以达到预防疾病、促使小儿健康成长的目的。

4. 健康协调者　为使护理取得最佳效果,促进小儿健康,儿科护士需与相关科室、机构人员联系和协调,如与医生讨论疾病相关治疗和护理方案;与营养师讨论膳食安排;与小儿家长联系使其共同参与小儿护理等,建立并维护有效的沟通网络,使小儿保健工作与有关的诊疗、救助、医保等能协调配合,保证小儿及时得到最适宜的整体性医疗照护。

5. 健康疑惑解答者　护士需认真倾听患儿及其家长的询问,及时解答他们的疑问,提供有关医疗信息,并给予正确的健康指导,以澄清小儿及其家长对疾病或健康问题的模糊认识;并建议有疑惑时应直接咨询主管医护人员,而不要完全相信网络解答,使他们能以积极有效的方式应对压力,找到满足其生理、心理、社会需要的最适宜的解决方法。

6. 小儿及其家庭的代言人　由于小儿不会表达或表达不清自己的意愿和要求,儿科护士就成了小儿及其家庭权益的维护者,有责任解释并维护小儿的权益不受损害或侵犯,及时评估妨碍小儿健康的问题和事件,向有关行政部门提出改进的意见和建议。

7. 护理研究者　儿科护士在护理工作中,还应积极进行护理研究,总结自己在小儿护理过程中出现或存在的问题,探索最佳护理方案。同时还应通过进修学习、高校深造或网络学习等不断提高自己的护理理论知识和操作技能;儿科护士还要大胆创新,创造出适应新时期儿科护理特点的新技术、新理论,全面提高儿科护理质量。

二、儿科护士的素质要求

1. 思想道德素质

(1) 热爱护理事业,在护理实践过程中,必须具备高度的责任感和严谨的工作态度,具有爱心、同情心和为小儿健康服务的奉献精神。

(2) 儿科护士应有诚实的品格,较高的修养,高尚的道德情操,以理解、友善、平等的心态为小儿及其家庭提供帮助。

（3）儿科护士应有正视现实、面向未来的目光,有救死扶伤、忠于职守、廉洁奉公的崇高理想及践行人道主义的理念。

（4）儿科护士必须严守医疗秘密,为小儿及其家庭保守隐私,避免小儿及其家庭因隐私泄露而受到伤害。

2. 科学文化素质

（1）儿科护士应具备一定的文化素养和广泛的自然、社会和人文等多学科知识。

（2）儿科护士应至少掌握一门外语,学会当地常用交流语言,更加有利于护理工作顺利展开。不断学习现代科学发展的新理论、新技术,减少与发达地区、发达国家的差距。

3. 专业素质

（1）儿科护士应具有合理的知识结构、系统的专业理论和较强的实践技能,操作准确,技术精湛,动作轻柔、敏捷。

（2）儿科护士应具备敏锐的观察力和综合分析、判断能力;有整体护理观念,能用护理程序解决小儿健康问题。

（3）儿科护士应勇于创新进取,具备开展护理教育和护理科研的能力。

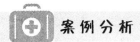 **案 例 分 析**

患儿,7个月,因肺炎入院,现突然烦躁不安,口唇发绀,并进行性加重。体检:呼吸60次/分,脉搏170次/分,心音低钝,两肺布满细湿啰音,诊断为肺炎合并心力衰竭,儿科护士立即设法让患儿安静,并及时报告医生。儿科护士的做法体现了下列哪种素质? _____

A.专业素质　　　　　　B.科学文化素质　　　　　　C.思想道德素质

D.身体素质　　　　　　E.综合素质

4. 身体、心理素质

（1）心理健康,情绪稳定,乐观、开朗,有宽容豁达的胸怀和良好的言行举止及健康的身体。

（2）有良好的忍耐力、较强的适应能力,能自我控制,灵活敏捷,善于应变。

（3）有强烈的进取心,自觉汲取新知识、新理念,不断丰富和完善自己。

（4）有良好的沟通能力,不但同事间相互尊重、团结协作,还能与小儿及其家长建立良好的人际关系,减少医患纠纷。

【本节小结】

本节重点是理解儿科护士的素质要求。

【目标检测】

1. 儿科护士的角色主要有_____。

A.护理计划者　　　　　　　　　　B.护理执行者

C.小儿代言人　　　　　　　　　　D.健康协调者

E.以上都对

2. 下列关于儿科护士应具备的素质,说法错误的是_____。

A.高度责任感和同情心　　　　　　B.忠于职守、救死扶伤

C.具备相应的文化素养　　　　　　D.具备敏锐的观察力

E.具备好强心,可随时与患儿家长做斗争

第三节 儿科护理的特点和理念

一、儿科护理的特点

（一）小儿解剖生理特点

1. 解剖特点 小儿不是成人的缩小版，其躯体随着体格生长发育的进展，各部位逐渐长大，头、躯干和四肢的比例发生改变，内脏的位置也随年龄增长而不断变化。在组织结构上也与成人有较大差别，如小儿骨骼钙化不全，虽不易骨折，但长期受压易发生变形；而皮肤、黏膜较薄、嫩，易发生损伤和感染等。

2. 生理特点 小儿生长发育快，代谢旺盛，各组织器官发育尚未完善。因此，不同年龄小儿有不同的生理、生化正常值（如心率、呼吸、血压）；小儿各器官生理功能亦不成熟（如肝、肾），因而对药物的代谢能力及体液平衡调节能力差。

3. 免疫特点 小儿免疫系统发育不成熟，防御力差。非特异性免疫不足，如皮肤、黏膜的屏障作用差，胃酸杀菌力弱，白细胞吞噬能力弱等。特异性免疫未成熟，特别是产生抗体的能力较弱，尽管新生儿可从母体获得 IgG，但 3～5 个月后逐渐下降，而自行合成的 IgG 量少，一般要到 6～7 岁时才达成人水平；因此，婴儿在 6 个月以后发生感染频率明显增加。

婴儿还可通过母乳获得分泌型 IgA（SIgA），在呼吸道和消化道起抗感染作用，故母乳喂养儿感染发生率较人工喂养儿低。IgM 不能通过胎盘，故新生儿血清中 IgM 浓度低，易发生革兰阴性菌感染，因此在护理过程中应特别注意消毒隔离。

护考链接

1. 下列哪种免疫球蛋白缺乏易导致消化系统和呼吸系统疾病？ _____

A. IgA   B. sIgA   C. IgM   D. IgG   E. IgE

2. 小儿 IgM 缺乏易引起什么病原体感染？ _____

A. 葡萄球菌   B. 链球菌   C. 大肠杆菌   D. 支原体   E. 衣原体

（二）小儿心理-社会特点

1. 心理应对能力较差 因小儿神经系统发育尚未完善，心理发育不成熟，对心理压力的应对能力较差，所以对小儿要多给予良性刺激，以表扬、鼓励、支持为主，避免威胁、恐吓、打骂等不健康教育，特别是在住院期间，要多给予心理关怀和照顾。

2. 心理发展受环境影响大 小儿好奇、好动、好问，这主要是其通过与环境接触、与人交往来学习的一种形式，要鼓励和支持，不要训斥，以免抑制其接触社会感受外界的积极性，从而影响其心理发育。

3. 心理发展连续不断 小儿自出生开始就生活在各种充满刺激的环境中，心理活动时刻在发展变化，不会因环境改变而停止。因此，不能忽视对住院小儿的心理护理。

护考链接

处于婴幼儿期的孩子,最适宜的心理沟通方式是_____。

A. 因势利导　　　B. 多做游戏　　　C. 拥抱与抚摸　　　D. 适时鼓励　　　E. 社会交流

总之,小儿时期是心理行为发育和个性发展的重要时期,儿科护士应根据小儿不同时期的不同心理特点,因人施护,尽量满足小儿心理需求,促进小儿心理健康发展。

(三) 小儿患病特点

1. 病理特点 由于小儿发育不成熟,对致病因素的反应与成人不同,因而对于相同的病因小儿会产生与成人不同的病理改变,如肺炎链球菌所致的肺部感染,小儿常表现为支气管肺炎,而成人则为大叶性肺炎;缺乏维生素 D 时,小儿可患佝偻病,而成人则表现为骨软化症。

2. 疾病特点 小儿常见疾病种类与成人有很大不同,如小儿以感染性疾病、先天性疾病和遗传性疾病较多见,而成人则以高血压、冠心病、糖尿病等为主;小儿肿瘤以白血病多见,而成人则以肺癌、乳腺癌为多。小儿患病后临床表现也与成人有很大不同,特别是感染性疾病,往往症状不典型、起病急、来势凶、变化快,而病灶局限能力差,易发生败血症;新生儿及体弱儿患严重感染性疾病时往往表现为各种反应能力低下,如不吃、不哭、体温不升、体重不增、表情呆滞等,而缺乏典型临床表现。

3. 预后特点 小儿疾病虽来势凶猛、变化多端,但如果治疗及时有效,护理得当,则好转快、后遗症少,大多预后较好;若小儿年幼、体弱或治疗不及时,则病情恶化快、后遗症重、死亡率高。

4. 预防特点 加强预防是降低小儿发病率和死亡率的重要措施。我国开展计划免疫和传染病管理已多年,现小儿传染病发病率和死亡率已明显降低。此外,还应及早筛查和发现先天性、遗传性疾病及感觉、智力障碍等,及时矫正、干预,可防止发展为严重残障。

积极进行体育运动,给予合理营养,减少肥胖,对成年后出现的冠心病、高血压、糖尿病等亦起到预防作用。此外,儿科医护人员还应将重点从疾病的治疗转移至疾病的预防和健康的促进,减少小儿疾病的发生总比疾病的治疗要好,既可减少小儿的病痛,又可缓解儿科医护人员严重不足的问题。

(四) 儿科护理难点

1. 评估难度大

(1) 健康史资料收集困难或不真实:婴幼儿不能描述自身健康史,学龄前小儿不能准确描述,而年长儿可因害怕检查、吃药、打针而隐瞒病情或为逃避上学而夸大病情。

(2) 体格检查时小儿不知道或不愿意配合。

(3) 做辅助检查时采集标本较困难,小儿多不配合。

2. 观察任务重 小儿不能及时、准确表达自己的痛苦,且患病时病情变化快、处理不及时易恶化甚至危及生命,因而护士观察任务重,要有高度的责任心和敏锐的观察力才能及时发现小儿疾病的变化。

3. 护理项目多 小儿自理能力差、护理不配合,在护理活动中有大量的生活护理和教养内容;同时由于小儿好奇、好动但缺乏经验,容易发生意外伤害,经常出现医疗纠纷。因此,要加强安全管理,防止意外事故发生。

4. 操作要求高 护理操作时,因小儿多不配合,很难保证一次性操作成功,而家长对小儿的关注度过高,无形中增加儿科护士操作压力,因而对儿科护士的操作技术提出了更高的要求。

二、儿科护理的理念

1. 以家庭为中心的护理 家庭是小儿生活的中心,对小儿身心健康影响很大。儿科护士必须尊重、支持、鼓励小儿,关注家庭成员的心理感受和服务需求,维护和支持家庭原有照护方式和决策角色,为小儿家长创造机会和条件,让他们充分展示照顾小儿的才能。

2. 尽可能减少创伤 对于小儿来说,多数治疗手段都是有创性、疼痛性的医疗措施,令他们害怕,在治疗、护理过程中常拒绝配合。因此,儿科护士必须充分认识,尽可能提供无创性照护。无创性照护考虑的是怎样使儿科操作和程序不对小儿造成身心伤害,无害是首要目的,包括以下三个主要原则。

(1)防止或减少小儿与家庭分离。

(2)帮助小儿建立把握感和控制感。

(3)防止或减少小儿身体的伤害和疼痛。

无创性照护的具体措施主要是在小儿住院期间,促进小儿及其家长的亲密关系;在所有治疗操作之前解释,给予心理护理及疼痛控制;允许小儿保留自己的私人空间,提供游戏活动以转移注意力;让小儿发泄害怕、攻击等不良情绪,为小儿提供做选择的机会等。

3. 对小儿负责和进行危险管理 应尽力为小儿提供最佳护理,并避免因各种活动可能导致的不良后果。

(1)通过危险管理,使卫生保健机构减少对小儿、护士及其他相关人员造成的伤害。

(2)通过质量保证,将护理过程、护理结果与护理标准进行对照,以监控护理质量。

(3)通过质量促进,检查护理服务结构和过程,持续研究和改进护理过程,提高护理质量,满足小儿及其家长需求。对护理文件的管理是进行危险管理和质量保证的核心,一旦进行诉讼,护理文件记录是唯一的法律依据。

【本节小结】

小儿解剖、病理、生理、疾病特点与成人有较大不同,应引起重视。

【目标检测】

1. 关于小儿疾病特点,下列说法错误的是_____。

A.起病急、变化快　　　　　　B.无后遗症　　　　　　　　C.来势凶、症状不典型

D.死亡率高　　　　　　　　　E.护理得当,预后大多转好

2. 能够通过胎盘的免疫球蛋白是_____。

A. IgA　　　　　B. SIgA　　　　　C. IgM　　　　　D. IgG　　　　　E. IgE

第四节　小儿年龄分期及各期特点

由于小儿处于不断生长发育的动态变化中,各系统组织器官发育不一致,不利于小儿总体评价,为使小儿保健工作做得更好,现根据不同年龄期小儿特点,人为地将小儿划分为以下7个时期。

1. 胎儿期 从精子、卵细胞结合至胎儿出生为胎儿期,共40周(280天)。受精后第3周至第8周末的一段时期,胚胎细胞增殖分化和迁移活跃,是形态发生和各种器官发育形成的关键时期。由于胚胎发育的复杂性和多样性,这阶段的每个环节都十分容易受到致畸因子的影响,因此这一阶段是整个胚胎发育过程中畸形发生率最高的时期。此期特点是胎儿生长发育迅速,完全依赖母体生存,孕母的健康、营养、情绪及疾病等对胎儿的生长发育影响极大;孕母若受不利因素影响,如感染、接触放射性物质、滥用药物、酗酒、吸烟等,均可能引起胎儿宫内发育障碍,甚至导致先天畸形、早产、死胎等。故此期护理要点是加强孕期保健,特别是前8周(图1-1)。

2. 新生儿期 自胎儿娩出,脐带结扎至出生后满28天为新生儿期。出生不满7天称新生儿早期,按年龄划分,新生儿期实际应包含在婴儿期内。

(1)特点:胎儿离开母体开始独立生存,环境发生巨大变化,生理功能进行调整以适应外界环境。因

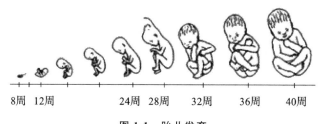

8周　12周　　24周　28周　32周　36周　40周

图 1-1　胎儿发育

生理调节及适应能力差、免疫力强,易出现窒息、感染等,不仅发病率高,死亡率也高,占婴儿死亡总数的
1/3～1/2。

（2）护理要点:加强保暖、合理喂养、预防感染等。

围生期是指胎龄满 28 周至出生后 7 足天,此期包括了妊娠后期、分娩过程和新生儿早期 3 个阶段,
死亡率最高。因此应加强围生期保健。

3. 婴儿期　自出生到 1 周岁之前为婴儿期。

（1）特点:生长发育迅速,是小儿出生后第一个生长高峰期,对营养的需求量相对较多,但由于消化
吸收功能尚未发育完善,易发生消化紊乱和营养缺乏;6 个月后体内来自母体的抗体逐渐消失,自身免疫
功能尚未成熟,故易患感染性疾病;神经系统发育快,特别是运动功能和感知发育;条件反射逐渐形成,是
早期开发智力的最佳时期。

（2）护理要点:加强科学喂养,完成基础免疫,预防感染,加强锻炼,培养良好习惯及早期智力开发。

4. 幼儿期　自 1 周岁到满 3 周岁之前为幼儿期。

（1）特点:体格发育速度减慢,而智力发育加快,特别是语言发育快,表达能力逐渐丰富;开始独立行
走,活动范围渐广,促进了智力发育,同时因好奇心强、对危险识别能力差,易发生中毒和意外伤害;乳牙
出齐,饮食转变,已从乳类逐步过渡到普食。

（2）护理要点:加强护理,防止意外伤害;鼓励幼儿多接触外界事物,促进言语和智力发育;合理喂
养,保证营养,按时预防接种;重视早期教育,培养良好习惯。

5. 学龄前期　自 3 周岁到 6～7 岁入小学前为学龄前期。

（1）特点:体格发育进一步减慢,达稳步增长;智力发育更趋完善,求知欲强,好奇、好问、好动、好模
仿;语言和思维能力进一步发展,自理能力渐强。但因接触面广、防范意识差,传染病和各种意外伤害时
有发生,且易患急性肾小球肾炎、风湿病等免疫性疾病。

（2）护理要点:促进智力发育,满足求知欲;培养良好的道德品质、生活习惯和个性;预防免疫性疾病
及意外伤害事故的发生。

6. 学龄期　自入小学始（6～7 岁）至青春期前为学龄期。

（1）特点:体格发育稳步增长,除生殖系统外其他系统发育已接近成人,智力发育更加成熟,是接受
科学文化知识教育的重要时期。

（2）护理要点:保证充足的营养和睡眠;养成良好的学习、生活习惯;保护视力和牙齿;注意正确的
坐、立、行姿势,防止心理和行为问题。

7. 青春期　青春期年龄范围一般是 10～20 岁（一般女孩从 11～12 岁开始至 17～18 岁,男孩从
13～14 岁开始至 18～20 岁）。女孩的青春期开始年龄和结束年龄都比男孩早 2 年左右。青春期的进入
和结束年龄存在较大个体差异,可相差 2～4 岁。

（1）特点:体格发育明显加速,出现第二个生长高峰,第二性征逐渐明显,生殖系统发育加速并趋于
成熟,至本期末各系统发育已成熟。生理上成熟而心理上不成熟,易出现各种心理冲突,可产生逆反心
理;自控能力差,易沉溺于游戏、网络等;青春期是学习文化知识的最好时期,同时患病率和死亡率也相对
较低。

（2）护理要点:保证足够营养,加强体育锻炼,注意培养良好的道德品质,加强生理、心理、性健康知

识及法制教育,建立健康生活方式,促进身心健康成长。

【本节小结】

小儿年龄分期及各期特点是要重点掌握的内容,特别是婴儿期和青春期,护士执业资格考试常有出题。

【目标检测】

1. 幼儿期是指_____。

A.从出生至 1 岁 　　　　　B.从出生至 2 岁 　　　　　C.1 岁至 3 岁

D.3 岁至 5 岁 　　　　　E.4 岁至 6 岁

2. 小儿从母体获得的抗体日渐消失的时间_____。

A.出生后 1～2 个月 　　　B.出生后 3～4 个月 　　　C.出生后 5～6 个月

D.出生后 7～8 个月 　　　E.出生后 10～12 个月

3. 小儿的自我概念开始形成的时期是_____。

A.婴儿期 　　　B.幼儿期 　　　C.学龄前期 　　　D.学龄期 　　　E.青春期

4. 青春期女孩的第二性征表现不包括_____。

A.智齿萌出 　　　B.月经初潮 　　　C.骨盆变宽 　　　D.脂肪丰满 　　　E.出现阴毛

【目标检测答案】

第一节:1. C　2. E

第二节:1. E　2. E

第三节:1. B　2. D

第四节:1. C　2. C　3. C　4. A

第二章　小儿生长发育

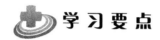学习要点　　

扫码看课件　扫码看视频

生长发育是儿科护理最重要的基础知识。通过对本章的学习,要求掌握小儿生长发育的规律,熟悉感知觉、运动、语言的发育,了解影响小儿生长发育的因素。

生长发育是小儿区别于成人的重要特点。生长是指小儿身体各器官、系统的长大,是形态变化,可用相应的测量值来表示其量的变化,是"量"的改变;发育是指细胞、组织、器官功能上的分化与成熟,是"质"的变化。生长和发育两者紧密相关,生长是发育的物质基础,生长过程中量的变化可在一定程度上反映身体器官、系统的成熟状况。

第一节　小儿生长发育的规律

生长和发育两者紧密相关,在形态增长的同时,也必然伴随着功能的成熟,故习惯上常用"发育"一词来概括生长和发育。小儿生长发育在总的速度上和在各系统发育的顺序上,都遵循一定的规律,掌握这些规律有助于对小儿生长发育状况进行正确的评价和指导。

1. 生长发育的连续性和阶段性　生长发育是一个连续的过程,贯穿整个小儿时期,但不同年龄期的生长发育速度不同,呈阶段性。如体重和身高(长)在出生后第 1 年,特别是前 3 个月最快,为出生后的第一个生长高峰;第二年后逐渐减慢,到青春期再次加快,出现第二个生长高峰。

2. 生长发育的一般规律　生长发育遵循一定的规律:①由上到下(或头尾),如先抬头,后抬胸,再会坐、立、行;②由近到远,如先会控制肩、臂的活动,再会控制手的活动;③由粗到细,如先会用全掌抓握物体,后能用手指捏取物体;④由简单到复杂,如先画直线,后画圆、图形及画人;⑤由低级到高级,如先会靠感官感知事物,再发展到记忆、思维、分析和判断等。

3. 各系统、器官生长发育的不平衡性　小儿机体各系统发育在不同年龄阶段有先有后,如神经系统发育较早,脑在出生后 2 年内发育较快;生殖系统发育较晚,淋巴系统发育先快后回缩,皮下脂肪在年幼时较发达,肌肉组织到学龄期发育才加速,等等(图 2-1)。

护考链接

对小儿生长发育规律的描述,错误的是_____。

A. 生长发育是一个连续的过程　　　　B. 生长发育遵循一定的顺序

C. 生长发育有一定的个体差异性　　　D. 各系统、器官发育的速度一致

E. 生长发育是由低级到高级

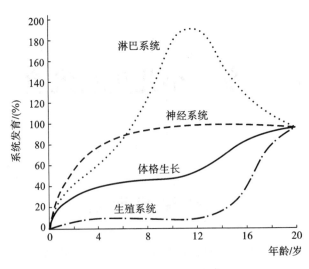

图 2-1 小儿出生后主要系统的生长规律

4. 个体差异 小儿生长发育虽然总体上按一定规律发展,但由于受机体内、外因素的影响,存在较大的个体差异,各有其自己的生长"轨迹"。因此,生长发育的正常值不是绝对的,要充分考虑各种因素对发育的影响,才能做出较正确的评价。

【本节小结】

本节重点是理解小儿生长发育的规律,护士执业资格考试偶考,特别是小儿生长发育的一般规律、较早发育的系统和较晚发育的系统。

【目标检测】

1. 在小儿生长发育规律中,下列对顺序性描述正确的是_____。

A. 先下后上   B. 由远到近   C. 由细到粗   D. 先快后慢   E. 由简单到复杂

2. 小儿时期发育最晚的系统是_____。

A. 生殖系统   B. 淋巴系统   C. 神经系统   D. 呼吸系统   E. 循环系统

第二节 影响小儿生长发育的因素

一、遗传

细胞染色体所载基因是决定遗传的物质基础。父母双方的遗传因素决定小儿生长发育的"轨迹",或特征、趋向、潜力。家庭、种族的遗传信息影响深远,如皮肤及毛发的颜色、面貌特征、性成熟的早晚、身材高矮、对疾病的易感性等,同时也对小儿性格、气质和能力等方面有影响,其中体型及反映骨骼系统的指标受种族遗传的影响较大,体重受遗传作用影响较小。

男女性别差异也可造成小儿生长发育的不同。如女孩平均身高、体重均较同龄男孩低,而女孩青春期比男孩约提前两年,此时其平均身高、体重均可超过男孩,但青春期末男孩体格生长最终超过女孩。此外,女孩的语言、运动发育略早于男孩。因此男孩、女孩的生长发育应分别评价。

二、环境因素

1. 营养 小儿生长发育,包括胎儿生长发育。营养供给充足且比例恰当,以及适宜的生活环境,可使生长潜力得到充分发挥。宫内营养不良不仅使胎儿体格生长落后,严重时还可能影响脑的发育;出生后营养不良,特别是第1～2年的严重营养不良,不但影响小儿身高、体重等体格的发育,还会影响智力等神经系统的发育。

2. 疾病　疾病对小儿生长发育的影响十分明显。如小儿腹泻常使体重减轻;长期慢性病会影响身高和体重的增长;内分泌疾病常引起小儿骨骼生长和神经系统发育迟缓;先天性疾病,如先天性心脏病,可造成小儿生长迟缓。

3. 母亲情况　孕母的生活环境、情绪、营养、疾病等影响胎儿在宫内的发育。如孕母早期病毒性感染可导致胎儿先天畸形;妊娠期严重营养不良可引起流产、早产和胎儿体格生长以及脑的发育迟缓;某些药物、X线照射、严重环境污染、中毒和精神创伤等均可影响妊娠早期胎儿发育。

4. 生活环境　生活环境对小儿健康的影响逐渐受到人们的关注,特别是家庭环境、家庭文化、家庭类型及社会环境等对小儿的生长发育起着不可忽视的作用。经济资源丰富的家庭为小儿提供良好的居住环境和卫生条件,充足的营养及良好的健康保健等,是促进小儿生长发育达到最佳状态的重要保证。家庭的文化氛围、教育理念及素质要求对小儿的性格特征等有较大的影响。和谐的家庭环境、良好的学校氛围、风清气正的社会风气对小儿身心发育有着重要影响。

家庭环境对小儿健康的影响易被家长和儿科医生所忽视。良好的居住环境,如阳光充足、空气新鲜、水源清洁、无噪声、居住舒适,配合良好的生活习惯、科学的护理措施、良好的教养以及合理的体育锻炼、完善的医疗保健服务等,是促进小儿生长发育达到最佳状态的重要因素。近年来,社会环境对小儿健康的影响也受到高度关注。

成人疾病胎儿起源学说,即"健康与疾病的发育起源",是近年提出的关于人类疾病起源的新概念。该学说认为:胎儿在宫内发育中受到遗传、宫内环境的影响,不仅会影响胎儿期的生长发育,而且可能引起持续的结构功能改变,导致将来一系列成年期疾病的发生。孕期营养缺乏将对后代心血管疾病、高血压、糖代谢异常、肥胖和血脂异常等一系列疾病的发生产生重要影响。

【本节小结】
尽管护士执业资格考试中本节内容不是重点,但成人疾病胎儿起源学说应引起我们的重视。

【目标检测】
1. 下列哪项不是影响小儿生长发育的因素?　_____
A. 营养　　　　　　B. 遗传　　　　　C. 环境　　　　　D. 疾病　　　　　E. 兄弟
2. 关于"成人疾病胎儿起源学说"说法不正确的是_____。
A. 胎儿在宫内发育中受到遗传、宫内环境的影响,会引起成年期疾病的发生
B. 孕期营养缺乏将对后代心血管疾病的发生产生重要影响
C. 孕期营养缺乏使后代产生心血管疾病
D. 孕期营养缺乏将对后代高血压的发生产生重要影响
E. 孕期营养缺乏将对后代肥胖和血脂异常产生重要影响

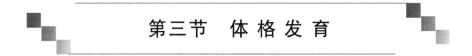

第三节　体格发育

一、体重的增长

体重是身体器官、系统、体液的总重量,是最易获得的反映小儿生长和营养状况的重要指标,也是临床计算补液量和给药量的重要依据。其中骨骼、肌肉、内脏、体脂、体液为主要组成部分。

小儿体重的增长不是匀速的,年龄越小,增长速度越快。我国 2005 年九市城区调查结果显示,男婴平均出生体重为 3.33 kg(±0.39 kg),女婴为 3.24 kg(±0.39 kg),与世界卫生组织(WHO)的参考值(男 3.3 kg,女 3.2 kg)相近,为计算方便,常取整数 3 kg 进行估算。出生后前 3 个月增长最快,约为出生时的 2 倍(6 kg),1 岁时约为出生时的 3 倍(9 kg),即第 1 年内婴儿体重在前 3 个月的增加值约等于后 9 个月的增加值。2 岁时体重约为出生时的 4 倍(12 kg)。2~12 岁体重平均每年增长 2 kg。

临床上计算给药量和补液量时应以小儿实际体重为依据,当无条件测量体重时,为便于操作,可按以下公式来估算体重:

1~6 个月:体重(kg)=出生体重+月龄×0.7

7~12 个月:体重(kg)=6+月龄×0.25

2 岁至青春期前:体重(kg)=年龄×2+8

小儿进入青春期后,由于性激素和生长激素的作用,体格发育加快,体重增长迅速,不能再按以上公式估算。

体重测量应在晨起空腹排尿后进行,也可于餐后 2 小时或饭前、排便后测量。每次测量应在同一磅秤、同一时间进行,以便于对比。对于不合作或病重不能站立的小儿,可由护士或其家长抱小儿一起称重,随后减去小儿衣物及成人重量,即得小儿体重(图 2-2)。

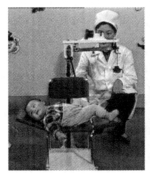 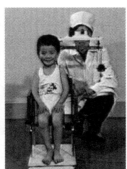 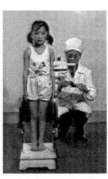 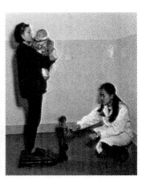

(a) 卧位测量　　　(b) 坐位测量　　　(c) 立位测量　　　(d) 母抱测量

图 2-2　小儿体重测量方法

同年龄、同性别正常小儿体重存在个体差异,所谓的平均值只能做参考,不要以"公式"计算来评价,也不宜以人群均数为"标准"看待。临床上也有用均值上下波动 10% 为正常范围的方法进行评价。若体重超过均值 2 个标准差(或超过均值 20%)为肥胖,若过轻(较均值低 2 个标准差以上或低于均值 15%)为营养不良。

护考链接

2 岁正常小儿平均体重约为出生体重的_____。

A. 1 倍　　　　B. 2 倍　　　　C. 3 倍　　　　D. 4 倍　　　　E. 5 倍

二、身高(长)

身高是头部、脊柱(躯干)与下肢长度的总和,是反映骨骼发育的重要指标。3 岁以下婴幼儿采用仰卧位测量,称为身长,3 岁后立位测量,称为身高。

　　身高(长)的增长规律与体重相似,年龄越小,增长越快。正常新生儿出生时平均身长约 50 cm,第 1 年增长最快,约增长 25 cm,前 3 个月增长 11~13 cm,与后 9 个月的增长量相当,1 岁时约 75 cm,2 岁时约 87 cm。2 岁以后稳步增长,平均每年增长 6~7 cm。2~12 岁小儿身高(长)可按下列公式估算:身高(长)(cm)=年龄×7+75。小儿进入青春期后,其增长速度加快,不能用此公式计算。

　　由于头部、脊柱、下肢三部分的发育速度并不一致,出生后第 1 年头部生长速度最快,脊柱次之,学龄期下肢生长速度加快(图 2-3)。临床上需分别测量上部量(从头顶至耻骨联合上缘)和下部量(从耻骨联合上缘至足底),以检查其比例关系。新生儿上部量大于下部量,身长的中点在脐上;2 岁时中点在脐下;6 岁时中点移至脐与耻骨联合上缘之间;12 岁时上、下部量相等,中点在耻骨联合上缘。

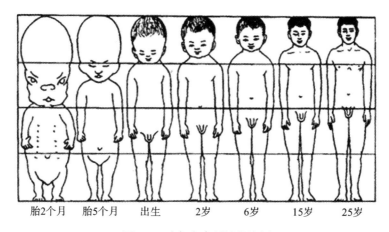

图 2-3　头与身高(长)的比例

　　身高(长)的增长受遗传、营养、内分泌、运动和疾病等因素的影响,短期疾病与营养波动一般不影响身高(长)的增长。明显的身材异常(低于均值 30% 以上)往往因甲状腺功能减退、生长激素缺乏、长期营养不良、严重佝偻病等所致。

三、坐高(顶臀长)

　　头顶至坐骨结节的长度称为坐高,3 岁以下小儿仰卧位测量的值称为顶臀长。坐高代表头颅与脊柱的发育。任何影响下肢生长的疾病均可使坐高与身高的比例停滞,如甲状腺功能减退、软骨营养不良等。

四、头围

　　经眉弓上缘、枕骨结节左右对称绕头一周的长度为头围,反映脑及颅骨的发育状况。正常新生儿头围平均为 33~34 cm,出生后前 3 个月和后 9 个月各增长 6 cm,故 1 岁时头围约 46 cm;2 岁时约为 48 cm,5 岁时约为 50 cm,15 岁时接近成人,为 54~58 cm,因此,头围的测量在 2 岁以内最有价值。

　　婴幼儿期连续追踪测量头围比一次测量更有意义,头围的大小与父母的头围有关。其临床意义为头围过小提示脑发育不良,过大提示可能为脑积水。

五、胸围

　　平乳头下缘经肩胛角下缘平绕胸一周为胸围(图 2-4)。胸围代表肺与胸廓的生长。出生时胸围比头围小 1~2 cm ,约为 32 cm;1 岁时胸围与头围相等,约为 46 cm;以后逐渐超过头围,1 岁至青春期胸围超过头围数值,可按公式胸围-头围=年龄-1 cm 估算。

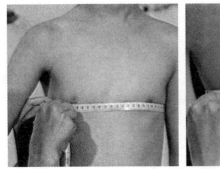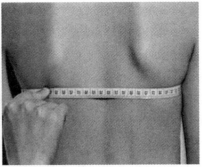

图 2-4 胸围测量

 案例分析

患儿,2 岁,男,神志清楚,二便正常,体格检查:头围 48 cm,胸围 49 cm,身长 85 cm,该小儿的体重约是_____。

A. 6 kg   B. 8 kg   C. 10 kg   D. 12 kg   E. 14 kg

六、上臂围

经肩峰与尺骨鹰嘴连线中点绕臂一周为上臂围(图 2-5)。它代表上臂骨骼、肌肉和皮下脂肪的生长发育水平,反映小儿营养状况。1~5 岁小儿营养状况:上臂围>13.5 cm 为营养良好,12.5~13.5 cm 为营养中等,<12.5 cm 为营养不良。

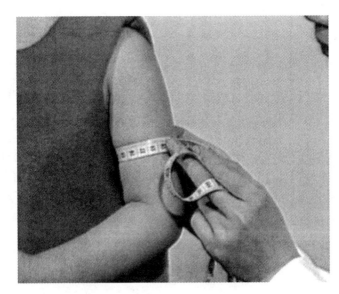

图 2-5 上臂围测量

七、皮下脂肪

测量皮下脂肪可判断小儿肥胖或营养不良的程度。测量皮下脂肪可用测皮褶卡钳(图 2-6)进行。常用的测量部位如下。

1. 腹部　在腹部锁骨中线上平脐的部位,测量时皮褶方向应与躯干长轴平行(图 2-7)。

2. 背部　在肩胛下角下稍偏外侧处,测量时要求被测量者取坐位或俯卧位,放松手臂及肩部,测量时皮褶方向应自外下向上中方向,与脊柱约成 45°角(图 2-8)。

3. 上臂三头肌部位　在肩峰与鹰嘴连线中点水平处,测量时要求小儿手臂放松下垂,掌心对着大腿侧面,测量时使皮褶方向与上臂长轴平行。

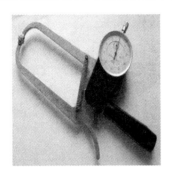　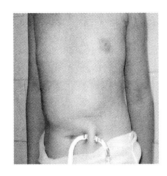　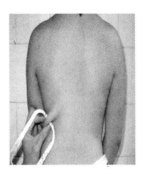

图 2-6　测皮褶卡钳　　　　图 2-7　腹部皮下脂肪测量　　　图 2-8　背部皮下脂肪测量

八、囟门

囟门是指多块颅骨交界处形成的间隙,主要指前囟和后囟(图 2-9)。前囟是由 2 块额骨与 2 块顶骨交界形成的近似菱形间隙,出生时 1.5～2.0 cm(对边中点连线的距离),以后随脑的发育和颅骨生长而增大,6 个月左右逐渐变小,在 1～1.5 岁时闭合。后囟是由 2 块顶骨与枕骨交界形成的三角形间隙,部分婴儿出生时已闭合或很小,多于 6～8 周时闭合。

前囟的临床意义非常大,其大小及张力的变化均提示某些疾病的可能:前囟迟闭或过大多见于佝偻病、脑积水、甲状腺功能减退症等;前囟早闭或过小多见于小脑畸形;前囟饱满常提示颅内压增高,多见于脑炎、脑膜炎、脑积水、脑水肿等;前囟凹陷多见脱水或重度营养不良。

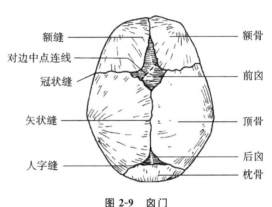

图 2-9　囟门

九、牙齿

牙齿的发育与骨骼发育有一定的关系,但因胚胎来源不尽相同,故牙齿与骨骼的生长不完全平行。人一生有两副牙齿即乳牙(20 颗)与恒牙(32 颗)。出生时在颌骨中已有骨化的乳牙胞,被牙龈覆盖,出生后 4～10 个月乳牙开始萌出,乳牙萌出的早晚虽然不能直接反映婴儿发育的情况,但通常认为出牙早比出牙晚的孩子发育好。2～2.5 岁出齐,若 12 个月后尚未出牙,可视为乳牙萌出延迟。2 岁以内小儿的牙齿数等于月龄减 4～6。6 岁左右萌出第一颗恒牙即第一恒磨牙(在第二乳磨牙之后,又称为 6 龄齿),然后乳牙开始按萌出顺序逐个脱落,被恒牙取代,12 岁左右出第二恒磨牙,18 岁以后出第三恒磨牙(又称智齿),但也有人终生不出第三恒磨牙。

【本节小结】

本节是儿科护理重点内容之一,护士执业资格考试考点较多。

(1)体重的意义、出生体重、增长数值和 2～12 岁的体重计算公式。

(2)身高(长)的意义、新生儿平均身长和 2～12 岁身高的计算公式。

(3)头围的测量方法及大小,头围与胸围的关系。

（4）前囟的正常大小、闭合时间及临床意义。

（5）乳牙萌出时间、出齐时间、牙齿数计算公式。

【目标检测】

1. 判断小儿体格发育的主要指标是_____。

A. 体重、身高　　　　　　　　B. 牙齿、囟门　　　　　　　　C. 运动发育水平

D. 语言发育水平　　　　　　　E. 智力发育水平

2. 最能反映婴儿营养状况的体格发育指标是_____。

A. 胸围　　　　B. 牙齿　　　　C. 身高（长）　　　　D. 体重　　　　E. 头围

3. 6 岁小儿平均体重约为_____。

A. 12 kg　　　　B. 14 kg　　　　C. 16 kg　　　　D. 18 kg　　　　E. 20 kg

4. 小儿 10 个月因厌食来院就诊，护士应首先为其检查_____。

A. 身高（长）　　　B. 体重　　　C. 坐高　　　D. 乳牙　　　E. 骨骼发育

5. 小儿出生时体重为 3.2 kg，出生后 6 个月的体重按公式计算约为_____。

A. 6.0 kg　　　B. 6.2 kg　　　C. 6.8 kg　　　D. 7.0 kg　　　E. 7.4 kg

6. 关于小儿各期体重指标的描述错误的是_____。

A. 正常新生儿出生时体重约为 3 kg

B. 出生前半年平均每月增加 0.6～0.7 kg；后半年平均每月增加 0.3～0.4 kg

C. 1 周岁时体重平均为出生体重的 2 倍

D. 2 周岁时体重平均为出生体重的 4 倍

E. 2～12 岁期间的体重推算公式：年龄×2 ＋ 8 kg

7. 一健康小儿体重 18 kg，身高（长）100 cm。其年龄约为_____。

A. 3 岁　　　B. 4 岁　　　C. 5 岁　　　D. 6 岁　　　E. 7 岁

8. 正常小儿前囟闭合的年龄是_____。

A. 10～12 个月　　　　　B. 12～18 个月　　　　　C. 18～20 个月

D. 2 岁　　　　　　　　　E. 2 岁半

9. 有关小儿前囟的描述，错误的是_____。

A. 出生时为 1.5～2.0 cm（两对边中点连线）　　　B. 出生后数月随头围增大而略增大

C. 至 1～1.5 岁时闭合　　　　　　　　　　　　　　D. 前囟闭合过迟见于小脑畸形

E. 前囟饱满、紧张、隆起表示颅内压增高

第四节　感觉、知觉、运动功能和语言发育

　　在小儿生长发育过程中，神经-心理的正常发育与体格生长具有同等重要的意义。神经-心理发育以神经系统的发育和成熟为物质基础，包括感知、语言、运动、情感、思维、判断和意志性格等，和体格生长一样，神经-心理发育的异常可能是某些疾病的早期表现。因此，了解小儿神经-心理发育规律对疾病的早期诊断很有帮助。

一、感觉、知觉的发育

（一）感觉的发育

1. 视觉　新生儿出生已有视觉感应功能，瞳孔有对光反射，在安静清醒状态下可短暂注视物体，但

只能看清20 cm内事物,以后视觉发展迅速。1个月时可凝视光源;2个月起可协调注视物体;3～4个月时头眼能较好协调,可追寻活动的物体或人所在的方位,见到母亲表示喜悦;4～5个月开始认识母亲或奶瓶;5～6个月可注视远距离物体,如街上的汽车、行人等;8～9个月时开始出现视深度感觉,能看到小物体;18个月时已能区别各种形状;2岁时能区别垂线与横线;5岁时能区别各种颜色;6岁时视深度感觉已充分发育。

2. 听觉　新生儿出生时由于鼓室无空气、中耳内有羊水,听力差,后随着外耳道液体被吸收而提高,出生后3～7天听觉已相当好;3～4个月时可有定向反应(头转向声源),听到悦耳声音时会微笑;6个月时能区分父母声音;7～9个月时能确定声源,区别语气及言语的意义;10～12个月时能听懂自己的名字,可寻找不同响度的声源;1岁时听知身后视线外声源的能力与成人相似;2岁时可精确区别不同声音;4岁时听觉发育完善。如果听力障碍不能在语言发育的关键期(6个月)内或之前得到确诊和干预,则可因聋致哑。

3. 味觉　出生时味觉发育已很完善,且相当灵敏,能辨别不同味道,对于不同的味道刺激可表现出不同的表情:如"偏爱"甜食,常伴吸吮动作,酸味引起噘嘴和眨眼,苦味引起吐舌和厌恶表情。4～5个月的婴儿对食物的微小改变已很敏感,为味觉发育关键期,此时应适当添加各类转乳期食物,使其适应多种不同味道的食物。

4. 嗅觉　出生时嗅觉中枢与神经末梢已基本发育成熟,1～2周的新生儿已能辨别母亲(有乳渍的)与陌生妇女的内衣气味。3～4个月时就能区别愉快与不愉快的气味,7～8个月时开始对芳香气味有反应。

5. 皮肤感觉　皮肤感觉包括触觉、痛觉、温度觉及深感觉等。触觉是引起某些反射的基础,新生儿触觉很灵敏,其中较敏感部位是唇、口周、手掌及足底等,刺激后可出现先天的反射动作如觅食反射、吸吮反射、握持反射等;而前臂、大腿和躯干的触觉则较迟钝。新生儿出生就有痛觉,但反应迟钝,针刺足跟不立刻引起的哭闹反应;2个月后才逐渐完善。新生儿温度觉很灵敏,环境温度骤降时即啼哭,保暖后就安静。

(二) 知觉的发育

知觉为人对事物各种属性的综合反映,其发育与听、视、触等感觉的发育密切相关,主要表现在物体、空间、时间、运动等方面。6个月前主要通过感觉认识事物,6个月后随着动作能力的发育及手眼协调,通过看、咬、闻、摸、敲击等活动,逐步对物体的形状、大小、质地及颜色等产生初步的综合性知觉。以后在语言的调节下发展,1岁末开始有空间和时间知觉的萌芽,3岁能辨上下,4岁能分前后,5岁能辨左右。4～5岁开始有早上、晚上、白天、明天、昨天的时间概念;5～6岁时逐渐掌握周内时序、四季等概念,能区别前天、后天、大后天;6～8岁时对与自己生活、学习密切相关的时间概念能掌握得较好。

二、运动功能的发育

运动发育可分为大运动发育和细运动发育。大运动是身体对大动作的控制,如抬头、坐、爬、站、走、跑、跳等;细运动是相对于大运动而言较小的动作,如抓握物品、涂画、翻书等。妊娠后期出现的胎动为运动的最初形式。新生儿因大脑皮质发育尚不成熟,传导神经纤维尚未完成髓鞘化,故运动多属无意识、不协调。此后,尤其第1年内,随着大脑的迅速发育,婴儿运动功能日臻完善。

(一) 大运动发育

1. 抬头　新生儿颈肌无力,俯卧位时能抬头1～2秒,从仰卧位扶起至坐位时头竖直仅3～5秒;2个月竖抱时能抬头,3个月扶坐时能抬头稳,4个月时抬头很稳并能自由转动(图2-10)。

2. 坐　新生儿腰肌无力,3～4个月扶坐时背脊呈弧形,5个月方能直腰;6个月时能双手向前撑住独坐,8～9个月时能坐稳并能左右转身(图2-11)。

3. 匍匐、爬　新生儿俯卧位时已有反射性的匍匐动作,2个月时俯卧位能交替踢腿;3～4个月时能

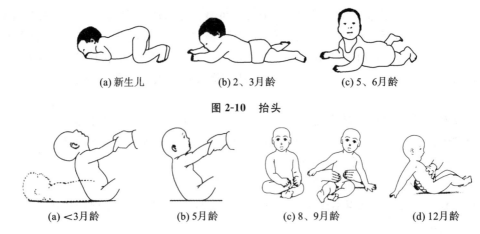

(a) 新生儿   (b) 2、3月龄   (c) 5、6月龄

图 2-10 抬头

(a) <3月龄   (b) 5月龄   (c) 8、9月龄   (d) 12月龄

图 2-11 坐

用胳膊肘撑起上身数分钟;7~8 个月时已能用手支撑胸腹,使上身离开床面或桌面,有时能在原地转动身体;8~9 个月时可用上肢向前爬,但上、下肢的协调性不够好;12 个月左右爬时可手、膝并用向前爬;18 个月时能爬台阶。学习爬的动作有助于胸部及智力发育,对神经系统的发育有促进作用。

4. 站、走、跳 新生儿直立时双下肢稍能负重,出现踏步反射和立足反射(立足反射出现在婴儿被扶至立位并使其足背触及桌边时,表现为抬脚踏到桌面上);婴儿 5~6 个月扶站时双下肢可负重,并能上、下跳动;9 个月时可自己扶站;10 个月左右能扶走;11 个月时能独站片刻;12 个月时两足贴地独站数秒钟;15 个月可独自走稳;18 个月时能跑及倒退走;2 岁时能独脚站,能并足跳;3 岁时能双足交替下楼梯;5 岁时能跳绳。

总之,小儿生长发育很复杂,由于存在如个体差异、环境、疾病、营养等影响因素,不能机械照搬这些规律。当发现小儿生长发育有异常时应进行全面检查,以明确病因,及时干预。大运动发育过程可归纳为"二抬四翻六会坐,七滚八爬周会走"。

(二) 细运动发育

为了让手的技能在使用中达到熟练,婴儿玩玩具有促进作用。新生儿两手握拳很紧,婴儿 3~4 个月时握持反射消失,可自行玩手,开始有意识地用手取物;4~5 个月时握物用手掌尺侧;6~7 个月时能独自摇摆或玩弄小物体,有换手及捏、敲等探索性动作;9~10 个月时可用拇、食指取物,喜欢撕纸;12 个月时用手够物可准确定位;12~15 个月时学会用匙、乱涂画;18 个月时能叠 2~3 块积木;2 岁时可叠 6~7 块方积木,会翻书;3 岁时会脱衣服,在成人的帮助下会穿衣服,能画圆圈及直线;4 岁时能独自穿、脱简单衣服;5 岁时能学习写字。

三、语言的发育

语言为人类特有的高级神经活动,是小儿学习、社会交往、个性发展中的一个重要能力,与智力关系密切。语言的发育与大脑、咽喉部肌肉的正常发音及听觉的完善有关,要经过发音、理解和表达 3 个阶段,且理解先于表达。

1. 发音阶段 新生儿已会哭叫,并且因饥饿、疼痛等不同刺激所发出来的哭叫声在音响度、音调上有所区别。1~2 个月开始发喉音;3~4 个月时咿呀发音;5 个月时 ah—ge、ah—gu 发音,咂舌;7~8 个月时能发"爸爸""妈妈"等语音,8~9 个月时喜欢模仿成人的口唇动作练习发音。

2. 理解语言阶段 婴儿在发音过程中逐渐理解语言。小儿通过视觉、触觉、体位觉等与听觉联系,逐步理解一些日常用品,如奶瓶、糖、电灯等名称。6 个月时婴儿能听懂自己的名字;8 个月时能辨别肯定性与疑问性语气;9 个月左右时已能听懂简单的词意,如"再见""把手给我"等。亲人对婴儿的发音给予及时、恰当的应答,多次的反复,可促进婴儿逐渐理解这些语音的特定含义。10 个月左右的婴儿已能有意识地叫"爸爸""妈妈"。

3. 表达语言阶段　在理解的基础上,小儿逐渐学会用语言表达。一般1岁开始会说单词,如"再见""没了";1岁半时能说15～20个字,并能认、说出家庭主要成员的称谓;2岁时能指出简单的人、物和图片,会说2～3个字构成的短句;3岁时能指认许多物品;4岁时能讲述简单的故事情节。

小儿运动、语言和社会行为发展进程见表2-1。

表2-1　小儿运动、语言和社会行为发展进程简表

年龄	粗细动作	语言	适应周围人和物的能力及行为
新生儿	无规律,不协调动作,紧握拳,俯卧位能抬头1～2秒	能哭叫	铃声使全身活动减少,或哭渐止,有原始反射
2个月	间歇地勉强地仰头	发出和谐的喉音	有面部表情,如微笑,眼随物转动
3个月	扶坐时能抬头稳,仰卧位变为侧卧位,用手摸东西	咿呀发音	头可随看到的物品或听到的声音转动180°,注意自己的手
4个月	扶着两手或髋骨时能坐,手能握持玩具	笑出声	抓面前物体,自己玩手,见食物表示喜悦,较有意识地哭闹
5个月	能直腰,扶着腋下能站直,两手各握一玩具	能喃喃地发出单调音节,咂舌	伸手取物,能辨别人声,望镜中人笑
6个月	能双手向前撑住独坐,用手摇玩具	能发单音(ma、ba)	能认识熟人和陌生人,自拉衣服,自握足玩
7个月	会翻身,独坐久,会换手拿玩具	能发"爸爸""妈妈"等复音,但无意识	能听懂自己的名字,自握饼干吃
8个月	会爬,自己能坐起来、躺下去,能扶栏杆站起来,会拍手	能重复大人所发简单音节(mama、baba)	能注意观察大人的行动,开始认识物体,两手会传递玩具
9个月	尝试独站,能从抽屉中取出玩具	能懂几个较复杂的词句,如"再见"	会与人合作游戏,见熟人会伸手要抱
10～11个月	能独站片刻,扶椅或推车能走几步,拇、食指远端拿东西	开始用单词,一个单词表示很多意义	能模仿成人的动作,招手"再见",抱奶瓶自吸
12个月	独走,弯腰拾东西,会将圆圈套在木棍上	能叫出物品名字,指出自己的手、眼,有意识叫爸妈	对人和事物有喜憎之分,穿衣能合作,用杯喝水
15个月	走得好,能蹲着玩,能叠2块立方块	能说出几个词和自己的名字	能表示同意和不同意
18个月	能爬台阶,有目标地扔皮球,叠3～4块立方块	能认识和指出身体各部分	会表示大小便,懂命令,会自己进食
2岁	能双脚跳,手的动作更准确,能用勺子吃饭,叠5～7块立方块,能逐页翻书	会说2～3个字构成的句子,有主谓语	能完成简单的动作,如拾起地上的物品,能表达喜、怒、怕、懂
3岁	能跑,会骑三轮车,会洗手、脸,脱、穿简单衣服,用3个立方块搭桥	能说短歌,听懂"里面、旁边"等介词	能认识画上的东西,认识男女,自称"我",表现有自尊心和同情心,怕羞
4岁	能爬梯子,会穿鞋,会临摹"十"字	会唱歌,讲述简单故事情节,会用较多代词	能画人像,初步思考问题,记忆力强,好发问

续表

年龄	粗细动作	语言	适应周围人和物的能力及行为
5岁	能单腿跳,会系鞋带,会临摹正方形	开始识字,说自己的生日	能分辨颜色,数10个数,知物品用途及性能
6~7岁	参加简单劳动,如扫地、擦桌子、剪纸等,会绘三角形	知一些字的多种字义,说话流利,能讲故事,开始写字	能数几十个数,可简单加减,喜独立自主

【本节小结】

本节比较难学,在护士执业资格考试中也最难得分,特别是感知、语言的发育。可参照小儿运动、语言和社会行为发展进程简表来学习,可能更容易理解。大运动的发育比较容易学,"二抬四翻六会坐,七滚八爬周会走"基本能代表其发育过程。

【目标检测】

1. 8个月女婴,提示其发育正常的运动特征是_____。

A. 会抬头　　　　B. 会翻身　　　C. 会爬行　　　D. 用手握玩具　　　E. 独自行走

2. 正常小儿能发两个单音(如"妈妈")的年龄一般为_____。

A. 4~5个月　　　B. 5~6个月　　　C. 8~9个月　　　D. 10~12个月　　　E. 1岁至1岁半

3. 2个月婴儿来院体检。护士指导其家长每天定时播放音乐,近距离和孩子说话,在房间内张贴鲜艳图片,拿颜色鲜明能发声的玩具逗引孩子,其目的是促进该婴儿_____。

A. 新陈代谢　　　　　　　B. 神经-精神发育　　　　　　C. 消化吸收功能

D. 体格发育　　　　　　　E. 内分泌系统发育

【目标检测答案】

第一节:1. E　2. A

第二节:1. E　2. C

第三节:1. A　2. D　3. E　4. B　5. E　6. C　7. C　8. B　9. D

第四节:1. C　2. B　3. B

第三章　小儿营养与喂养

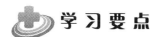

扫码看课件

由于小儿消化系统发育不完善,如喂养不当,易发生营养性疾病。通过对本章的学习,掌握小儿能量需要和婴儿喂养,熟悉营养素,了解幼儿膳食。

营养是指人体获得和利用食物维持生命活动的整个过程,是小儿维持生命和身心健康极为重要的因素之一。食物中经过消化吸收和代谢能够维持生命活动的物质称为营养素。营养素分为宏量营养素(包括碳水化合物、脂类和蛋白质)、微量营养素(包括矿物质和维生素)及其他膳食成分(包括膳食纤维和水)。

第一节　能量与营养素的需要

小儿生长发育迅速,新陈代谢旺盛,需要能量与营养素相对较多,因此供给适合小儿生理需要的营养素是促进其健康成长的重要保证。

一、能量的需要

小儿所需能量主要来自食物中的宏量营养素。宏量营养素在体内产能如下:1 g 蛋白质产能 16.8 kJ(4 kcal),1 g 脂肪产能 37.8 kJ(9 kcal),1 g 碳水化合物产能 16.8 kJ(4 kcal)。一般情况下,婴儿每日所需所能量中,50%～60%来自碳水化合物,35%～50%来自脂肪,10%～15%来自蛋白质。其总能量消耗包括基础代谢、生长发育所需、食物热力作用(食物特殊动力作用)、活动消耗、排泄损失 5 个方面。

1. 基础代谢　基础代谢是人体在空腹、清醒、安静状态下,环境为 18～25 ℃时,为维持生命各器官进行最基本的生理活动所需的能量。小儿所需比成人多,婴幼儿时期基础代谢需要的能量占总能量的 50%～60%,以后随年龄增长而逐渐减少,至 12 岁时需要量接近成人。

2. 生长发育所需　生长发育为小儿所特有,它与小儿生长速度成正比。婴儿期体格发育速度最快,此项需要量相对较多,占总能量的 25%～30%,以后逐渐降低,至青春期又增加。

3. 食物热力作用　食物热力作用是指人体为摄取食物而引起的机体能量代谢的额外增加,也称为食物特殊动力作用。摄入不同食物所消耗能量各不相同,蛋白质所需热力作用最大,约为所供能量的 30%,而脂肪和碳水化合物仅为 4%～6%。婴儿时期以食奶为主,蛋白质含量较高,此项能量占总热量的 7%～8%,而年长儿摄入混合食物,此项则占 5%左右。

4. 活动消耗　活动消耗波动较大,与体格大小、活动类型、强度及持续时间有关,一般婴儿需 63～84 kJ(15～20 kcal)。活动所需能量个体差异较大,如喜爱活动的小儿能量消耗比同龄安静小儿多 3～4 倍。

5. 排泄损失　正常情况下,排泄损失指未被完全消化吸收的食物排出体外所损失的能量,此项一般不超过总能量的 10%,每千克体重损失 33～46 kJ(8～11 kcal),当腹泻或消化功能紊乱时可成倍增加。

上述 5 项能量总和就是小儿所需总能量。一般婴儿每日所需总能量约 418.4 kJ/kg(100 kcal/kg),以后每增长 3 岁,就减少 42 kJ/kg(10 kcal/kg),至 15 岁时平均为 250 kJ/kg(60 kcal/kg)。

二、营养素的需要

(一) 宏量营养素

1. 碳水化合物　碳水化合物由碳、氢、氧三种元素组成,也称为糖类,是能量的主要来源,小儿对碳水化合物需要量相对较成人多。婴幼儿每日需 10～12 g/kg,较大儿为 8～10 g/kg。当碳水化合物所供能量不足总能量的 40% 时,机体则分解脂肪以保证能量供应,因而可发生营养不良和酸中毒;若供能过多,超 80% 以上时,机体可将其转变为脂肪储存于体内,使小儿体重迅速增长,但由于蛋白质缺乏,可出现面色苍白和水肿。碳水化合物主要由谷类、根茎类食物以及食糖供给。

2. 脂类　脂类是脂肪(甘油三酯)、胆固醇和磷脂的总称,在常温下呈固态称脂,呈液态为油,是机体的第二大供能营养素。构成脂肪的基本单位是脂肪酸;食物中脂肪占脂类的 95%,具有提供能量、防止散热和维持体温正常、保护脏器等作用。婴幼儿每日需脂肪 4～6 g/kg,较大儿为 3 g/kg。含脂肪丰富的食物有乳类、肉、鱼及各种植物油等。

3. 蛋白质　蛋白质是构成人体细胞、组织和体液的主要成分,具有保证机体生长发育、供给能量、修复组织、维持体液渗透压等多项功能。小儿生长发育迅速,需要蛋白质相对较多。母乳喂养儿每日约需 2 g/kg。牛乳中蛋白质利用率低于人乳,故牛乳喂养儿每日约需 3.5 g/kg。1 岁以后,供给量逐渐减少,至青春期又增加。蛋白质主要来源有乳类、蛋、鱼、瘦肉和豆类食物。

构成蛋白质的氨基酸模式与人体蛋白质氨基酸模式接近的食物,其生物利用率高,称为优质蛋白质,优质蛋白质主要来自动物和大豆。婴幼儿生长发育旺盛,保证优质蛋白质供给非常重要,优质蛋白质应占膳食总量的 50% 以上。

(二) 微量营养素

1. 维生素　维生素是维持人体正常生理功能所必需的一类有机物质,在体内含量极微,但在机体代谢所必须的酶或辅酶中发挥核心作用,多数在体内不能合成或合成不足,必须由食物供给。维生素按其溶解性不同可分为脂溶性维生素(A、D、E 和 K)与水溶性维生素(B 族和 C)两大类。其中,脂溶性维生素不溶于水,溶解于脂肪及脂肪溶剂,故需有足够脂肪才能保证吸收,而吸收后可储存于体内,不需每日供给,过量易中毒,缺乏时症状出现较迟。水溶性维生素溶于水,不储存于体内,从尿中迅速排泄,必须每日供给,过量一般不引起中毒,但缺乏时迅速出现症状。常见维生素的作用和来源见表 3-1。

表 3-1　常见维生素的作用和来源

	维生素种类	作用	来源
脂溶性维生素	维生素 A	促进生长发育和维持上皮细胞完整性,增加皮肤黏膜抵抗力,为形成视紫红质所必需的成分,促免疫器官发育及提高免疫力	肝、肾、牛乳、鱼肝油、胡萝卜素
	维生素 D	调节钙磷代谢,促进肠道对钙的吸收,维持血液钙浓度,有利于骨骼矿化,也可促磷吸收	人皮肤日光合成、鱼肝油、肝、蛋黄
	维生素 E	促进细胞成熟、分化,是一种有效的抗氧化剂,清除自由基	麦胚油、豆类、蔬菜
	维生素 K	由肝脏利用、合成凝血酶原	肝、蛋、豆类、青菜,白菜含量多;肠内细菌合成

续表

维生素种类	作用	来源
维生素 B$_1$	构成脱羧辅酶的主要成分,为碳水化合物代谢所必需,维持神经、心肌的活动功能,调节胃肠蠕动,促进生长发育,抑制胆碱酯酶活性	米糠、麦麸豆、花生、酵母、大豆
维生素 B$_2$	为辅黄酶主要成分,参与机体氧化过程,维持皮肤、口腔和眼的健康	肝、蛋、肉、乳类、蔬菜、酵母
维生素 B$_6$	为转氨酶和氨基酸脱羧酶的组成成分,参与神经、氨基酸及脂肪代谢,与抗体合成有关	各种食物,亦可在肠道内由细菌合成
维生素 B$_{12}$	参与核酸合成,促进四氢叶酸的形成,促进细胞及细胞核的成熟,促进红细胞发育和成熟,对生血和神经组织代谢有重要作用	肝、肾和肉等动物性食品
叶酸	叶酸活性形式四氢叶酸是体内转移"一碳基团"的辅酶,参与核酸的合成,特别是胸腺嘧啶核苷酸的合成,有生血作用;胎儿期缺乏可引起神经管畸形	绿叶蔬菜、肝、肾、鸡蛋、酵母含量丰富,乳类次之,羊乳含量甚少
烟酸	辅酶Ⅰ和辅酶Ⅱ组成成分,体内氧化过程所必需;维持皮肤、黏膜和神经的健康,防止烟酸缺乏症,促进消化系统功能	肝、肾、肉、谷类、花生、酵母,坚果中丰富
维生素 C	参与人体羟化和还原过程,对胶原蛋白、细胞间黏合质和神经递质(去甲肾上腺素等)的合成、类固醇的羟化、氨基酸代谢、抗体及红细胞的生成等均有重要作用,还参与免疫球蛋白合成与释放	各种水果及新鲜蔬菜

(左栏纵向文字:水溶性维生素)

2. 矿物质　人体内除去碳、氢、氧、氮以外的元素称为矿物质,包括常量元素和微量元素。

(1)常量元素　每日膳食需要量在 100 mg 以上者为常量元素。钙、磷、钠、镁、钾、氯、硫为常量元素,在体内发挥重要作用。如钙、磷、镁构成骨骼,参与人体组织构成;钠、钾参与维持水、电解质平衡等。

(2)微量元素　体内含量很少,通过食物摄入,具有一定生理功能的元素。铁、碘、锌、硒、铬、铝、钴、铜、锰、镍、硅、钒、锡、氟14 种元素为人体所必需的微量元素,是酶、维生素必需活性因子,参与激素的作用及核酸代谢。其中铁、碘、锌缺乏症是全球最主要的微量营养缺乏病。各种元素的作用和来源见表3-2。

表 3-2　各种元素的作用和来源

元素种类	作用	来源
钙	能降低神经、肌肉的兴奋性,是构成骨骼、牙齿的主要成分,离子钙起到镇静神经、血液凝结、肌肉舒缩的作用	乳类、豆类为主要来源,绿叶蔬菜
磷	骨骼、牙齿、细胞核蛋白、各种酶的主要成分,协助碳水化合物、脂肪、蛋白质的代谢,参与缓冲系统,维持酸碱平衡,参与热能转变	乳类、肉类、豆类和五谷类
钾	构成细胞浆的要素,维持酸碱平衡,调节神经肌肉活动	乳类、肉类、果汁和紫菜
钠	调节体液酸碱性,调节水代谢,维持渗透压平衡	食盐、新鲜食物、蛋类

(左栏纵向文字:常量元素)

续表

元素种类		作用	来源
微量元素	铁	血红蛋白、肌红蛋白、细胞色素和其他酶系统的主要成分,参与体内氧的运送和组织呼吸及人体氧化作用	肝、血、蛋黄、豆类、肉类和绿色蔬菜
	锌	多种酶(200多种金属酶)的成分,如与核酸代谢有关的酶,参与和免疫有关酶的作用	鱼、肉蛋、禽、麦胚、全谷
	铜	对红细胞血红蛋白的合成和铁的吸收有很大作用,与许多酶如细胞色素酶、氧化酶关系密切,存在于人体红细胞、脑、肝等组织,缺乏时可引起贫血	肝、肾、肉类、鱼、豆类、全谷,乳类含量低
	镁	构成骨骼、牙齿成分,激活碳水化合物代谢酶;调节神经和肌肉兴奋性,细胞内阳离子,参与细胞代谢过程	肉类、谷类、豆类、干果、乳类
	碘	甲状腺素主要成分,缺乏时可引起单纯性甲状腺肿及地方性甲状腺功能减退症	海带、紫菜、海鱼等海盐及海产品
	硒	主要参与机体抗氧化作用,保护心血管及视觉,维护心肌健康,促进生长	肝、肾、海带、肉类

（三）其他膳食成分

1. 水 水是人体不可缺少的物质,重要性仅次于空气。人体内所有的新陈代谢和体温调节都是在水的参与下完成的。小儿代谢旺盛,需水量相对较多,且年龄越小,相对越多。婴儿每日需水量为 $100\sim150$ mL/kg,以后每增加 3 岁减少 25 mL/kg。水的主要来源是饮用水和食物。

2. 膳食纤维 膳食纤维是指一般不易被消化的食物营养素,包括纤维素、半纤维素、木质素、树胶、果胶等。在肠道不吸收,但可吸收大肠水分,软化粪便,增加粪便体积,促进肠蠕动,防止便秘;在大肠被细菌分解,产生短链脂肪酸,能降解胆固醇,改善肝代谢。

【本节小结】

因小儿处于生长发育期,能量与营养满足小儿需要非常重要,学习时特别要注意以下几点。

（1）小儿能量消耗包括哪些内容?

（2）小儿每日所需的总能量和总需水量。

（3）三大营养物的供能比例及量。

（4）维生素的作用和来源。

本节护士执业资格考试占分不多,偶尔有出现。

【目标检测】

1. 关于小儿能量,下列哪项是小儿所特有? _____

A. 基础代谢   B.生长发育   C. 排泄消耗

D. 食物特殊动力作用   E. 活动消耗

2. 关于小儿能量,下列哪项说法正确? _____

A. $50\%\sim60\%$来自碳水化合物,$35\%\sim50\%$来自脂肪,$10\%\sim15\%$来自蛋白质

B. $50\%\sim60\%$来自蛋白质,$35\%\sim50\%$来自脂肪,$10\%\sim15\%$来自碳水化合物

C. $50\%\sim60\%$来自脂肪,$35\%\sim50\%$来自碳水化合物,$10\%\sim15\%$来自蛋白质

D. $50\%\sim60\%$来自碳水化合物,$35\%\sim50\%$来自蛋白质,$10\%\sim15\%$来自脂肪

E. $50\%\sim60\%$来自脂肪,$35\%\sim50\%$来自蛋白质,$10\%\sim15\%$来自碳水化合物

3. 下列哪项不是脂溶性维生素? _____

A.维生素 A   B. 维生素 C   C. 维生素 D   D. 维生素 E   E. 维生素 K

4. 下列哪种说法错误? _____

A.婴儿每日需水量为 $100\sim150$ mL/kg

B. 1 g 蛋白质产能 16.8 kJ(4 kcal)

C. 蛋白质是构成人体细胞、组织的基本成分

D. 维生素 D 促进肠道对钙的吸收,维持血液钙浓度,有利于骨骼矿化

E. 维生素 D 促进肠道对钙的再吸收,维持血液钙浓度,有利于骨骼矿化

5. 人体的热能营养素是_____。

A. 碳水化合物、维生素、矿物质　　　　B. 碳水化合物、脂肪、蛋白质

C. 脂肪、碳水化合物、维生素　　　　　D. 蛋白质、脂肪、维生素

E. 蛋白质、碳水化合物、微量元素

第二节　婴儿喂养

婴儿生长发育速度快,需要丰富的营养,但消化功能尚未发育完善,易发生消化紊乱,因此合理的喂养非常重要。婴儿喂养包括母乳喂养、混合喂养和人工喂养三种,其中,以母乳喂养最为理想。

一、母乳喂养

母乳是满足婴儿生理和心理发育最好的食物,对婴儿健康成长有不可替代的作用。一个健康母亲可提供足月儿正常生长到 6 个月所需要的能量、营养素、液体量;因此,要支持、鼓励母乳喂养。

(一) 母乳的成分

1. 蛋白质　母乳蛋白质以乳清蛋白为主,在胃中形成细小的乳凝块,有利于消化;酪蛋白含量较少,清蛋白与酪蛋白比值为 4∶1,易被消化吸收。母乳含人量乳铁蛋白、免疫球蛋白和溶菌酶蛋白,具抗微生物作用;牛磺酸可促进婴儿神经系统和视网膜的发育。

2. 碳水化合物　母乳中 90% 的碳水化合物为乙型乳糖(p-双糖),有利于双歧杆菌、乳酸杆菌生长,产生 B 族维生素及促进脑发育等;还有利于促进肠蠕动和钙、镁、氨基酸的吸收。

3. 脂肪　母乳能量中的 50% 由脂肪提供,母乳中的脂肪酶使脂肪颗粒易于消化吸收。母乳含不饱和脂肪酸较多,除含有亚油酸、亚麻酸外,还含有微量花生四烯酸和 DHA(二十二碳六烯酸),这些物质有利于婴儿神经系统的发育。

母乳中宏量营养素产能比例较牛乳适宜(表 3-3)。

表 3-3　母乳与牛乳宏量营养素产能比(100 mL)

成分	母乳	牛乳	理想标准
碳水化合物	41%(6.9 g)	29%(5.0 g)	40%～50%
脂肪	50%(3.7 g)	52%(4.0 g)	50%
蛋白质	9%(1.5 g)	19%(3.3 g)	11%
能量	67 kcal	69 kcal	

4. 矿物质　母乳中电解质浓度较低,适于婴儿不成熟的肾脏发育水平,易被婴儿吸收。母乳中钙、磷量虽然低于牛乳,但比例(2∶1)适宜;母乳中含低分子量的锌结合因子-配体,吸收率高;铁含量与牛奶相似,但母乳中铁吸收率高。

5. 维生素　母乳维生素 A、C、E 含量均高于牛乳,除维生素 D、K 外,营养状况良好的乳母可提供婴儿所需各种维生素。母乳中维生素 K 量少,仅为牛乳的 1/4,且初生时储存量低、肠道正常菌群尚未建

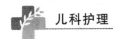

立,不能合成维生素 K_1,所以新生儿出生时应一次性肌内注射维生素 K_1 0.5~1 mg(早产儿连用 3 天),或口服 1~2 mg,以防因维生素 K_1 缺乏所致的出血性疾病。而母乳中维生素 D 含量较低,因此婴儿应补充维生素 D,并鼓励家长尽早让婴儿进行户外活动。

6. 免疫物质　母乳中含有大量具有活性的免疫因子,这是其他食物所不具备的,特别是初乳中含量更高。

(1)免疫球蛋白:母乳中含丰富的 SIgA,SIgA 有抗感染和抗过敏的作用;母乳中还有少量 IgG、IgM 及一些特异性抗体。

(2)细胞成分:母乳中含有大量免疫活性细胞,如巨噬细胞、淋巴细胞(T 及 B),免疫活性细胞可释放多种细胞因子(补体、溶菌酶、乳铁蛋白、干扰素等)而发挥免疫调节作用。

(3)乳铁蛋白:母乳中含较多乳铁蛋白,乳铁蛋白对铁有强大的螯合能力,能夺走大肠埃希菌、大多数需氧菌、白色念珠菌等赖以生长的铁,从而抑制细菌的生长,产生较强抗感染作用。

(4)溶菌酶:母乳中的溶菌酶能水解细菌胞壁中的乙酰基多糖,使之破坏并增强抗体杀菌效能。

(5)其他:母乳的双歧因子含量也远多于牛乳。双歧因子能促进双歧杆菌生长,抑制大肠埃希菌生长;母乳中的催乳素也是一种有免疫调节作用的活性物质,可促进新生儿免疫功能的成熟。

7. 生长调节因子　生长调节因子是指母乳中一组对细胞增殖和发育有重要作用的因子。如牛磺酸、激素样蛋白、某些酶和干扰素。牛磺酸对肺、视网膜、肝、脑、血小板很重要,特别是发育的脑和视网膜;上皮生长因子能促进发育未成熟的胃肠上皮细胞、肝上皮细胞分化;神经生长因子可促进神经元生长和分化。

(二)母乳成分的变化

母乳成分在产后不同时期有不同变化,按产后不同泌乳期乳汁成分的变化而将母乳分为初乳、过渡乳、成熟乳和晚乳。

1. 初乳　产后 7 天内分泌的乳汁称为初乳,量较少,质略稠而色微黄,含脂肪少而蛋白质多,其中以免疫球蛋白为主,尤其是分泌型 IgA(SIgA)。含维生素 A、牛磺酸和矿物质较丰富,有利于新生儿的生长发育和提高抗感染能力。

2. 过渡乳　产后 7~14 天分泌的乳汁称为过渡乳,总量多,含脂肪量高而蛋白质和矿物质逐渐减少。

3. 成熟乳　产后 14 天至 9 个月分泌的乳汁称为成熟乳,质较稳定,量随乳儿生长而增加。与初乳、过渡乳比较见表 3-4。

表 3-4　各期母乳成分　　　　　　　　　　　　　　　　　　　　(单位:g/L)

项目	初乳	过渡乳	成熟乳
日期	4~5 天	5~14 天	14 天至 9 个月
蛋白质	22.5	15.6	11.5
脂肪	28.5	43.7	32.6
碳水化合物	75.9	77.4	75
矿物质	3.08	2.41	2.06
钙	0.33	0.29	0.35
磷	0.18	0.18	0.15

4. 晚乳　产后 10 个月以后分泌的乳汁称为晚乳,总量和各种营养成分含量均有所下降。每次哺乳时乳汁成分有所变化:开始时蛋白质含量高而脂肪含量低,以后脂肪含量逐渐增加,而蛋白质含量逐渐降低,结束前脂肪含量最高。

(三)母乳喂养的优点

(1)母乳所含蛋白质、脂肪和碳水化合物的比例适宜,为 1:3:6,易消化吸收。

(2)母乳含多种免疫物质,能增强婴儿抗病能力。

（3）母乳喂养安全、经济、方便、无污染，温度适宜。

（4）母乳喂养可增进母婴感情，有利于婴儿心理及身体健康。

（5）母乳喂养可促进母亲子宫复原，减少再次受孕机会，哺乳母亲也较少发生乳腺癌和卵巢癌等疾病。

（6）连续哺乳 6 个月以上还可使乳母孕期储备的脂肪消耗，促使乳母体型逐渐恢复至孕前状态。

护考链接

1. 婴儿喂养的最佳食品是＿＿＿＿。

A. 纯母乳　　　　B. 全脂奶粉　　　　C. 母乳加奶粉　　　D. 母乳加辅食　　　E. 婴儿配方奶粉

2. 关于牛乳与母乳成分的比较，对牛乳的叙述正确的是＿＿＿＿。

A. 乳糖含量高于母乳　　　　　　　B. 含不饱和脂肪酸较多

C. 矿物质含量少于母乳　　　　　　D. 铁含量少，吸收率高

E. 蛋白质含量高，以酪蛋白为主

（四）母乳喂养的护理

1. 产前准备　孕妇在产前要做好身心准备。首先应充分了解母乳喂养的优点，树立母乳喂养的信心；其次保证合理的营养及充足的睡眠，防止各种有害因素的影响；最后还要做好乳头保健（即在妊娠后期每日用清水擦洗乳头，如有乳头内陷，则用两手拇指从不同角度按捺乳头两侧并向周围牵拉，每日 1 次至数次）。

2. 指导哺乳技巧

（1）尽早开奶，按需哺乳，新生儿可在出生后 15 分钟至 2 小时尽早开奶。因产后 2 周乳晕的传入神经特别敏感，可通过吸吮乳头的刺激，促进母亲泌乳素的分泌，使之提早分泌乳汁，达到"下奶"的目的。

（2）促进乳汁分泌：哺乳前先湿热敷乳房 2～3 分钟，以促进乳房血液循环；从外侧边缘向乳晕方向轻拍或者按摩乳房，以促进乳房感觉神经的传导和泌乳。哺乳时两侧乳房交替哺乳，每次哺乳应让乳汁排空。

（3）掌握正确的喂哺技巧。

①哺乳前先洗净双手，用温开水清洗乳头、乳晕。

②哺乳时母亲应取舒展姿势，心情愉快、全身放松，产后最初几天可取半坐卧位，以后宜采用端坐位，哺乳一侧的脚稍抬高，抱婴儿于斜坐位，让婴儿的头、肩枕于哺乳侧的肘弯，用另一手拇指和其余四指托乳房，呈"C"形喂哺（图 3-1），也可用二指呈"剪刀式"喂哺（图 3-2）。婴儿吸吮时应含住乳头及大部分乳晕吸吮，且鼻能自由呼吸。每次哺乳时间 15～20 分钟，以吃饱为度。哺乳时乳母可面带微笑，亲切地对婴儿柔声细语、轻轻抚摸，紧密接触沟通，促进母婴间的依恋情结，对满足双方心理需求十分重要。

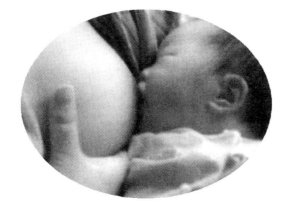

图 3-1　拇指和其余四指托乳房喂哺

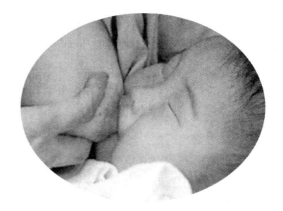

图 3-2　剪刀式喂哺

③哺乳结束后，为防止溢乳，应将婴儿竖抱，头部紧靠母亲肩上，用手掌轻拍背部，协助吸乳时咽下的空气排出，然后将婴儿置于右侧卧位，以防溢乳造成窒息(图 3-3)。

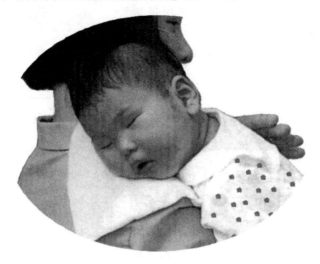

图 3-3 竖抱拍背

(4) 注意事项。

①哺乳时要防止乳房阻塞婴儿鼻部，发生窒息；②两侧乳房要轮流排空，先吸空一侧，然后再吸另一侧；③哺乳期母亲应始终保持心情愉快、生活规律、睡眠充足，同时要注意身体健康，加强营养，进食高脂肪、高蛋白质的汤菜，有利于乳汁的分泌；④如排乳不畅或乳汁淤积(喂哺时未将乳汁吸空引起)时，可发生乳房小硬块(乳核)，有胀痛，应及早进行局部湿热敷及轻轻按摩将其软化，并于喂乳后用吸乳器将乳汁吸尽，以防乳腺炎；⑤妊娠晚期应经常用湿毛巾擦洗乳头，使乳头能耐受吸吮，防止发生皲裂。

3. 掌握哺乳禁忌 乳母患活动性肺结核、糖尿病、人类免疫缺陷病毒(HIV)感染、精神障碍或重症心、肾疾病等均应停止哺乳。乙肝病毒携带者并不是哺乳禁忌，但这类婴儿应在出生后 24 小时内给予特异性高效乙肝免疫球蛋白，继之接受乙肝基因疫苗免疫(20 μg，按 0、1、6 方案)。如患急性传染病、乳腺炎，应暂停哺乳，但应该用吸乳器将乳汁吸出，消毒后再喂哺。

4. 把握断乳时机 婴儿出生后最初 6 个月内应纯母乳喂养，随着小儿年龄增长，母乳的量和质已不能完全满足小儿所需，且小儿各项生理功能也逐步适应非流质食物，因此，一般可从 4～6 个月起逐渐添加稀粥、蛋黄、鱼泥等泥状辅食，同时逐步减少哺乳次数，使母子双方在生理、心理上逐渐适应。一般健康小儿于 10～12 个月时可完全断乳，如遇夏季炎热或婴儿体弱而乳母体质好，泌乳仍旺盛，也可推迟断乳时间，但最迟不超过 1 岁半(WHO 建议母乳喂养应至 2 岁)。

二、人工喂养

用牛乳、羊乳等或各式合适的代乳品喂哺婴儿(年龄多在 6 个月内)，统称为人工喂养。人工喂养时代乳品的成分和能量应尽可能地接近母乳，且要调配合适，注意消毒。

(一) 常用乳品及代乳品

由于种类的差异，兽乳所含的营养素不适合人类的婴儿，故一般人工喂养和婴儿断离母乳时应首选配方奶粉。

1. 配方奶粉 配方奶粉是以母乳的营养素含量及其组成为依据，对牛乳进行改造的乳制品。其营养接近母乳，但不具备母乳喂养的其他优点，尤其缺乏免疫活性物质和酶，不能替代母乳，但较鲜牛乳或全脂奶粉更易消化吸收，营养更平衡、全面，应用方便，在不能母乳喂养时常为首选。

2. 牛乳

(1) 牛乳成分：蛋白质含量较母乳高，但多为酪蛋白，在胃中形成的凝块较大，不易消化；脂肪含量与母乳相似,但所含不饱和脂肪酸少,脂肪球大,缺乏脂肪酶,较难消化;乳糖含量较少,以甲型乳糖为主,利于大肠埃希菌生长;矿物质较多,可增加肾脏负荷;缺乏免疫物质,导致婴儿易患感染性疾病。

(2)配制:若无条件选用配方奶粉而使用牛乳喂养婴儿时,不宜直接采用牛乳喂养婴儿,必须改造,常通过稀释、加糖、煮沸对牛乳进行加工以矫正其缺点。稀释:加水或米汤,可降低酪蛋白和矿物质浓度。加糖:每 100 mL 牛乳加糖 5～8 g。煮沸:用温火煮 3～4 分钟,既可灭菌,又可使蛋白质变性,乳凝块变小,有利于消化。

3. 羊乳 其营养价值与牛乳相似,蛋白质与脂肪含量较牛乳高,以乳清蛋白较牛乳高为主,凝块较牛乳细而软,脂肪接近母乳,比牛乳易消化,但含叶酸和维生素 B_{12} 少,长期单纯羊乳喂养可致营养性巨幼细胞贫血。

4. 其他代乳品 常用大豆类代乳品如豆浆、豆粉及豆代乳粉等,其营养价值比一般谷类要高,但消化吸收不如乳类,因此适用于不能进食乳类的婴儿,如乳清蛋白过敏、乳糖不耐受等或乳类获得困难的情况,也可作为 3 个月以上婴儿的辅食。

(二)人工喂养儿的护理

1. 乳方选择 出生不足 2 周的新生儿可用 2∶1 乳(牛乳 2 份,加水 1 份),以后渐增至 3∶1 乳、4∶1乳,一般婴儿适应良好,满月后即可喂全乳。

2. 乳量估算 婴儿每日所需总能量为 100～120 kcal/kg·d,一般可按 110 kcal/kg·d 来估算,水为150 mL/kg·d,减去乳量即为饮水量。

(1)配方奶粉的估计:一般市售婴儿配方奶粉 100 g 供能约 2029 kJ(500 kcal),故婴儿配方奶粉约 20 g/(kg·d)可满足需要。

(2)全牛乳摄入量估计:因每 100 mL 全牛乳所产能量约 280.33 kJ(67 kcal),加 8 g 糖后,100 mL 8% 的糖牛乳产能约 418 kJ(100 kcal)。

故:婴儿每日需 8% 的糖牛乳量约 110 mL/kg

另外应补水 150－110 ＝ 40 mL/kg

每日需糖量 110×8% ＝8.8/kg

例:3 个月婴儿,体重 5 kg

每日需喂 8% 的糖牛乳量:110 mL/kg×5 kg ＝ 550 mL

需加糖量:8.8 g/kg×5 kg ＝ 44 g

每日需水量:5×150 mL/kg·d=750 mL

每日需另补水量:40 mL/kg ×5 kg ＝200 mL

全日牛乳量、水量可分 6 次喂哺,每次喂 8% 糖牛乳 90 mL 左右,两次喂奶间可喂水,每次 30 mL 左右。

案例分析

34 周早产儿,出生后 36 天。因母患急性传染病,用 8% 糖牛乳喂养,现体重已由出生时 2.0 kg 增至 3.2 kg。每天需多少 8% 糖牛乳? _____

A. 350 mL　　　B. 450 mL　　　C. 550 mL　　　D. 650 mL　　　E. 750 mL

3. 喂哺次数 因牛乳在胃中排空时间较长,故间隔时间可略长,一般每 3～4 小时喂哺 1 次。

4. 喂哺方法 哺乳前要先洗手,给婴儿换尿布;用奶瓶喂哺时,要选择开孔合适的胶皮奶嘴,然后测试乳液温度,将乳液滴在喂哺者前臂内侧(图 3-4),以不烫手为宜;将婴儿抱起置于膝上,使之呈半坐卧位;持奶瓶为斜位,待乳液充满奶嘴后喂哺(图 3-5)。每次喂哺持续 15～20 分钟,不应超过 30 分钟。喂完后竖抱婴儿,轻拍背部,排出空气后再将婴儿置右侧卧位。

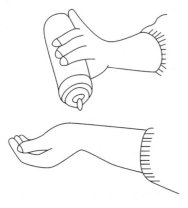

图 3-4　测试乳液温度

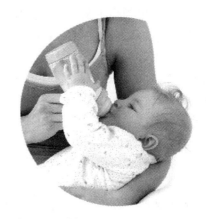

图 3-5　人工喂养法

5. 注意事项　①改变喂养方法,勿太多太勤;②选用适宜的奶嘴,喂哺前要测试乳液的温度;③使奶嘴充满乳液,避免空气吸入;④加强奶具卫生,避免污染:在无冷藏条件下,乳液应分次配制,每次配乳所用奶具应洗净、消毒;⑤及时调整奶量:婴儿食量存在个体差异,在初次配乳后,要观察婴儿食欲、体重、粪便的性状,随时调整乳量。

此外,应由母亲亲自喂哺,这样可使母亲与婴儿经常接触与交流,有利于婴儿的心理发育。

三、混合(部分母乳)喂养

混合喂养指母乳与牛乳或其他代乳品混合使用的喂养方法,又称部分母乳喂养,分为补授法和代授法两种。

1. 补授法　补授法是用其他乳品或代乳品补充母乳不足的方法。即母乳喂哺次数不变,每次先喂母乳,将两侧乳房吸空后再根据小儿需要补充其他乳品,既可防止因吸吮刺激减少而引起的母乳分泌减少,又能满足小儿生长发育所需能量。

2. 代授法　代授法是母亲临时不能喂乳,而临时采用其他乳品或代乳品替代的喂养方法。采用此法的母亲,仍应按时挤出或用吸乳器吸出乳液,同时要注意全日喂哺母乳次数不宜少于 3 次,否则母乳分泌可能迅速减少。

四、婴儿食物转换

随着婴儿逐渐生长,能量需要不断增多,而纯乳类喂养已不能满足其需求,因此,需转换能量供给方式,逐渐从含能量较低的液体类向含能量较高的固体类转换,以保障婴儿能摄取到足够能量。此期为婴儿食物的过渡期,又称为换乳期。

转换食物时应先选择既易于婴儿消化吸收,又能满足其生长需要,同时又不易引发过敏的食物。引入食物的原则是循序渐进,从少到多,从稀到稠,从细到粗,从一种到多种,逐渐过渡到固体食物,天气炎热和患病时应暂停引入新食物。转乳期食物引入种类、形状等见表3-5。

表 3-5　转乳期食物的引入

月龄	食物形状	引入的食物	餐数		进食技能
			主餐	辅餐	
2 周至 3 个月	流质食物	鱼肝油、鲜果汁、菜汁	母乳		
4~6 个月	泥状食物	含铁配方米粉、配方奶、蛋黄、水果泥、菜泥	6 次奶(断夜间奶)	逐渐加至 1 次	用勺喂
7~9 个月	末状食物	粥、烂面、烤馒头片、鱼、肝泥、饼干、全蛋、肉末	4 次奶	1 餐饭 1 次水果	学用杯

续表

月龄	食物形状	引入的食物	餐数		
			主餐	辅餐	进食技能
10～12 个月	碎食物	面条、软饭、厚粥、馒头、碎肉、碎菜、豆制品、带馅食品等	3 餐饭	2～3 次奶 1 次水果	抓食 断奶瓶 自用勺

护考链接

1. 女婴,4 个月,足月儿,体检指标正常,此月龄最适合添加的辅食是_____。

A. 蛋黄　　　B. 饼干　　　C. 粥　　　D. 烂面　　　E. 土豆泥

2. 一般小儿出生后可添加鱼肝油的时间为_____。

A. 1～2 周　　B. 3～4 周　　C. 1～3 个月　　D. 3～4 个月　　E. 4～5 个月

3. 应在婴儿饮食中添加米汤及稀粥的婴儿月龄是_____。

A. 1～3 个月　　B. 4～6 个月　　C. 7～9 个月　　D. 10～12 个月　　E. 14 个月

【本节小结】

通过对本节的学习,要注意以下几点。

(1) 母乳喂养的优点、母乳的成分、喂养方法及注意事项。

(2) 人工喂养代乳品的选择、护理及乳量估算。

(3) 食物转换的原则和转乳期食物引入的要求。

本节在护士执业资格考试中几乎每年必考 1 题,考点非常明确,就考转乳期食物(也称为辅助食品)。前些年,乳量的计算、母乳喂养的优点也常在考试中出现,但近年来已明显减少。

【目标检测】

1. 某胎龄 35 周早产儿,出生后 32 天。冬天出生,母乳喂养。体重已由出生时的 2.0 kg 增至 3.0 kg。现在可以添加的辅食和添加的目的是_____。

A. 米汤,以补充热量　　　　　B. 菜汤,以补充矿物质　　　　　C. 软面条,以保护消化道

D. 蛋黄,以补充铁　　　　　E. 鱼肝油,以补充维生素 D

2. 患儿,6 个月,家长应给予的转乳期食物是_____。

A. 面条　　　B. 面包　　　C. 烂面　　　D. 蛋黄　　　E. 馒头

【目标检测答案】

第一节:1. B　2. A　3. B　4. E　5. B

第二节:1. E　2. D

第四章　小儿保健和疾病预防

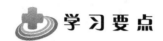 学习要点

扫码看课件

小儿是人类的未来,是社会可持续发展的重要资源,如何才能使小儿健康成长,意义重大。通过对本章的学习,要求掌握计划免疫程序,熟悉不同年龄期小儿的保健特点,熟悉预防接种的注意事项和接种后的反应处理,了解计划免疫基本概念。

小儿保健同属儿科学与预防医学分支,为两者的交叉学科,主要任务是研究小儿各年龄期生长发育的规律及影响因素,保障小儿健康,预防小儿疾病,促进小儿发展。

第一节　不同年龄期小儿的保健特点

一、胎儿期保健

主要通过对孕母的保健来保证胎儿在宫内的健康发育。

（1）大力提倡和普及婚前检查、遗传咨询,禁止近亲结婚,预防先天性发育不全和遗传性疾病。患有心肾疾病、甲状腺功能亢进、糖尿病、肺结核等慢性病的育龄妇女应在医生指导下决定可否怀孕及孕期用药。

（2）孕母应避免接触放射线和铅、汞、苯等有毒化学物质;避免吸烟、酗酒及滥用药物（包括中药、中成药和西药）;避免孕期感染及妊娠合并症,以预防先天畸形和早产、流产等。

（3）保证孕母营养充足,特别是妊娠后期应加强铁、钙、锌、维生素 D 等营养素的补充,并始终保持愉快的心情。

（4）积极预防产伤和产时感染。

（5）注意劳逸结合,避免环境污染,给予孕母良好的生存环境。

二、新生儿期保健

出生后 1 周内新生儿发病率和死亡率极高,婴儿死亡中约 2/3 是新生儿,因此新生儿保健是小儿保健的重点,而出生后 1 周内新生儿的保健更是重中之重。

1. 出生时保健　预防早期新生儿缺氧、窒息,注意保暖,预防感染,特别是脐带残端。

2. 新生儿家庭访视

（1）访视次数:一般 3 次左右,包括出生后 5～7 日的周访、10～14 日的半月访和 27～28 日的满月访。

（2）访视内容：家访主要是了解小儿的基本情况，如出生、吃奶、睡眠、哭声、大小便及母亲泌乳等情况。

①详细体格检查：包括观察新生儿面色、呼吸、皮肤黏膜和脐带残端，测量身长、体重、体温和脉搏等。

②指导日常护理：新生儿居室温度应保持在 20～22℃，湿度以 55％～65％ 为宜，注意通风、保暖；睡眠最好达 20 小时，睡时要变换体位，不要长时间仰卧，不要枕头，喂奶后宜向右侧卧；提倡母乳喂养，如确实无法母乳喂养，则指导采取科学的人工喂养；衣着、尿布和被褥须用柔软、浅色、吸水性强的棉布。每日擦洗或温水浴以保持皮肤清洁；注意脐部、臀部及皮肤皱褶处的护理。

③预防疾病和意外：保持空气清新，注意哺乳卫生，新生儿用具要专用，食具用后要消毒；为避免交叉感染，应尽量减少亲友探视；按时接种卡介苗和乙肝疫苗；哺乳时应注意防止蒙头过严或母亲哺乳姿势不当乳房堵塞口鼻而致窒息。

④指导早期教育：鼓励家长多拥抱、抚触新生儿，刺激感知觉发育，鼓励父母多与新生儿交流，为小儿心理-社会的发展奠定基础。

护考链接

不属于新生儿家庭访视内容的是_____。

A. 询问新生儿出生情况　　　　B. 观察新生儿一般状况

C. 新生儿体格检查　　　　　　D. 指导喂养及日常护理

E. 新生儿预防接种

---

3. 新生儿疾病复查　及时进行听力复查以及早发现听力障碍，便于适当干预；及时对遗传代谢、内分泌疾病进行筛查，特别是苯丙酮尿症和先天性甲状腺功能减退症。

三、婴儿期保健

婴儿生长发育最为迅速，因此对能量和营养素尤其是蛋白质的需要量相对较多，而其消化和吸收功能又未发育完善，故易出现消化功能紊乱和营养不良等疾病。

1. 合理喂养　6 个月以内婴儿宜母乳喂养，按时添加辅食，根据婴儿具体情况指导断乳。

2. 日常护理　每日给小儿擦洗或温水浴。小儿衣服要宽松、简单，利于穿脱和四肢活动；保证小儿睡眠时间，6 个月前每日睡 15～20 个小时，1 岁时每日睡 15～16 个小时。有乳牙时，指导家长用软布或指套牙刷帮助小儿清洁牙齿。指导训练小儿大小便，如 3 个月后可把尿，会坐后可以练习坐便盆大小便。

3. 预防疾病和意外　按时完成基础免疫；定期体格检查，一般 6 个月内婴儿每 1～2 个月体检一次，6 个月后每 2～3 个月检查一次；监测生长发育，尽早发现营养不良、肥胖、佝偻病、贫血等疾病。此外，意外事故也是小儿常见的死因之一，包括异物吸入、窒息、中毒、烧伤和烫伤、溺水、跌伤等，应注意预防。

4. 早期教育　培养良好的生活习惯，如按时睡眠、进食、排便及卫生习惯等。

5. 体格锻炼　坚持进行户外活动，呼吸新鲜空气和晒太阳，以增强体质和预防佝偻病。开始时可每日 1～2 次，每次 10～15 分钟，以后逐渐延长至每次 1～2 小时。气温较高时，户外活动时间以上午 10 点以前和下午 4 点以后为佳，以防小儿被阳光灼伤或中暑。

四、幼儿期保健

由于感知能力和自我意识的发展，对周围环境产生好奇、乐于模仿，幼儿期是社会心理发育最为迅速时期。

1. 合理营养　幼儿期乳牙逐渐出齐，饮食由乳类为主转为进食固体食物为主。由于幼儿期生长速度较婴儿期减缓，需要量相对下降，18 个月左右可能出现生理性厌食。指导家长掌握合理的喂养方法和

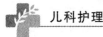

技巧,食物种类和制作方式要多样化,应软、烂、碎,还要注意食物的色、香、味、形,以增进幼儿食欲,每日以 3 餐主食另加 2~3 次点心为宜。不挑食、不偏食,就餐时要保持情绪愉快。

2. 日常护理 衣着要保暖、宽松、轻便,便于幼儿自己穿脱与活动,但不主张穿开裆裤(无论男、女),颜色要鲜艳,有利于识别;每日保证睡眠 12~14 小时;注意保持牙齿清洁,早期可用软布轻轻清洁幼儿牙齿表面,以后逐渐改用软毛小牙刷;训练大小便,一般大便训练较小便训练先完成。

3. 预防疾病和意外事故 按计划免疫程序进行加强免疫。坚持监测生长发育,每 3~6 个月进行 1次健康检查;指导家长防止意外发生,如异物吸入、跌伤、烫伤、中毒、电击伤、交通事故等。

4. 体格锻炼 坚持"三浴"(日光浴、空气浴、水浴)锻炼和户外运动,做简单的体操和游戏,如幼儿模仿操、丢手绢、滚球等。

护考链接

日光浴一般于幼儿早餐后_____。

A. 0.5 小时内为宜   B. 1~1.5 小时为宜   C. 2~2.5 小时为宜

D. 2.5~3 小时为宜   E. 3~3.5 小时为宜

---

5. 早期教育 当前小儿多为独生子女,在指导家长培养小儿良好的卫生和生活习惯时,特别强调教育其学会与人分享、诚实友爱、尊敬长辈等;鼓励和帮助小儿自己进食、洗手。3 岁左右学习穿脱衣服,系鞋带,整理自己的玩具、用物等。重视与小儿的语言交流,通过讲故事、唱歌、游戏等促进小儿语言和动作的发育。

五、学龄前期保健

学龄前期小儿的智力发展快、独立活动范围大,是性格形成的关键时期,因此,加强学龄前期小儿的教育很重要。

1. 合理营养 学龄前期小儿饮食接近成人,食物供给要多样化,粗、细、荤、素要合理搭配;保证能量和蛋白质的摄入,特别是优质蛋白质占蛋白质总量的 1/2;养成定时进食、不偏食、不挑食等良好饮食习惯。

2. 日常护理 小儿已有自我照顾能力,尽管在学习自己进食、洗脸、刷牙等动作时不协调,常需他人帮助,但应给予鼓励,使他们尽快独立完成;此外,每日应保证 11~12 小时的睡眠时间。

3. 预防疾病和意外 继续生长发育监测,每年对小儿进行 1~2 次健康检查,要测量身高、体重,检查牙龈、视力、听力等;按计划免疫程序进行加强免疫;预防近视、贫血、龋齿、寄生虫病及免疫性疾病等。由于小儿活动范围扩大,常发生外伤、溺水、交通事故、食物中毒等意外伤害事件,应注意预防。

4. 早期教育 重视独立生活能力和学习能力的培养;以游戏的方式,促进智力发展;养成讲卫生、讲礼貌的良好习惯和爱集体、爱劳动的道德品质。

六、学龄期保健

1. 合理营养 此期小儿膳食要营养充分而均衡,以满足其生长发育、紧张学习和体力活动等需求,应重视早餐和课间餐。

2. 日常护理 学龄期小儿恒牙逐渐替换乳牙,注意保持牙齿的清洁,限制含糖量高的零食;注意用眼卫生,保证每日 9~10 小时的睡眠时间。

3. 预防疾病和意外 按时预防接种和每年 1 次健康检查,预防传染病和肠道寄生虫病。培养正确的坐、站、走和读书、写字的姿势,以防脊柱侧弯和近视。定期进行口腔检查,预防龋齿。加强学校安全教育,特别注意车祸、溺水、外伤或骨折等意外事故的发生。

4. 体格锻炼　坚持每日参加相应的体育运动,如做体操、跑步、游泳、打球等,但不宜过度。

5. 加强教育　提供适宜的学习环境,培养良好的学习习惯和学习兴趣;树立良好的个性、品格,锻炼独立思考、处理问题的能力,提高社会适应性;开展适合学龄期小儿的法制教育,学会遵纪守法,培养正确的、良好的同学友好关系。

6. 防治常见的心理问题　学龄期小儿对学校、对老师不适应较常见,表现为不想上学或不想听某位老师的课,家长应查明原因,及时与学校、老师特别是班主任沟通,采取相应措施,积极配合学校进行教育,帮助小儿适应学校生活。还应注意情绪行为、多动障碍等问题。

七、青春期保健

青春期是个体由小儿过渡到成人的时期,是小儿生长发育的最后阶段,也是人一生中决定体格、体质、心理和智力发育和发展的关键时期;既是第二性征出现又是生长发育第二高峰期。

1. 合理营养　青春期生长发育迅速,应供给充足的营养,增加蛋白质、维生素及矿物质如铁、钙、碘等营养物质的摄入。

2. 日常护理　青少年已具备自理能力,应加强少女经期卫生指导。保证充足的睡眠和休息以满足此期迅速成长的需求。

3. 加强教育　包括法制和品德教育、青春期生理和心理卫生教育、性健康知识教育,培养良好的卫生习惯,养成不吸烟、不酗酒、不吸毒、不滥用药物、不沉溺网络的健康生活方式。

4. 预防疾病和意外　定期进行健康检查,积极防治急性传染病、近视、沙眼、龋齿、痤疮、肥胖等。此期常发生的意外伤害包括溺水、车祸、擦伤、割伤、挫伤、扭伤或骨折等,应重点加强安全教育,减少意外事故的发生。

5. 体格锻炼　根据环境条件,可进行系统的体育锻炼,如球类、游泳、跑步、跳高、跳远、滑雪、溜冰等,要注意坚持不懈,持之以恒。

6. 防治常见的心理行为问题　青少年最常见的心理行为问题,常由多种原因(社会、家庭、同学、朋友等)引起,出现离家出走、自杀、失望及对自我形象不满等现象。家长及社会应给予重视,积极采取引导、教育、感化等应对措施及时干预,避免意外事故的发生。

【本节小结】

本节重点内容不多,要求大家掌握的内容也较少,大部分内容在前面已有所了解,但仍不能忽视,护士执业资格考试偶考 1 题。

【目标检测】

1. 青春期生长发育的最大特点是＿＿＿＿＿＿。
A. 体格生长　　　　　　　　B. 神经发育成熟　　　　　　　C. 内分泌调节稳定
D. 生殖系统迅速发育,并渐趋成熟　　　　　　　E. 以上都不是

2. 对青春期孩子实施心理行为指导的重点是＿＿＿＿＿＿。
A. 对学习生活适应性的培养　　B. 加强品德教育　　　　　　C. 预防疾病和意外教育
D. 性心理教育　　　　　　　　E. 社会适应性的培养

3. 婴儿期就可以开始的早教训练是＿＿＿＿＿＿。
A. 刷牙训练　　　　　　　　B. 坐姿训练　　　　　　　　　C. 穿衣训练
D. 大小便训练　　　　　　　E. 学习习惯训练

4. 青春期心理与行为最突出的特点是＿＿＿＿＿＿。
A. 身心发展的矛盾性　　　　B. 形成新的同伴关系　　　　　C. 思维方式成熟
D. 情绪状态稳定　　　　　　E. 有强烈独立自主的意识

第二节　小儿计划免疫

一、基本概念

计划免疫是根据小儿的免疫特点和传染病疫情的监测情况制定的免疫程序,是有计划、有目的地将生物制品接种到小儿体内,确保小儿获得可靠的免疫力,以达预防、控制乃至消灭相应传染病的目的。预防接种是计划免疫的核心。

(一) 主动免疫

主动免疫是指给易感者接种特异性抗原,刺激机体产生特异性抗体,从而获得免疫力,预防相应的传染病。这是预防接种的主要内容。主动免疫制剂接种后在机体产生的抗体可持续 1~5 年,以后逐渐减少,因此还要适时安排加强免疫,以巩固免疫效果。常用主动免疫制剂如下。

1. 灭活疫苗　灭活疫苗又称死疫苗,接种后不能感染机体,也不能繁殖,但仍保持相应的免疫原性。具安全、易于保存和运输的优点。如霍乱、伤寒、百日咳、乙脑和甲型肝炎疫苗等。

2. 减毒活疫苗　减毒活疫苗即活疫苗,接种人体后可生长繁殖,但已丧失致病性,产生免疫力持久且效果好。特点是有效期短,需冷藏,死后失效。如卡介苗、麻疹疫苗、脊髓灰质炎疫苗、风疹和腮腺炎疫苗等。

3. 类毒素　如破伤风和白喉类毒素等。

(二) 被动免疫

被动免疫指未接受主动免疫的易感者在接触传染源后,被给予相应的抗体而立即获得免疫力。由于抗体留在机体中的时间短暂,一般约 3 周,因而主要用于应急预防和治疗。如受伤时注射破伤风抗毒素以预防破伤风,给未注射麻疹疫苗的麻疹易感儿注射丙种球蛋白以预防麻疹等,均属被动免疫。

被动免疫制剂主要有特异性免疫血清(如抗毒素、抗菌血清、抗病毒血清)、丙种球蛋白、胎盘球蛋白等。此类制剂来源于动物血清,对人体是一种异型蛋白,注射后容易引起过敏反应或血清病,特别是重复使用时更要慎重。

二、计划免疫程序

计划免疫程序是指接种疫苗的先后顺序及要求。我国原卫生部规定,小儿在 1 岁内必须完成乙肝疫苗、卡介苗、脊髓灰质炎疫苗、百白破混合制剂和麻疹疫苗等"五苗"的基础免疫。此外,还可根据本地疾病的流行情况、家长的意愿选择其他疫苗对小儿进行接种,如流行性脑脊髓膜炎疫苗、流感疫苗、风疹疫苗、腮腺炎疫苗、甲型肝炎疫苗等。我国原卫生部规定的小儿计划免疫程序见表 4-1。

表 4-1　小儿计划免疫程序表

年龄	接种疫苗和接种方法				
	卡介苗 (皮内注射)	乙肝疫苗 (肌内注射)	脊髓灰质炎三价 混合减毒活疫苗 (口服)	百白破 混合制剂 (肌内注射)	麻疹减毒 活疫苗 (皮下注射)
出生时		初种第一次			

续表

年龄	接种疫苗和接种方法				
	卡介苗 （皮内注射）	乙肝疫苗 （肌内注射）	脊髓灰质炎三价 混合减毒活疫苗 （口服）	百白破 混合制剂 （肌内注射）	麻疹减毒 活疫苗 （皮下注射）
出生2～3日	初种				
1月龄		初种第二次			
2月龄			初种第一次		
3月龄			初种第二次	初种第一次	
4月龄			初种第三次	初种第二次	
5月龄				初种第三次	
6月龄		初种第三次			
8月龄					初种
1.5～2岁				复种	
4岁			复种		
7岁				复种	复种
12岁	复种				

护考链接

1. 给婴儿口服脊髓灰质炎减毒活疫苗时,正确的做法是_____。
A.用温热水送服　　　　　　B.用热开水送服　　　　　　C.冷开水送服或含服
D.热开水溶解后服用　　　　E.服后半小时可饮用热牛奶

2. 新生儿时期应预防接种的疫苗是_____。
A.乙肝疫苗、乙脑疫苗　　　　B.麻疹疫苗、卡介苗　　　　C.卡介苗、乙肝疫苗
D.百白破疫苗、脊髓灰质炎疫苗　E.脊髓灰质炎疫苗、乙脑疫苗

(3～4题共用题干)
某新生儿出生6小时,进行预防接种。

3. 接种卡介苗的正确方法是_____。
A.前臂掌侧下段皮内注射　　　B.三角肌下缘皮内注射　　　C.三角肌下缘皮下注射
D.上臂三角肌皮下注射　　　　E.臀大肌肌内注射

4. 接种乙肝疫苗的正确方法是_____。
A.前臂掌侧下段皮内注射　　　B.三角肌下缘皮内注射　　　C.三角肌下缘皮下注射
D.上臂三角肌肌内注射　　　　E.臀大肌肌内注射

5. 某6月龄婴儿,父母带其到儿童保健门诊进行预防接种,此时应对该婴儿注射的疫苗是_____。
A.百白破疫苗　　　　　　　　B.乙肝疫苗　　　　　　　　C.卡介苗
D.麻疹疫苗　　　　　　　　　E.脊髓灰质炎疫苗

6. 接种卡介苗时,护士常选用的注射部位是_____。
A.三角肌下缘　　B.大腿外侧　　C.大腿前侧　　D.腹部　　E.背部

三、预防接种的注意事项

1. 严格掌握禁忌证

（1）一般禁忌证：急性传染病，包括有急性传染病接触史而未过检疫期者；严重慢性病如风湿热、高血压、心脏病、肝肾疾病等；免疫功能缺陷者；接受免疫抑制剂治疗期间，如放射治疗、糖皮质激素、抗代谢药物和细胞毒药物治疗等；活动性肺结核、化脓性皮肤病；过敏者如哮喘、荨麻疹、严重的湿疹等；有癫痫、惊厥史的小儿。

（2）特殊禁忌证：发热或一周内每日腹泻 4 次以上的小儿禁服脊髓灰质炎糖丸；近 1 个月内注射过丙种球蛋白者，不能接种活疫苗；各种制品的特殊禁忌证应严格按照使用说明执行。

2. 严格执行免疫程序　严格按照规定的接种剂量接种。注意接种的次数，按要求完成全程基础免疫和加强免疫。按各种制品要求的间隔时间接种，一般接种活疫苗后需隔 4 周、接种死疫苗后需隔 2 周再接种其他疫苗。

3. 严格执行查对制度　严格核对小儿姓名和年龄；严格检查生物制品的标签，包括名称、批号、有效期及生产单位，并做好登记；严格检查安瓿有无裂痕，药液有无发霉、凝块、异物、变色或冻结等，若发现药液异常，立即停止使用。

4. 严格遵守无菌操作　生物制品接种前要严格按照规定方法稀释、溶解。要求每人一个无菌注射器、一个无菌针头，准确抽取所需剂量。如有剩余药液，需用无菌干纱布覆盖安瓿口，在空气中放置不能超过 2 小时。接种活疫苗时，只用 75% 乙醇消毒，以免影响接种效果。接种后剩余药液应废弃，活疫苗应烧毁。

四、预防接种后的反应及处理

1. 一般反应

（1）局部反应：接种数小时后至 24 小时，注射局部会出现红、肿、热、痛，有时伴局部淋巴结肿大。红肿直径<2.5 cm 为弱反应，2.6～5 cm 为中等反应，>5 cm 为强反应。局部反应可持续 2～3 日。

（2）全身反应：接种后 24 小时内出现体温升高，多为低、中热，持续 1～2 日；此外，还可伴有头晕、恶心、呕吐、腹泻、腹痛或全身不适等表现。

多数小儿的反应都是轻微的，无须特殊处理，只要适当休息，多饮水即可。如反应较重，应及时到医院诊治。

2. 异常反应

（1）过敏性休克：于注射后数秒或数分钟即可发生，表现为烦躁不安、呼吸困难、面色苍白、口周青紫、四肢湿冷、脉搏细速、恶心呕吐、惊厥、大小便失禁甚至昏迷等，若不及时抢救，短时间内可危及生命。发生时，应让小儿平卧，头稍低，注意保暖，吸氧，并立即皮下或静脉注射 1：1000 的肾上腺素 0.5～1 mL，必要时可重复注射。

（2）晕针：个别小儿可因空腹、疲劳、室内闷热、紧张或恐惧等，在接种时或接种后数分钟内，出现头晕、心慌、面色苍白、手足冰凉、出冷汗、心跳加快等症状，重者意识丧失、呼吸减慢。可立即使患儿平卧，头稍低，保持安静，饮少量温开水或糖水，短时间内即可恢复正常。如数分钟后仍不恢复正常者，可针刺人中穴，也可皮下注射 1：1000 肾上腺素，严重者尽快转至医院抢救。

（3）过敏性皮疹：以荨麻疹最多见，一般于接种后几小时至几日内出现，服抗组胺药物后即可痊愈。

（4）全身感染：有严重原发性免疫缺陷或继发性免疫功能受损者，接种活疫苗后可扩散至全身感染，应积极抗感染及对症处理。

案例分析

一小儿在接种完百白破疫苗后,局部出现红肿,直径为 1.5 cm,该表现属于_____。

A.正常反应　　　　　　B.弱反应　　　　　　C.中等反应

D.强反应　　　　　　E.异常反应

【本节小结】

本节是本章的重点,护士执业资格考试几乎每年必考,特别是计划免疫程序。

【目标检测】

1. 卡介苗接种的时间是在出生后_____。

A.2~3 日　　　　B. 7~10 日　　　　C.1 个月　　　　D.3 个月　　　　E.6 个月

2. 小儿第一次口服脊髓灰质炎疫苗的时间为_____。

A.初生　　　　　　　　B.出生后 1 个月　　　　　　C.出生后 2 个月

D.出生后 4~6 个月　　　　E.出生后 8~12 个月

3. 麻疹减毒活疫苗的初种月龄为_____。

A.2~3 个月　　　B. 4~5 个月　　　C.6~7 个月　　　D. 8~12 个月　　　E. 13~14 个月

4. 白喉、百日咳、破伤风混合疫苗初种时需_____。

A.注射 1 次　　　　　　B.每月 1 次,注射 3 次　　　　　　C.每周 1 次,注射 3 次

D.每周 1 次,注射 2 次　　　　E.每月 1 次,注射 2 次

5. 患儿,男,因早产住院治疗。现患儿 3 个月。需补种卡介苗。正确的做法是_____。

A.立即接种　　　　　　B.PPD 试验阴性再接种　　　　　　C.4 个月后再接种

D.与百白破疫苗同时接种　　　　E.PPD 试验阳性再接种

6. 患儿,男,5 岁,由家长带到预防保健科接种流感疫苗。接种前,护士应特别注意向家长询问患儿的哪项近况？_____

A.饮食情况　　　B.发热情况　　　C.小便情况　　　D.大便情况　　　E.睡眠情况

7. 脊髓灰质炎疫苗属于_____。

A.灭活疫苗　　　B.减毒活疫苗　　　C.类毒素疫苗　　　D.组分疫苗　　　E.基因工程疫苗

(8~11 题共用题干)

患儿,女,3 个月。母亲带其去小儿保健门诊接种百白破混合制剂。

8. 接种前,护士应询问的内容不包括_____。

A.家族史　　　　　　　　B.疾病史　　　　　　　　C.过敏史

D.目前健康状况　　　　E.接种史

9. 接种结束后,错误的健康指导是_____。

A.可以立即回家　　　　　　B.多饮水　　　　　　C.多休息

D.饮食不需忌口　　　　　　E.观察接种后反应

10. 接种后,患儿出现烦躁不安、面色苍白、四肢湿冷、脉搏细速等症状。该患儿最可能发生了_____。

A.低血钙　　　　B.过敏性休克　　　C.全身反应　　　D.全身感染　　　E.低血糖

11. 患儿母亲非常焦虑,不停哭泣。针对患儿母亲的心理护理,错误的是_____。

A.告诉其患儿目前的状况

B.告诉其当前采取的措施及原因

C.告诉其不可陪伴患儿,以免交叉感染

D.告知其以往类似情况的处理效果

E.帮助其选择缓解焦虑情绪的方法

【目标检测答案】

第一节:1. D   2. D   3. D   4. E

第二节:1. A   2. C   3. D   4. B   5. B   6. B   7. B   8. A   9. A   10. B   11. C

第五章 住院患儿的护理

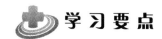 学习要点

扫码看课件

本章主要介绍住院患儿的常规护理。通过对本章的学习,掌握小儿给药方法,熟悉住院患儿、患儿家庭的心理反应及护理,了解小儿药物的选择及药物剂量的计算,了解儿科门诊、急诊设置及儿科病房设置。

第一节 儿科医疗机构的组织特点

儿科医疗机构在我国有三种形式:儿童医院、妇幼保健院和综合性医院中的儿科门诊和病房。其中儿童医院的设施最为全面,包括门诊、急诊、内科、外科及各类三级学科。

一、儿科门诊、急诊设置

(一) 儿科门诊

1. 预诊处 由于小儿病情变化快,年龄跨度大,预诊可帮助识别急、危、重症患儿,尽快安排急诊就诊,赢得抢救危重患儿时机;及时检出传染病,减少交叉感染;协助家长选择就诊科别,节省就诊时间。预诊处应设在医院内距大门最近处,方便转运;综合性医院应设在儿科门诊的入口处,并设有两个出口,一个通向门诊候诊室,另一个通向隔离诊室。

预诊常采取"一问、二看、三检查、四分诊"的简单扼要评估方式,短时间内迅速做出判断;当遇有急需抢救的危重患儿时,预诊护士立即将其护送至抢救地点。因此,要求预诊人员必须责任心强、经验丰富、决断能力强、动作敏捷。

2. 门诊部 门诊部设有体温测量处、候诊室、诊查室、化验室、治疗室等。各室的布置尽量符合小儿心理特点,并配备一些玩具,营造出能使小儿愉快的氛围,以减轻或消除患儿就诊时的不安情绪。

(1) 体温测量处:为发热患儿就诊前测量体温,体温超过 38.5 ℃ 时应先给予物理降温,以避免发生高热惊厥。

(2) 候诊室:宽敞、明亮、空气流通,有足够的候诊椅,有条件的医院可设 1～2 张候诊床,以供包裹患儿及更换尿布时使用。

(3) 诊查室:每间诊查室面积约 12 m²,内设 1～2 套诊查桌椅、检查床、检查用具、洗手设备及隔离设施等。

(4) 化验室:有条件则设在诊查室附近,便于患儿就近化验检查。

(5) 治疗室:应备有各种治疗器械及药品,可进行常规治疗,如各种注射、穿刺和灌肠等。

(二) 儿科急诊

基本设置有诊查室、抢救室、治疗室、观察室、隔离室等。儿童医院的急诊还需设有各科急诊室、小手术室、药房、化验室、收费处等,形成一个独立的单位,以保证 24 小时工作的连续进行。

1. 抢救室 抢救室可设病床 2～3 张,备有远红外辐射床,供婴儿抢救使用;配有人工呼吸机、心电监护仪、气管插管用具、供氧设施、吸引装置、雾化吸入器等,以及必要的治疗用具,包括各种穿刺包、切开包、导尿包等。备有常用急救药品、物品及抢救车一台,以满足抢救危重患儿的需要。

2. 观察室 设备与病房相似,备有医嘱本、护理记录单及病历记录,如有条件,可装备监护仪器。

3. 小手术室 具备一般手术的基本设备,如清创缝合小手术、大面积烧伤的初步处理、骨折固定、紧急胸或腹部手术等器械用具及抢救药物。

此外,儿科急诊室还应设有消毒、隔离设备,如紫外线灯、隔离衣、洗手设备等。

二、儿科病房设置

儿科病房应根据患儿年龄、病种和身心特点合理安排。一般病区以收治 30～40 名患儿为宜;有条件的医院应分新生儿病区和普通患儿病区;儿科重症监护病房可分新生儿监护病区(NICU)和普通患儿监护区(PICU)。

1. 病室 大病室设病床 4～6 张,小病室 1～2 张。每张床位占地至少 2 m²,床间距、床与窗台相距各为 1 m。为便于医护人员观察患儿及患儿间彼此交流,病室之间采用玻璃隔壁。病室内设有洗手设备及夜间照明装置,病床要有床挡(防摔伤),两侧可上下拉动,窗外应设护栏。病房内还应设有抢救室和危重病室,室内设有各种抢救设备,抢救和观察病情危重患儿,待患儿病情稳定后转入普通病室。

2. 医护人员办公室 医护人员办公室应设在病区中部,靠近抢救室和危重病室,以便随时观察患儿,发现病情变化,及时处理。

3. 治疗室 治疗室最好分为内外两间,外间用于各种注射及输液的准备;内间可进行换药及各种穿刺,有利于无菌操作,也减少其他患儿的恐惧。治疗室内设有治疗车、治疗桌、药柜、器械柜、冰箱等,并备有各种注射、输液、穿刺用物及常用药品等。

4. 配膳室与配乳室 配膳室与配乳室为儿科特有,最好设在病房入口处,便于营养师将备好的食物送入病房。内设配膳桌、消毒锅、配膳及配乳用具、冰箱及分发膳食的小车,由配膳员遵医嘱将膳食分发到患儿床前。

5. 游戏室 可设在病房的一端,室内宜宽敞,阳光充足,地面采取木板或塑料等防滑材料保护患儿,以免跌倒受伤。布局尽量体现小儿身心发展特征,备有小桌、小椅、玩具柜及适合不同年龄期小儿的玩具、书籍等。

6. 浴室、厕所 各种设备应适合各年龄期小儿安全使用。浴室要宽敞,便于小儿出入及护士协助患儿洗浴,厕所要有门,但不要加锁,以防发生意外。

7. 杂用室、库房 内放便盆、便壶、换洗衣被及必要仪器等。

【本节小结】

只需简单了解儿科医疗机构的组织特点便可,因各家医院的设置各有特点,具体到临床实习时再了解。护士执业资格考试没有考点。

【目标检测】

1. 儿科急诊设有_____。

A. 办公室 B. 配乳室 C. 杂用室 D. 观察室 E. 游戏室

2. 儿科病房设置有_____。

A. 诊查室 B. 收费室 C. 手术室 D. 药房 E. 游戏室

第二节 住院患儿及其家庭的心理护理

一、住院患儿心理反应及护理

（一）各年龄期患儿对疾病的认识

1. 幼儿期与学龄前期 幼儿期与学龄前期患儿虽然对自己身体各部位和器官名称有所了解，但对疾病的病因不清楚，常用自身的感情和行为模式来解释，易将痛苦和疾病认为是对自身不良行为的惩罚。

2. 学龄期 学龄期患儿对身体各部分的功能开始有所了解，对疾病病因有一定认识，能听懂关于疾病和诊疗程序的解释，但对疾病的发生常无法理解；关注自己的身体和治疗，喜欢询问与疾病相关的问题，对身体的损伤和死亡感到恐惧。

3. 青春期 青春期患儿能够理解疾病及治疗，但也易对疾病治疗效果及所导致的后果感到焦急和恐惧。由于自我意识的增强，使青少年难以接受疾病造成的身体功能损害和外表改变。

（二）患儿对住院的心理反应

住院使患儿离开了熟悉的生活环境，由于医院规章制度的限制和各种诊疗措施的开展，患儿常出现各种心理反应。

1. 分离性焦虑 由现实的或预期的与家庭、日常接触的人、事物分离时引起的情绪低落，甚至功能损伤。分离性焦虑一般表现为以下三个阶段。

（1）反抗期：患儿常表现为哭叫、认生、叫骂，甚至拒绝医护人员的照顾和安慰等。

（2）失望期：发现分离的现状经自身的努力已不能改变，表现为停止哭叫、抑郁、沮丧、顺从。部分患儿可出现退化现象，出现患儿过去发展阶段的行为，如尿床、吸吮奶嘴和过度依赖等，这是患儿逃避压力常用的一种行为方式。

（3）否认期：长期与父母或亲密者分离可进入此阶段。患儿克制自己的情感（把自己对父母的思念压抑下来），能与周围人交往，配合医护人员的各种诊疗程序。这一阶段往往会被误认为患儿对住院生活所适应的表现，实际却使患儿与父母之间的信任关系受到损害；成年后不易与他人建立信任关系，甚至影响成年后的正常人际交往，患儿还有可能出现注意力缺陷、以自我为中心以及智力下降等问题。

分离性焦虑不同年龄期的表现有所不同，婴幼儿期患儿对父母或照顾者的依恋十分强烈，6 个月后的婴儿就能意识到与父母或照顾者的分离，常表现为明显的哭叫行为；学龄前期患儿由于进入一些日托机构接受学前教育，其社会交往范围较婴幼儿期扩大，日常生活中对父母或照顾者的依恋不及婴幼儿期患儿表现明显，常表现为偷偷哭泣，拒绝配合治疗，反复询问父母或照顾者探视的时间等；学龄期和青春期患儿住院的分离性焦虑更多来自与同学朋友的分离，常担心学业的落后，感到孤独等。

2. 失控感 失控感是一种对生活中和周围所发生的事情感到无法控制的感觉。医院各项规章制度和住院期间的各种诊疗活动常使患儿体验到失控感，不同年龄期患儿住院出现失控感的原因和后果也不同。

（1）婴儿期：此期患儿已能通过简单的表情、姿势等逐渐学会对外部世界的控制，住院后各种诊疗活动，特别是侵入性的诊疗活动会使患儿有失控感，易导致患儿产生不信任感和不安全感。

（2）幼儿及学龄前期：此期患儿正处于自主性发展高峰，医院的规章制度和诊疗活动带来的失控感会使患儿感受到强烈的挫折，常剧烈地反抗，同时伴有明显的退化行为。

（3）学龄期：此期患儿已能较好地处理住院和诊疗活动导致的限制和挫折,但对死亡、残疾和失去同学朋友的恐惧会导致失控感。

（4）青春期：此期患儿独立意识增强,诊疗活动常使其感到对自己身体和生活的控制受到威胁,感到挫折、愤怒,很难接受诊疗引起的外表和生活方式改变,从而易对治疗产生抵触情绪。

3. 对疼痛和侵入性操作的恐惧　对疼痛的恐惧在各年龄期都是相似的,但幼儿及学龄前期患儿会更明显,甚至有恐惧感。

4. 羞耻感和罪恶感　幼儿和学龄前期患儿易将患病和住院视为对自身的惩罚,如错误观念得不到纠正,随着学龄期道德观念的建立,患儿会产生羞愧、内疚和罪恶感等心理反应。

（三）住院临终患儿的心理反应

2岁前的婴幼儿还不知道死亡的意义,常把死亡看成是可逆的、暂时的,如同与父母或照顾者的分离;2～6岁患儿也将死亡看成是可逆的,常以为是做梦,醒后一切正常;学龄期患儿开始认识死亡,理解死亡是不可逆和无法改变的,但对自己或亲友的死亡难以理解。对这一阶段的患儿来说,难以忍受的主要是疾病和治疗的痛苦及与亲人的分离,而不是死亡的威胁;缓解痛苦、与亲人在一起,便有安全感。青春期患儿懂得死亡是生命的终结,是不可逆的、普遍的、必然的,自己也不例外,对死亡有了和成人相似的认识,但通常认为会发生在遥远的未来,面临死亡时也有恐惧和痛苦的表现。

（四）住院患儿的心理护理

入院时注意引导患儿熟悉医院环境,防止或减少被分离的副作用,鼓励父母和照顾者陪护。

1. 住院婴儿的心理护理　护士应了解患儿住院前的生活习惯,可把患儿喜欢的玩具或物品放在床旁,让患儿对护士有一个熟悉和适应的过程并产生好感。尽量做到由固定的护士对患儿进行连续护理,在治疗和护理时,通过语言、抚摸、拥抱等亲近患儿,满足患儿情感需求,并使其对护士建立起信任感。

2. 住院幼儿的心理护理　充分运用沟通技巧,讲解医院的环境和生活安排,认真倾听患儿诉说,并及时给予表扬,使其获得情感上的满足,缓解焦虑情绪。对患儿入院后出现的反抗、哭闹等行为给予理解,允许其发泄不满。如发现患儿有退行性行为时,可给予抚摸、拥抱等,以暗示和循循善诱的方法帮助患儿疏泄其内心郁积的压抑,激发其情绪释放,帮助其恢复健康。

3. 住院学龄前期小儿的心理护理　使用患儿容易理解的语言介绍医院病房环境、相关医护人员和其他病友,说明住院原因及实施各种操作的必要性。酌情组织适当的游戏并鼓励患儿参加力所能及的活动及自我护理,尽量使患儿表达感情、发泄恐惧和焦虑情绪,树立战胜疾病的自信心。

4. 住院学龄期小儿的心理护理　向患儿介绍有关病情、治疗和住院的目的,讲解健康知识,解除患儿顾虑,增加信任感和安全感。鼓励患儿常与同学、朋友联系,允许他们来院探望,如病情允许,还可帮助患儿补习功课。

5. 住院临终患儿的心理护理　帮助患儿正确面对死亡,尽量满足患儿需求,减少临终患儿痛苦,允许家长守护在其身边,鼓励父母搂抱、抚摸患儿,认真回答患儿提出的关于死亡的问题,但避免给予预期死亡时间,随时观察情绪变化,提供必要的支持和鼓励。患儿死亡后,要理解、同情家长的痛苦,给予安慰,尽量满足他们的要求,允许他们在患儿身边停留一些时间,并提供家长发泄痛苦的场所。

二、住院患儿家庭的心理反应及护理

（一）家庭对患儿住院的心理反应

最初是否认、不相信自己的孩子会有如此严重的健康问题,继而感到内疚,认为是由于自己的过失和照顾不周才使孩子生病住院。慢性病及危重症患儿家长常因不了解疾病相关知识和不知如何照顾患儿而产生焦虑、恐惧心理;因昂贵的医疗费、家庭正常生活和工作秩序被打乱等产生后悔、失望、悲观等情绪;遗传性疾病患儿的家长会因疾病由自己遗传引起而产生极大的负罪感。

（二）护理要点

热情接待患儿家长,帮助他们积极应对各种困难,介绍患儿所患疾病相关知识、疾病进展、治疗方案和护理计划等,充分理解家长对检查、治疗、护理、预后的期待心情。在患儿进行各项治疗、护理之前尽量做好解释工作,使其有充分的心理准备,更好地配合,确保治疗和护理顺利进行。对疑难、危重疾病患儿,可向其家长介绍目前最前沿医疗技术,树立信心。对经济困难家庭,帮助家长利用医疗保险、社会力量等获得援助。对遗传性疾病患儿的家长,重点介绍疾病的发生及预防要点,减轻其罪恶感。

【本节小结】

心理护理比较难学,真实把握心理特征很难,只需对住院患儿及其家庭的心理共性有所了解,就可以了。本节在护士执业资格考试中不重要,几乎不考。

【目标检测】

1. 下列说法正确的是_____。

A. 分离性焦虑一般表现为反抗期、失望期、否认期三个阶段

B. 分离性焦虑一般表现为反对期、失望期、否认期三个阶段

C. 小儿对疼痛的恐惧在各年龄段都一样

D. 分离性焦虑不同年龄阶段的表现都一样

E. 如发现患儿有退行性行为时,要及时给予批评

2. 关于住院临终患儿的心理反应,下列说法不正确的是_____。

A. 2 岁前的婴幼儿还不知道死亡的意义　　　　B. 2～6 岁患儿将死亡看成是可逆的

C. 青春期患儿懂得死亡是生命的终结　　　　　D. 学龄期患儿开始认识死亡

E. 学龄前期小儿已开始认识死亡

第三节　小儿用药护理

小儿时期由于肝解毒、肾排泄功能不足,对药物的毒性作用、副作用较敏感,所以小儿用药时,对于药物的选择、剂量、给药途径及间隔时间等方面均应综合考虑。

一、小儿用药特点

（一）小儿肝肾功能及某些酶系发育不完善,对药物的代谢及解毒功能较差

小儿肝酶系统发育不成熟,药物的半衰期被延长,增加了药物的血药浓度及毒性作用。如氯霉素在体内可与肝内葡萄糖醛酸结合后排出,由于新生儿和早产儿肝葡萄糖醛酸含量少,使体内呈游离态的氯霉素较多而致氯霉素中毒,产生"灰婴综合征"。庆大霉素、巴比妥类等药物也可因儿童肾功能不成熟,在体内的滞留时间延长,从而增加了药物的毒、副作用。

（二）小儿血-脑脊液屏障不完善,药物容易通过血-脑脊液屏障到达神经中枢

药物进入小儿体内后,与血浆蛋白结合较少,游离药物浓度较高,通过血-脑脊液屏障容易引起中枢神经系统症状。如小儿对吗啡类药物(可待因等)特别敏感,易产生呼吸中枢抑制;洛贝林(山梗菜碱)可引起婴儿运动性烦躁不安、一过性呼吸暂停等。因此,使用中枢神经系统药物应慎重。

（三）小儿年龄不同,对药物反应不一,药物的毒副作用也有所差异

不同年龄期小儿,对药物的反应不一样。3 个月内婴儿慎用退热药(可使婴儿出现虚脱);8 岁内的小

儿,特别是婴儿服用四环素容易引起黄斑牙(四环素牙);还有些外用药如萘甲唑啉(滴鼻净)用于治疗婴儿鼻炎可引起昏迷、呼吸暂停。

(四) 胎儿、乳儿可因母亲用药而受到影响

某些药物可通过胎盘屏障,进入胎儿体内,影响胎儿的发育。用药剂量越大、时间越长,越易通过胎盘,胎儿的血药浓度亦越高、越持久,影响越大。一般乳母用药后,乳汁中药物浓度不太高,但也有某些药物在乳汁中浓度相当高,可引起乳儿发生毒性反应,如阿托品、苯巴比妥、水杨酸盐等药物,而放射性药物、抗肿瘤药物、抗甲状腺激素药物等,哺乳期应禁用。

(五) 小儿易发生水、电解质紊乱

小儿体液占体重的比例较大,对水、电解质的调节功能较差,对影响水盐代谢和酸碱代谢的药物特别敏感,比成人更容易中毒。因此小儿应用利尿剂后极易发生低钠或低钾血症。

二、小儿药物选用及护理

(一) 抗生素

严格掌握适应证,有针对性地使用。应用抗生素时要注意药物的毒副作用,如小儿应用链霉素、庆大霉素、卡那霉素等氨基苷类药物时,应注意有无听力和肾脏损害,还要注意用药的剂量和疗程。长时间滥用广谱抗生素,易诱发鹅口疮、肠道菌群失调和消化功能紊乱等。

(二) 退热药

发热是小儿常见症状,婴幼儿发热时首选多饮水及物理降温,必要时可用对乙酰氨基酚和布洛芬,可反复使用,但剂量不可过大。婴儿不宜用阿司匹林,以免发生瑞氏综合征。

(三) 镇静止惊药

临床常用镇静止惊药有苯巴比妥、地西泮、水合氯醛等。因婴幼儿对镇静药物耐受量较大,应用巴比妥类药物时用量较成人相对大。婴幼儿对阿片类药物(如吗啡)较敏感,易造成呼吸中枢抑制,故婴幼儿禁用阿片类药物。

(四) 镇咳止喘药

一般不主张用镇咳药,婴幼儿呼吸道感染时分泌物多且不易咳出,可用祛痰药或雾化以稀释分泌物,配合体位引流排痰。用氨茶碱平喘时可引起精神兴奋,导致惊厥,因此新生儿和小婴儿应慎用。

(五) 止泻药和泻药

对腹泻患儿要慎用止泻药,以免肠蠕动减慢,增加肠道内毒素的吸收,加重全身中毒症状。多采用调整饮食和补充液体等方法,可适当使用保护肠黏膜的药物如蒙脱石粉,或辅以含双歧杆菌或乳酸杆菌的制剂以调整肠道微生态环境。小儿便秘一般不用泻药,多采用调整饮食和松软大便的通便法。

(六) 肾上腺糖皮质激素

明确使用指征,避免滥用。根据疾病(如肾病综合征)病情需要分为短、中、长程疗法。用药后不可随意减量和停药,防止出现反弹现象。长期使用影响水、电解质、蛋白质、脂肪代谢,降低免疫力,使病灶扩散,可抑制骨骼生长,也可引起血压升高和库欣综合征。水痘患儿禁止使用,以免加重病情。

护考链接

1. 下列哪种抗生素易引起"灰婴综合征"? _____
A. 青霉素 　　　B. 红霉素 　　　C. 氯霉素 　　　D. 庆大霉素 　　　E. 链霉素
2. 婴儿不宜应用的药物有 _____。
A. 青霉素 　　　B. 红霉素 　　　C. 地西泮 　　　D. 苯巴比妥 　　　E. 阿司匹林

3. 下列说法不正确的有_____。

A. 婴幼儿禁用阿片类药物 　　　　　B. 新生儿和小婴儿应慎用氨茶碱

C. 婴幼儿咳嗽一般不主张用镇咳药 　D. 腹泻患儿要慎用止泻药

E. 水痘患儿要及时使用肾上腺糖皮质激素

三、药物的剂量计算

药物的剂量计算包括按体重、年龄、体表面积计算和按成人剂量折算等,其中按体重计算是目前临床上最常用、最基本的计算方法。

(一) 按体重计算

每日(次)剂量＝体重(kg)×每日(次)每千克体重所需药量$[mg(g)/(kg \cdot d)]$

小儿体重应以实际测量值为准,如按体重计算超过成人用量,则以成人用量为上限。

(二) 按体表面积计算

每日(次)剂量＝患儿体表面积(m^2)×每日(次)每平方米体表面积所需药量

小儿体表面积可按下列公式计算:

体重$\leq$30 kg,小儿体表面积(m^2)＝体重(kg)×0.035＋0.1

体重＞30 kg,小儿体表面积(m^2)＝[体重(kg)－30]×0.02＋1.05

(三) 按年龄计算

此法简单,用于剂量幅度大、不需十分准确的药物,如营养素类。

(四) 从成人剂量折算

此法仅用于提供小儿剂量的药物,所得剂量一般偏小,故不常用。

小儿剂量＝成人剂量×小儿体重(kg)/50

四、给药方法

(一) 口服法

口服法是临床普遍使用的给药方法,其特点是使用方便,对患儿身心不良影响较小,因此,只要条件许可应尽量使用口服给药。婴儿服药时可先将药片研碎,加糖水调匀,喂时抬高婴儿头部或抱起婴儿,可用滴管或去掉针头的注射器喂服,以避免呛咳。若用药匙喂药,应从婴儿口角处顺口颊方向将药液慢慢倒入,待药液咽下后再将药匙拿开,若小儿不吞咽,则用拇指和示指轻捏小儿双颊,使之吞咽,但应注意防止药液进入呼吸道引起窒息。对年长儿,则应鼓励并教其自己服药。

(二) 注射法

注射法多用于急、重症患儿或不宜口服的患儿。主要采用肌内注射、静脉推注和静脉滴注三种。注射给药的特点是起效快,但易造成患儿恐惧,故使用前应对患儿做适当的解释,多给予鼓励。肌内注射一般选择臀大肌外上方,对哭闹挣扎的婴幼儿,可采取"三快"(进针快、注药快、拔针快)注射技术,以缩短时间,防止发生意外。静脉推注多在抢救时使用,推注过程中速度要慢,避免药液外渗。静脉滴注应用广泛,不仅用于静脉给药,还用于补充液体、热量及各种营养等,应用时要注意保持液路的通畅、根据病情调整滴速。

(三) 外用药

常用外用药有水剂、粉剂、膏剂等,其中以软膏最常用。因小儿皮肤、黏膜柔嫩,血管丰富,外用药较易吸收,故应用时注意药物的浓度、剂量,以防过量中毒。用药时可根据用药部位的不同,对患儿进行适当约束,以免因患儿抓摸使药物误入眼、口而发生意外。

（四）其他

雾化吸入主要用于呼吸系统疾病患儿,灌肠给药较少应用,含剂、漱剂主要用于年长儿。

【本节小结】

由于小儿生理特点与成人有所不同,故对药物的应用有特殊要求。因此要求掌握小儿药物使用特点,特别是禁用、慎用药物,如氯霉素、庆大霉素等。还要熟练学会药物剂量的计算,以免出现剂量误差。护士执业资格考试中与药物有关的考点近年来比较常见,应引起注意。

【目标检测】

1. 患儿因高热惊厥入院,现惊厥再发,遵医嘱需给予地西泮 6 mg(地西泮规格为每支 10 mg/2 mL),应抽取_____。

A. 0.6 mL   B. 0.8 mL   C. 1.0 mL   D. 1.2 mL   E. 1.4 mL

2. 患儿因"化脓性脑膜炎"入院,遵医嘱给予头孢噻肟钠 300 mg,现选用规格为 500 mg/安瓿的药物,用 2 mL 生理盐水稀释后,需抽多少才达医嘱所需? _____

A. 0.6 mL   B. 0.8 mL   C. 1.0 mL   D. 1.2 mL   E. 1.4 mL

【目标检测答案】

第一节:1. D 2. E

第二节:1. A 2. E

第三节:1. D 2. D

第六章　儿科常用护理技术

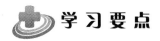

本章主要介绍儿科常用护理技术。通过对本章的学习,掌握一般测量法、臀红护理法、约束保护法、更换尿布法、婴儿盆浴法、小儿头皮静脉输液、光照疗法及温箱使用法;熟悉颈外静脉穿刺术、股静脉穿刺术。

第一节　一般护理

一、一般测量法

(一) 体重测量法

【目的】

评价小儿体格发育和营养状况;为临床观察病情变化、用药、输液和奶量计算提供依据。

【操作前准备】

1. 用物准备

(1) 磅秤。

① 盘式杠杆秤(图 6-1):载重 10～15 kg,婴儿使用。

② 坐式杠杆秤(图 6-2):载重 20～30 kg,幼儿使用。

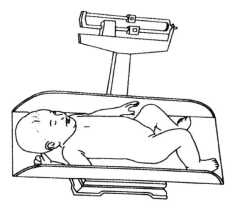

图 6-1　盘式杠杆秤

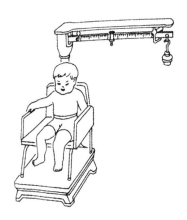

图 6-2　坐式杠杆秤

③ 站式杠杆秤(图6-3):有两种,载重50 kg,3～7岁小儿使用;载重100 kg,7岁以上小儿使用。

(2) 尿布、清洁布、衣服或毛毯、记录本。

2. 环境准备　安静、整洁,光线充足,温、湿度适宜。

3. 护士准备　按护士素质要求做好准备,举止端庄,仪表大方,态度和蔼,语言温和恰当;服装、鞋帽整洁,洗手。

【操作方法】

1. 婴儿测量法　①把清洁布铺在婴儿磅秤的秤盘上,调节指针到零点。②脱去婴儿衣服及尿布,将婴儿轻放于秤盘上,观察重量,准确读数至10 g;若天气寒冷、体温偏低或为病重婴儿,先称出婴儿衣服、尿布、毛毯的重量,然后迅速给婴儿穿上称过的衣服,包好毛毯再测量重量,减去衣物重量即得婴儿体重。③记录测量结果。

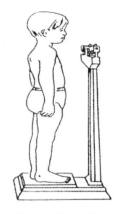

图6-3　站式杠杆秤

2. 1岁以上小儿测量法　①1～3岁可坐位测量,坐稳后观察重量,准确读数至50 g。②3岁以上可站式测量,小儿站立于站板中央,两手自然下垂,站稳后观察重量,准确读数至100 g;测量体重要注意安全,称量时小儿不可接触其他物体或摇动,对于不合作或病重的小儿,由成人抱着一起称重,称后减去衣物及成人体重即得小儿体重。③记录测量结果。

【注意事项】

(1) 测量体重前须校正所用测量磅秤。

(2) 每次测量应在同一磅秤、同一时间进行,以晨起空腹排尿后或进食后2小时为佳。

(3) 两次测量测得数值相差较大时,应重新测量核对,并及时报告医生。

(二)身高(长)测量

【目的】

评价小儿骨骼发育状况;为疾病诊断提供依据。

【操作前准备】

1. 用物准备

(1) 测量器具。

①身长测量板(图6-4):3岁以下小儿卧位测量用。

②立位测量器(图6-5)或有身高测量杆的磅秤:3岁及以上小儿测量用。

③坐高测量凳(图6-6):3岁及以上小儿坐高测量用。

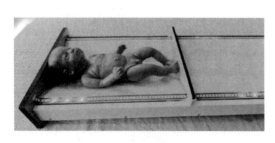

图6-4　身长测量板

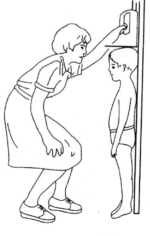

图6-5　立位测量器

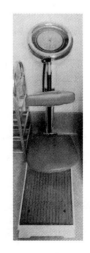

图6-6　坐高测量凳

（2）清洁布、记录本。

2. 环境、护士准备　同体重测量。

【操作方法】

1. 卧位测量法　①将清洁布铺在测量板上。②脱去小儿鞋、帽,仰卧于测量板上。③将小儿头扶正,头顶轻贴测量板顶端,一手按住小儿双膝使其双下肢伸直,另一手推动滑板贴于足底,读出测量值。④记录测量结果。

2. 立位测量法　①脱去鞋、帽,取立正姿势。②站在立位测量器或有身高测量杆的磅秤上,双眼平视正前方,两臂自然下垂,足跟靠拢,足尖分开约60°,同时足跟、臀部、两肩胛、枕骨粗隆均紧贴测量杆;将推板轻轻拉至头顶,推板应与测量杆成90°角,读出测量值。③记录测量结果。

3. 坐高测量法

（1）顶臀长测量法:①将清洁布铺在测量板上。②脱去小儿鞋、帽,使其仰卧于测量板上。③将小儿头扶正,使其头顶轻贴测量板顶端;一手握住小儿小腿使其膝关节屈曲,另一手推动滑板贴于臀部,读出测量值(图6-7)。④记录测量结果。

（2）坐高测量法:①脱去小儿鞋、帽,使小儿坐于坐高测量凳上。骶部紧靠量板,膝关节屈曲成直角。②将推板轻轻拉至头顶,读出测量值。③记录测量结果。

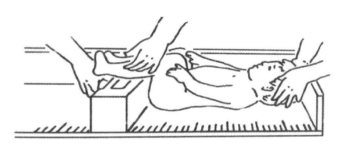

图 6-7　顶臀长测量

二、臀红护理法

臀红是婴儿臀部皮肤长期受尿液、粪便及漂洗不净的湿尿布刺激、摩擦或局部湿热(如用塑料膜、橡胶布等),引起皮肤潮红、溃破甚至糜烂及表皮剥脱,又称尿布皮炎。臀红多发生于外生殖器、会阴及臀部,皮损易继发感染。

（一）臀红分度

1. 轻度　主要表现为表皮潮红。

2. 重度　重度又根据局部皮肤皮疹、溃破、糜烂和脱皮情况分为三度。

（1）重Ⅰ度:表现为局部皮肤潮红,伴有皮疹。

（2）重Ⅱ度:除以上表现外,还有皮肤溃破、脱皮。

（3）重Ⅲ度:局部大片糜烂或表皮剥脱,可继发感染。

（二）臀红预防

（1）保持臀部清洁干燥,勤换尿布(尿布要选质地柔软、吸水性强的棉织品,洗涤尿布时应漂净肥皂沫)。

（2）腹泻患儿应勤洗臀部,涂油保护。

（3）勿用油布或塑料布直接包裹婴儿臀部。

（三）臀红护理

【目的】

保持臀部皮肤清洁、干燥,减轻患儿疼痛,促进受损皮肤康复。

【操作前准备】

1. 用物准备 尿布、尿布桶、面盆内盛温开水、小毛巾、棉签、药物（0.02%高锰酸钾液、3%~5%鞣酸软膏、鱼肝油软膏、氧化锌软膏、康复新溶液、紫草油等）、弯盘、红外线灯或鹅颈灯。

2. 环境准备 关上窗户，保持室内适宜的温、湿度。

3. 护士准备 除如前所述自身准备外，还应评估患儿年龄和病情，向患儿家长解释注意事项。

【操作方法】

1. 备好用物 按操作顺序将用物放于治疗车上，推至床旁，降下床栏杆。

2. 清洗臀部 小心掀开患儿下半身盖被，解开尿布，用上端尚洁净处的尿布轻拭会阴及臀部，对折盖上污湿部分垫于臀下，用手蘸温水清洗臀部（忌擦洗，禁用肥皂），用软毛巾吸干水分，取出污湿尿布，卷折放入尿布桶内。

3. 暴露或照射臀部 将清洁尿布垫于臀下，条件许可时将臀部暴露于空气或阳光下 10~20 分钟（注意保暖）；对于重度臀红可用红外线灯或鹅颈灯照射臀部 10~15 分钟（所用灯泡 25~40 W，灯泡距臀部患处 30~40 cm 以免烫伤）。

4. 局部涂药 暴露或照射后将蘸有油类或药膏的棉签贴在皮肤上轻轻滚动涂药，将用后的棉签放入弯盘内。

5. 整理记录 给患儿松兜尿布，拉平衣服，盖好被子，整理用物并记录。

【注意事项】

（1）重度臀红患儿所用尿布应煮沸、用消毒液浸泡或阳光下暴晒。

（2）操作过程中要注意保暖。

（3）用灯照射患儿臀部时必须有护士守护，避免烫伤；要用尿布遮住会阴部。

（4）根据臀部皮肤受损程度遵医嘱选择油类或药膏：如轻度臀红涂紫草油或鞣酸软膏；重Ⅰ、Ⅱ度涂鱼肝油软膏；重Ⅲ度涂康复新溶液或鱼肝油软膏，每日 3~4 次，继发感染时，涂红霉素软膏或硝酸咪康唑霜（达克宁霜）等，直至局部感染控制。

（5）涂抹油类或药膏时，不可在皮肤上反复涂擦，以免加剧疼痛和导致脱皮。

三、约束保护法

【目的】

（1）限制患儿活动，确保诊疗、护理操作的顺利进行。

（2）保护意识不清、躁动不安患儿安全；保护伤口及敷料，以免抓伤或感染。

【操作前准备】

1. 用物准备 大毛巾或床单、小夹板、手足约束带（图 6-8）、绷带、棉垫、2.5 kg 重沙袋（用便于消毒的橡胶布缝制）、布套。

2. 护士准备 按护士素质要求做好仪表和态度准备；评估患儿病情，向患儿家长解释约束的目的和注意事项。

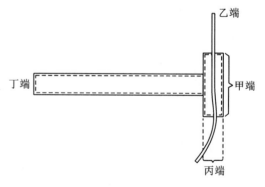

图 6-8 手足约束带

【操作方法】

1. 全身约束法 ①折叠大毛巾或床单，宽度以能盖住患儿肩至足跟部为宜；②置患儿于大毛巾中间，操作者站在患儿右侧，将大毛巾紧裹患儿右上肢、躯干和双下肢，经胸、腹部至左侧腋窝处，将大毛巾整齐地压于患儿身下；③再将大毛巾左侧边紧裹患儿左侧肢体，经胸压于右侧背下（图 6-9），如患儿活动剧烈，可用布带围绕双臂打活结系好。

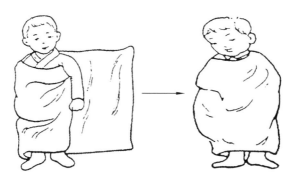

图 6-9　全身约束法

2. 手或足约束法

（1）约束带法：置患儿手或足于约束带甲端中间，将乙丙两端绕手腕或踝部对折后系好，松紧度以手或足不易脱出且不影响血液循环为宜，将丁端系于床缘上。

（2）双套结约束法：先用棉垫包裹患儿手腕或踝部，再用宽绷带打成双套结，套在棉垫外稍拉紧，以既不脱出，又不影响血液循环为宜，然后将带子系于床缘上（图 6-10）。

（3）夹板法：用于四肢静脉输液时约束腕关节或踝关节。在输液的肢体下放置一长度超过关节处、衬有棉垫的小夹板，用绷带或胶布固定。

（4）手套法：戴并指手套，避免指甲抓伤皮肤或伤口。

3. 沙袋约束法　根据需约束固定的部位决定沙袋的摆放位置。①固定头部、防止其转动时，用两个沙袋呈"人"字形摆放在头部两侧（图 6-11）；②保暖、防止患儿将被子踢开时，可将两个沙袋分别放在患儿两肩旁，压在棉被上；③侧卧避免其翻身时，将沙袋放于患儿背后。

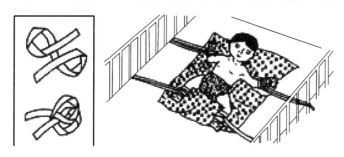

图 6-10　双套结约束法

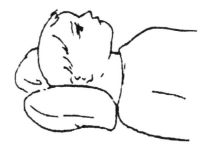

图 6-11　沙袋约束法

【注意事项】

（1）结扎或包裹时松紧要适宜，一般以能伸入 1～2 指为宜，避免过紧损伤患儿皮肤及影响血液循环，过松则失去约束意义。

（2）约束期间，随时注意观察约束部位皮肤颜色、温度，严格掌握血液循环情况。每 2 小时解开放松一次，并协助患儿翻身；发现肢体苍白、麻木、冰冷时，应立即放松约束带。必要时行局部按摩，以促进血液循环。

（3）保持患儿姿势舒适，定时给予短时的姿势改变，减轻疲劳。

四、更换尿布法

【目的】

使小儿臀部皮肤保持清洁、舒适，预防臀红或使原有的臀红逐渐痊愈。

【操作前准备】

1. 用物准备　清洁尿布或一次性尿布（尿裤）、尿布带、尿布桶、软毛巾、温水及盆、爽身粉或护臀霜、棉签。

2. 环境准备 室内温度、湿度适宜,避免对流风。

3. 护士准备 同前。

【操作方法】

(1)携用物至床旁,拉下一侧床挡,将尿布折成合适的长条形,放床边备用。

(2)轻轻掀开小儿盖被下端,暴露小儿下半身,将污湿的尿布打开。

(3)一手握住小儿双脚轻轻提起,露出臀部;另一手用污湿尿布尚洁净的上端由前向后将会阴部及臀部擦净,然后对折尿布将污湿部分盖住并垫于臀下。

(4)用温水擦洗会阴及臀部,用软毛巾轻轻吸干水分。取出污湿尿布,卷折放入尿布桶内。

(5)再轻轻提起小儿双脚,使臀部略抬高,将清洁尿布的一端垫于腰骶部,用爽身粉或护臀霜涂于臀部,放下双脚,由两腿间拉出尿布另一端并覆盖下腹部,系上尿布带。

(6)整理用物,盖好被子,拉好床挡,取走污湿的尿布。

(7)洗手,做记录。

【注意事项】

(1)选择尿布时宜选择质地柔软、吸水性强、透气性好的棉织品或采用一次性尿布,以减少对臀部的刺激。

(2)更换尿布时动作要轻、快,尽量减少暴露,以免受凉。

(3)若小儿较胖或尿量较多时,可在尿布上再垫一长方形尿布增加厚度,女婴将加厚层垫于臀下,男婴则将加厚层放于会阴部。

(4)尿布包扎应松紧适宜,过紧会影响小儿活动或擦伤外生殖器,过松则造成大便外溢。

五、婴儿盆浴法

【目的】

保持婴儿皮肤清洁、舒适;协助皮肤的排泄和散热,促进血液循环;观察皮肤及全身情况。

【操作前准备】

1. 用物准备

(1)棉布类:婴儿尿布、衣服、大毛巾、毛巾被及包布、系带、面巾1块、浴巾2块。

(2)护理盘:内备水温计、梳子、指甲剪、液体石蜡、棉签、爽身粉、护臀霜或鞣酸软膏、中性肥皂或沐浴露、脐带贴。

(3)浴盆:内备温热水,约2/3盆。水温:冬季为38～39 ℃,夏季为37～38 ℃,另备一壶50～60 ℃热水随时添加。

(4)其他:必要时准备床单、被套、枕套、磅秤等。

2. 环境准备 关好门窗,调节室温至26～28 ℃。

3. 护士准备 同前。

【操作方法】

(1)将用物携至床旁并按顺序摆好,浴盆置于床边凳上或操作台上。

(2)脱衣:将盖被折成三折放在床尾,脱去婴儿衣服,保留尿布,用大毛巾包裹婴儿全身,测体重并记录。

(3)擦洗面部:先用单层面巾由内眦向外眦轻轻擦拭眼睛,再更换面巾部位擦拭另一眼,然后擦耳及面部,用棉签清洁鼻孔。

(4)清洗头部:抱起婴儿,左手托住枕部,用腋下夹住躯干,左手拇指和中指分别向前折耳郭以堵住外耳道口。右手将肥皂或沐浴露涂于手上,洗头、颈、耳后,然后用清水冲洗、用毛巾吸干。对于较大婴儿可用前臂托住上半身,将下半身托于腿上。

(5)清洗身体:在盆底内铺垫一块浴巾,以免婴儿滑跌。移开大毛巾及尿布,以左手握住婴儿左肩及腋窝处,使其颈枕于手腕处,用右手握住左腿靠近腹股沟处使其臀部位于手掌上,右前臂托住双腿,轻放婴儿于水中。松开右手,用毛巾淋湿婴儿全身,抹肥皂,按顺序洗颈下、胸、腹、腋下、上肢、手、会阴、臀部、下肢、脚,边洗边用水冲净。

　　(6)清洗背部:右手从婴儿前方握住左肩及腋窝处,使婴儿头颈部俯于护士右前臂,左手抹肥皂清洗婴儿后颈及背部。

　　(7)出盆检查:按放入水中的方法迅速抱出婴儿,用大毛巾包裹全身并将水分吸干,用棉签蘸水擦净女婴大阴唇及男婴包皮处污垢;对全身各部位进行检查,如脐带未脱落,用碘附消毒;在颈下、腋窝、腹股沟处撒婴儿爽身粉;臀部擦护臀霜或鞣酸软膏。

　　(8)整理:为婴儿更换衣服、尿布,核对手腕带和床号,必要时修剪指甲。整理床单位,洗手,记录(图 6-12)。

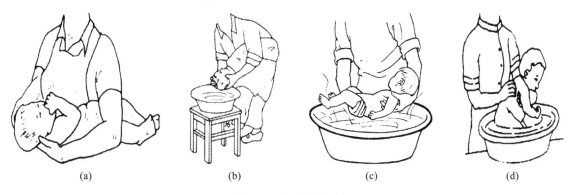

| (a) | (b) | (c) | (d) |

图 6-12　婴儿盆浴法

【注意事项】

(1)婴儿盆浴于喂奶前或喂奶 1 小时后进行,以免呕吐和溢奶。

(2)擦洗面部时禁用肥皂;耳、眼内不得有水或肥皂沫进入。

(3)对头顶部的皮脂结痂不可用力清洗,可涂液体石蜡浸润,待次日轻轻梳去痂皮后再了洗净。

(4)注意保护未脱落的脐带残端,避免脐部被水浸泡,可用脐带贴保护脐部。

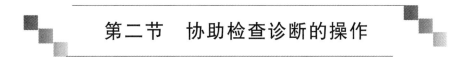

第二节　协助检查诊断的操作

一、颈外静脉穿刺术

【目的】

取血标本,为诊断及治疗疾病提供依据。

【操作前准备】

1. 用物准备　治疗盘内盛一次性无菌注射器(5 mL 或 10 mL)、2%碘附、75%乙醇、干棉球、棉签、胶布、无菌手套,做血培养时应备酒精灯、火柴。

2. 护士准备　操作前洗手、戴口罩。

【操作方法】

(1)携带用物至床边,核对,按全身约束法包裹患儿,取仰卧位放于治疗台上,肩齐台沿,头偏向一侧,肩下垫小枕。助手站在患儿足端,用两臂按住患儿身躯,两手扶着面颊与枕部(注意勿蒙住其口、鼻),

使其头部稍垂于治疗台边沿下,以充分暴露颈外静脉(图6-13)。

(2)操作者站在患儿头端,选取穿刺点于下颌角和锁骨上缘中点连线之上1/3处,常规消毒皮肤后,戴无菌手套,左手示指压迫颈外静脉近心端,右手持注射器,待患儿啼哭静脉显露最清晰时于颈外静脉外缘,与皮肤成30°角沿血流回心方向进针,有回血后固定针头,抽取所需血量后拔针。

(3)用消毒干棉球局部压迫2～3分钟。检查无出血后,送回病室,血标本送检。

(4)安抚患儿,再次核对,平整衣服,整理用物,洗手、记录。

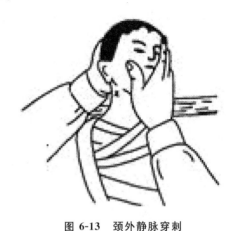

图6-13 颈外静脉穿刺

【注意事项】

(1)操作前应向患儿家长解释操作意义,尽量取得家长的配合,缓解家长紧张情绪,操作前要核对无误。

(2)有严重心肺疾病、新生儿、病情危重以及有出血倾向的患儿禁用。

(3)严格执行无菌操作,操作时要随时观察患儿面色和呼吸,发现异常,立即停止操作。

(4)固定体位后应立即操作,以防患儿头部下垂时间过长影响头部血液回流。

(5)操作者应技术熟练,若穿破静脉,会引起血肿,可能会压迫气管,影响呼吸。一旦局部静脉穿破,立即加压止血。

二、股静脉穿刺术

【目的】

采血标本,为诊断及治疗疾病提供依据,适用于婴幼儿。

【操作前准备】

同颈外静脉穿刺术。

【操作方法】

(1)携带用物至床边,核对,清洗患儿会阴部及腹股沟区皮肤。

(2)患儿仰卧位,垫高穿刺侧臀部。助手站在头端,用双肘及前臂约束患儿躯干及上肢,两手分别固定患儿两腿使之呈青蛙状,即外展、外旋,膝关节屈曲成直角。

(3)操作者站在足端,常规消毒穿刺部位的皮肤和操作者左手的示指。

(4)穿刺。

①垂直穿刺法:操作者左手示指在腹股沟中、内1/3交界处触到股动脉搏动点,再次消毒穿刺点及术者手指,右手持注射器沿股动脉搏动点内侧0.3～0.5 cm处垂直刺入,感觉无阻力见回血后固定,抽足所需血量后拔针。

②斜刺法:在腹股沟下1～3 cm处,针头与皮肤成45°角,向股动脉搏动点内侧0.3～0.5 cm处向心方向刺入,其余操作同垂直穿刺法(图6-14)。

(5)拔针后立即用消毒干棉球加压止血5分钟,确认无出血方可放松。将抽取的血液沿试管壁缓慢注入试管,送检。

(6)安抚患儿,再次核对,平整衣服,整理用物,洗手、记录。

【注意事项】

(1)有出血倾向或凝血功能障碍者禁用。

(2)如穿刺失败,不宜在同侧多次穿刺,以免形成血肿。

(3)若呈鲜红色回血,表明误入股动脉,应立即拔出针头,用无菌纱布压迫5～10分钟,直到无出血为止。

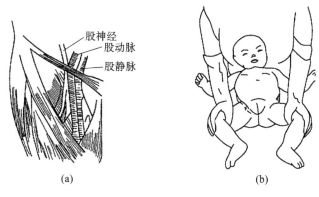

(a)　　　　　　　　　(b)

图 6-14　斜刺法

第三节　协助治疗的操作

一、小儿头皮静脉输液

小儿头皮静脉丰富,表浅易见,分支多,互相贯通交错成网,不滑动,易固定,用头皮静脉输液便于保暖,方便小儿肢体活动,不影响其他诊疗和护理工作,故婴幼儿静脉输液多选头皮静脉。常选用额上静脉、颞浅静脉及耳后静脉等(图 6-15)。

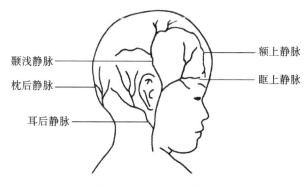

图 6-15　小儿头皮静脉

【目的】

(1) 使药物快速进入婴幼儿体内。

(2) 补充液体、营养,排出毒素,维持体内电解质平衡,纠正血容量不足。

【操作前准备】

1. 用物准备　治疗盘、输液器、液体及药物、头皮针、消毒液(或碘附)、弯盘、棉签、胶布、治疗巾,根据需要准备剃刀、纱布、约束用品。

2. 护士准备　了解患儿病情,观察穿刺部位的皮肤及血管状况,并做好相应解释工作,操作前洗手,戴口罩、帽子。

【操作方法】

(1) 在治疗室内核对、检查药物和液体、输液器,遵医嘱加入药物,并将输液器针头插入输液瓶塞内,

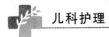

关闭调节器。

（2）携带用物至床边，核对患儿，再次核对药液，将输液瓶挂于输液架上，排尽空气。协助患儿仰卧或侧卧，头垫小枕，助手固定其肢体、头部。必要时采用全身约束法。

（3）操作者立于患儿头端，必要时剃去局部头发，仔细选择静脉，消毒皮肤后，一手拇指、示指分别固定静脉两端皮肤，另一手持针，在距静脉最清晰点 0.3 cm 处将针头近似平行刺入头皮，然后将针头稍挑起，沿静脉走行向心方向穿刺，见回血后松开调节器，如点滴通畅，针尖处无肿胀，可用胶布固定。

（4）调节滴速，再次核对，签字，交代患儿家长注意事项。

（5）整理用物，洗手、记录。

【注意事项】

（1）严格执行查对制度和无菌操作原则，注意配伍禁忌。

（2）注意鉴别头皮静脉与动脉（表 6-1）。

（3）穿刺中要注意观察患儿的面色和一般情况，切不可只顾操作而忽视病情观察。

（4）要注意保护和合理使用静脉，一般从远端小静脉开始，需长期输液者，必要时选择静脉留置针。

（5）头皮针和输液管应固定好，防止移动脱落。

表 6-1 小儿头皮静脉与动脉的鉴别

项目	头皮静脉	头皮动脉
外观	浅蓝色，啼哭时充血明显;树枝状、细小	浅红色，啼哭时充血不明显;弯曲状、较粗
触摸	无搏动，管壁薄，易压瘪，不易滑动	有搏动，管壁厚，不易压瘪，易滑动
液体注入	滴入顺畅，血液向心方向流动	滴入不畅，血液离心方向流动

二、光照疗法

光照疗法是一种通过荧光照射治疗新生儿高胆红素血症的辅助疗法。血中未结合胆红素经蓝光照射可转变为水溶性异构体，随胆汁、尿液排出。主要适用于未结合胆红素浓度增高的新生儿。以波长 425~475 nm 的蓝光和 510~530 nm 的绿光效果最佳，日光灯或太阳光也有较好疗效。光疗的不良反应有发热、皮疹、腹泻、青铜症等。

【目的】

治疗新生儿高胆红素血症，降低血清胆红素浓度。

【操作前准备】

1. 用物准备

（1）光疗箱：有单面光疗箱和双面光疗箱两种，双面光优于单面光。光疗箱一般采用波长 425~475 nm 的蓝色荧光灯（最为有效），以 160~320 W 为宜。

（2）患儿护眼罩：用墨纸或胶片剪成眼镜状。

（3）其他：如长条尿布、尿布带、胶布、工作人员用的墨镜等。

2. 光疗箱准备

（1）清洁光疗箱。

（2）检查箱内湿化器水箱，应加水至 2/3 满。

（3）接通电源，检查灯管亮度，并使箱温升至患儿适宜温度（30~32 ℃），相对湿度 55%~65%。

（4）光疗箱放置在干净、温湿度变化较小、无阳光直射的场所。

3. 护士准备 了解病情如诊断、日龄、体重、黄疸程度、生命体征等。向家长解释光疗目的和注意事项。操作前洗手、戴墨镜。

4. 患儿准备 入箱前测量患儿体温，必要时测体重，取血检测血清胆红素浓度。清洁患儿皮肤，禁忌在皮肤上涂粉和油类;剪短指甲,防止抓破皮肤。脱去患儿衣裤,全身裸露,只用长条尿布遮盖会阴部,注意保护男婴阴囊,双眼佩戴遮光眼罩。

【操作方法】

（1）核对医嘱。

（2）入箱操作:将患儿全身裸露,已用尿布遮盖会阴部(注意保护男婴阴囊),佩戴护眼罩,抱入已预热好的光疗箱(图6-16)中,记录入箱时间。

（3）照射过程:使患儿皮肤受光均匀,尽量广泛照射身体;单面光疗箱一般每2小时更换体位1次,仰卧、侧卧、俯卧交替照射;俯卧时要有专人巡视或照护,以免口鼻受压而影响呼吸;照射时每2~4小时测体温1次或根据病情、体温情况随时测量,使体温保持在36.5~37.2℃,若体温上升超过37.8℃或低于35℃时,要暂停光疗。

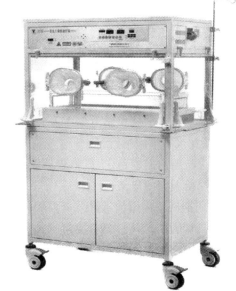

图 6-16　双面光疗箱

（4）出箱准备:一般光照12~24小时才能使血清胆红素浓度下降,光疗总疗程遵医嘱执行。出箱前先将衣物预热,再给患儿穿好,关闭箱体电源开关,除去护眼罩,抱回病床,并做好各项记录,如出箱时间、生命体征等。

（5）整理用物:光疗结束后切断电源,倒尽湿化器水箱内水,做好整机清洁、消毒,记录灯管使用时间。

【注意事项】

（1）保证水分及营养供给,因光疗时患儿不显性失水量比正常小儿高2~3倍,因此要按需喂奶、遵医嘱输液。

（2）光照时出现的轻度腹泻、排深绿色多泡沫稀便、小便深黄色、一过性皮疹等副作用,可随病情好转而消失。

（3）照射中如体温超过37.8℃或低于35℃,要暂停光疗。

（4）工作人员为患儿进行检查、治疗、护理时要戴墨镜,并严格交接班。

（5）保持灯管及反射板的清洁,每日擦拭,防止灰尘影响光照强度。及时更换灯管,因灯管使用1000小时后能量输出减弱很大,必须更换。整机清洗、消毒工作时注意有机玻璃制品忌用乙醇擦洗。

三、温箱使用法

【目的】

温箱可为出生体重低于2000 g者及异常新生儿如新生儿寒冷损伤综合征(新生儿硬肿症)、体温不升等婴儿提供一个适宜的温度,以维持体温在正常范围。

【操作前准备】

1. 环境准备　调节室温至26~28℃,减少辐射热的损失。

2. 温箱准备

（1）检查婴儿温箱,并清洁、消毒;将蒸馏水加入温箱水槽中至水位指示线,并加蒸馏水于湿化器水槽中。

（2）铺好箱内婴儿床,接通电源,打开电源开关,将箱温调至28~32℃预热。

（3）调整、维持箱内湿度在60%~80%。温箱避免放置在阳光直射、有对流风或取暖设备附近,以免影响箱内温度的控制。

（4）根据婴儿体重、出生日龄及体温设定适宜温箱温度。

3. 护士准备   在入箱操作、检查、接触婴儿前必须洗手、戴口罩。

【操作方法】

（1）为婴儿穿单衣、裹尿布后将其放置在温箱内。

（2）定时测量体温,保持体温在 36.5～37.5 ℃。在小儿体温未升至正常之前每小时监测体温 1 次,正常后每 4 小时测 1 次。根据体温调节箱内温度,记录并做好温箱使用情况的交接班。

（3）出温箱条件:达以下条件时,可遵医嘱出温箱。

①小儿体重达 2000 g 及以上,体温正常。

②在不加热的温箱内,室温维持在 22～24 ℃ 时,小儿能保持正常体温。

③在温箱内生活 1 个月以上,体重虽不到 2000 g,但一般情况良好。

（4）出箱后对温箱进行清洁、消毒。

【注意事项】

（1）护理操作尽量在箱内集中进行,少开箱门,以免箱内温度波动;若婴儿确因需要暂出温箱治疗检查,应注意在保暖措施下进行。

（2）保持箱内温度稳定,严禁骤然提高温箱温度,以免婴儿体温上升造成不良后果。

（3）保持温箱的清洁。

①使用期间每天用消毒液擦拭温箱内外,然后用清水再擦拭;每周更换温箱 1 次,用过的温箱除用消毒液擦拭外,再用紫外线照射;应定期做细菌培养,以检查清洁消毒的质量。

②湿化器水箱水每天更换 1 次;机箱下面的空气净化垫每月清洗 1 次。

（4）严格执行操作规程,定期检查有无故障,保证绝对安全,如温箱发出报警信号,应及时查找原因,妥善处理。

第七章 新生儿及患病新生儿的护理

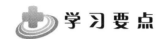 学习要点

扫码看课件　　扫码看视频

　　新生儿及患病新生儿的护理是儿科护理的重点内容之一,也是护士执业资格考试必考内容,占分相对较多。通过本章的学习,应掌握正常足月儿的特点、正常新生儿的护理、早产儿的特点及护理,掌握新生儿缺血缺氧性脑病(HIE)、新生儿颅内出血、新生儿黄疸、新生儿寒冷损伤综合征、新生儿感染性疾病、新生儿低血糖、新生儿低钙血症的护理评估、护理问题和护理措施;熟悉新生儿概述、特殊生理状态及患病新生儿的病因和健康教育;了解新生儿 HIE 和新生儿低钙血症的发病机制。

第一节 概　　述

　　新生儿是指出生断脐到出生后 28 天的婴儿,是胎儿的延续,与产科密切相关,因此,又是围生医学的一部分。此期婴儿由宫内转为宫外生活,需完成多方面的生理调整,以适应复杂的外界环境。

一、新生儿分类

(一)根据胎龄分类

1. 足月儿　胎龄(GA)满 37 周至未满 42 周的新生儿(37 周≤GA<42 周)。

2. 早产儿　胎龄未满 37 周的新生儿(GA<37 周),其中胎龄未满 28 周(GA<28 周)者称为超早早产儿。

3. 过期产儿　胎龄满 42 周及以上的新生儿(GA≥42 周)。

(二)根据出生体重分类

1. 正常出生体重儿　出生体重(BW)为 2500～4000 g 的新生儿(2500 g≤BW≤4000 g)。

2. 低出生体重儿　出生体重不足 2500 g 的新生儿(BW<2500 g)。其中出生体重不足 1500 g 者称为极低出生体重儿;出生体重不足 1000 g 者称为超低出生体重儿。低出生体重儿以早产儿多见。

3. 巨大儿　出生体重超过 4000 g 的新生儿(BW>4000 g)。

(三)根据出生体重和胎龄关系分类

1. 适于胎龄儿(AGA)　出生体重在同胎龄儿平均体重第 10～90 百分位的新生儿。

2. 小于胎龄儿(SGA)　出生体重在同胎龄儿平均体重第 10 百分位以下的新生儿。我国习惯将胎龄已足月但体重在 2500 g 以下的新生儿称为足月小样儿,是小于胎龄儿中最常见的一种,多由宫内发育迟缓引起。

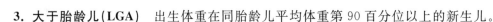

3. 大于胎龄儿(LGA)　出生体重在同胎龄儿平均体重第 90 百分位以上的新生儿。

（四）高危儿

高危儿指已发生或可能发生危重情况，随时有生命危险而需要密切观察的新生儿。常见的情况有以下几种。

1. 异常妊娠史　如母亲有糖尿病、感染、阴道出血、妊娠高血压综合征（妊高征）、吸烟、吸毒及母亲为 Rh 阴性血型等；母亲过去有死胎、死产及胎儿先天畸形史等。

2. 异常分娩史　如各种难产与手术产；分娩过程中母亲使用镇静和止痛药物史等。

3. 异常新生儿　如脐带绕颈、早产儿、过期产儿、小于或大于胎龄儿、巨大儿及有各种疾病的新生儿等。

二、新生儿病房分级

由于不同新生儿的生理和病理状况差别非常大，需要分别进行医疗护理。我国根据医护水平及设备条件将新生儿病房分为三级、六个等次。

1. Ⅰ级新生儿病房　即普通婴儿室，适于健康新生儿，其主要责任是筛查和护理，宜母婴同室，以利于母乳喂养、婴儿评估及指导新生儿父母护理技能和方法。

2. Ⅱ级新生儿病房　即普通新生儿病房，适于 GA>32 周和 BW≥1500 g（发达国家 GA>30 周和 BW>1200 g）者，有各种疾病如产伤、呼吸窘迫及产科麻醉并发症等而无须循环或呼吸支持及外科手术治疗的新生儿。

3. Ⅲ级新生儿病房　即新生儿重症监护室（NICU），应有较高急救水平的医护人员及先进的监护和治疗设备，适于危重症新生儿的抢救和治疗，并负责接受Ⅰ、Ⅱ级新生儿病房转来的患儿，配有新生儿急救转运系统，是围生中心的重要组成部分。

【本节小结】

本节要求主要掌握新生儿按胎龄、体重、胎龄和体重关系分类。护士执业资格考试的考点主要是按体重、胎龄分类。

【目标检测】

1. 足月儿是指_____。

A. GA≥42 周的新生儿　　　　B. GA<37 周的新生儿　　　　C. GA<28 周的新生儿

D. 37 周≤GA<42 周的新生儿　　E. GA<37 周或≥42 周的新生儿

2. 超低出生体重儿是指出生体重小于_____。

A. 1000 g　　　B. 1500 g　　　C. 2000 g　　　D. 3000 g　　　E. 4000 g

3. 下列哪项不属于高危儿?_____

A. 母亲有妊娠期糖尿病的新生儿　B. 臀位娩出的胎儿　　　　C. 早产儿

D. 分娩过程中使用过镇静药　　　E. 出生 Apgar 评分 8 分

第二节　正常足月儿的特点及护理

一、正常足月儿的特点

正常足月儿是指出生时 37 周≤GA<42 周，2500 g≤BW<4000 g，无畸形或疾病的活产婴儿。

（一）外观特点

足月儿与早产儿外观特点比较见表7-1。

表7-1　足月儿与早产儿外观特点比较

项目	足月儿	早产儿
哭声	响亮	低弱
皮肤	红润、皮下脂肪丰满和毳毛少	绛红、水肿和毳毛多
头	头大（占全身比例的1/4）	头更大（占全身比例的1/3）
头发	分条清楚	细而乱
耳壳	软骨发育好、耳舟成形、直挺	软、缺乏软骨、耳舟不清楚
乳腺	乳腺可摸到结节	乳腺结节常不能触到
外生殖器	男婴:睾丸已降至阴囊	男婴:睾丸未降或未全降
	女婴:大阴唇遮盖小阴唇	女婴:大阴唇不能遮盖小阴唇
指（趾）甲	达到或超过指（趾）端	未达指（趾）端
足纹	足纹深、遍及整个足底	足纹少而浅

案例分析

新生儿，胎龄38周，出生体重2900 g，身长50 cm，皮肤红润，胎毛少，足纹明显，此婴儿最可能是_____。

A. 小于胎龄儿　　　　B. 过期产儿　　　　C. 早产儿

D. 足月儿　　　　　　E. 足月小样儿

（二）生理特点

1. 呼吸系统　出生后第一次吸气及啼哭使肺泡张开，开始了自主呼吸，但由于新生儿呼吸中枢发育不完善，呼吸节律常不规则，呼吸较浅，频率较快，安静时约40次/分，如持续超过60～70次/分称为呼吸急促。由于新生儿呼吸运动主要靠横膈的升降，故以腹式呼吸为主。

2. 循环系统　新生儿心率波动范围较大，通常为90～160次/分，平均120～140次/分。血压平均为70/50 mmHg（9.3/6.7 kPa）。因新生儿时期血流多分布于躯干和内脏，四肢少，故四肢易出现冰凉及发绀。新生儿心肌储备力低，代偿能力不足，故新生儿补液过量易致心力衰竭。

3. 消化系统　新生儿胃呈水平位，贲门松弛，幽门相对较紧张，易发生溢乳甚至呕吐。消化道面积相对较大，管壁薄、通透性高，有利于营养物质的吸收，但感染时也易使有害物质吸收入血增多，引起全身中毒症状。新生儿消化道能分泌足够的消化酶，唯胰淀粉酶要到出生后4个月才达成人水平，因此不宜过早喂淀粉类食物。

出生后10～12小时开始排出胎粪，呈墨绿色糊状、黏稠、无臭味，主要由胎儿肠道脱落的上皮细胞、浓缩的消化液及吞入的羊水组成，2～3天即可排净过渡到正常粪便。若超过24小时仍无胎粪排出，应检查是否有消化道畸形，如肛门闭锁等。

4. 血液系统　新生儿出生时血液中红细胞数和血红蛋白含量较高，以后逐渐下降（受脐带结扎时间影响）。血红蛋白中胎儿血红蛋白（HbF）约占70%，后渐被成人血红蛋白（HbA）取代。白细胞总数较高，出生后第3天开始下降。

5. 泌尿系统 足月儿出生时肾结构发育已完成,但功能仍不成熟,故易出现水、电解质及酸、碱平衡紊乱。新生儿一般在出生后 24 小时内排尿,若出生后超过 48 小时仍无尿,需要寻找原因,排除先天畸形。

6. 神经系统 新生儿脑相对较大,发育要领先于许多其他器官,但脑沟、脑回仍未完全形成。大脑皮质兴奋性低,睡眠时间长,觉醒时间一昼夜仅为 2～3 小时。脊髓相对较长,其末端约在第 3、4 腰椎水平,故腰椎穿刺进针以在第 4、5 腰椎间隙为宜。

出生时新生儿已具原始反射,如觅食反射、吸吮反射、握持反射、拥抱反射和交叉伸腿反射等。正常情况下,数月后这些反射自然消失。若新生儿期这些原始反射消失或出生后数月仍存在,常提示有神经系统疾病。新生儿巴氏征、克氏征、佛斯特征阳性属正常现象。

7. 免疫系统 新生儿皮肤、黏膜薄嫩、屏障功能差;补体含量偏低,参与炎症和免疫的血浆纤维结合蛋白水平也低;特异性、非特异性免疫功能不成熟,但可从母体获得 IgG,此被动免疫使新生儿对麻疹、白喉等传染病具有免疫力;胃酸少,杀菌能力弱,而母乳中有 SIgA 可使母乳喂养儿呼吸道和消化道有一定抵抗力。

护考链接

1. 婴儿对某些传染病有一定的抵抗力,主要是通过胎盘从母体获得_____。
   A. IgA　　　　　　B. SIgA　　　　　　C. IgE　　　　　　D. IgG　　　　　　E. IgM
2. 某新生儿出生时无呼吸,心率<90 次/分,全身苍白,四肢瘫软,清理呼吸道后的下一步抢救措施是_____。
   A. 药物治疗　　　　　　　　B. 胸外心脏按压　　　　　　　　C. 保暖
   D. 建立呼吸,增加通气　　　　E. 建立静脉通道

8. 体温调节 新生儿体温调节中枢发育不完善,易受外界环境温度影响而发生变化。新生儿由于体表面积相对较大,血管丰富,皮下脂肪薄,散热快;因寒战反射未建立,寒冷时主要依靠棕色脂肪氧化来产热,产热量相对不足;所以新生儿易出现体温下降,当室温过低时,如不及时保温,可发生低体温或寒冷损伤综合征。另外,如新生儿体内水分不足、室温过高时无法通过皮肤出汗蒸发完成散热,可致体温升高,称"脱水热"。

二、正常足月儿的特殊生理状态

1. 生理性体重下降 新生儿出生数天内,由于摄入少,水分丢失较多及尿、粪排出而引起的体重下降,下降范围为 3%～9%,不超过 10%,出生后 10 天左右恢复到出生时体重。

2. 生理性黄疸 足月儿出生后 2～3 天出现黄疸,4～5 天达高峰,5～7 天消退,最迟不超过 2 周;早产儿多于 3～5 天出现,5～7 天达高峰,7～9 天消退,最长可延迟 4 周。足月儿血清胆红素< 221 μmol / L,早产儿<256 μmol / L,一般情况良好。

3. 乳腺肿大 出生后 3～5 天出现乳腺肿大,男、女孩都可发生,一般 2～3 周消退。

4. 假月经 部分女婴出生后 5～7 天阴道流出少量血性分泌物,可持续 1 周,称假月经。
乳腺肿大和假月经均是受来自母体的雌激素影响所致。

5. "马牙"和"螳螂嘴" 新生儿口腔上腭中线两侧和齿龈切缘上有散在黄白色、米粒大小的颗粒,是由上皮细胞堆积或黏液腺分泌物积留所致,俗称"马牙"(图 7-1),数周后可自然消退。新生儿口腔内两侧颊部各有一突起的脂肪垫,俗称"螳螂嘴"(图 7-2),对吸吮有利,不可挑割,以防发生感染。

6. 新生儿粟粒疹 因皮脂腺潴留,在鼻尖、鼻翼两侧形成小米粒大小、黄白色皮疹,可自行消退,不必处理。

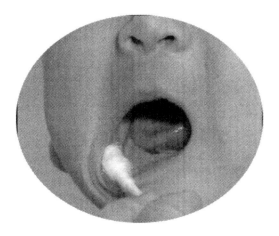

图 7-1 马牙

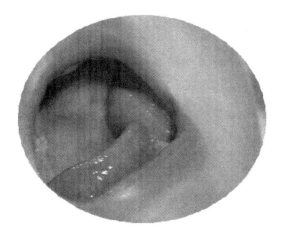

图 7-2 螳螂嘴

7. 新生儿红斑 出生后 1~2 天,新生儿头部、躯干及四肢常出现大小不等的多形性斑丘疹,1~2 天自然消失。

三、正常足月儿的护理

护考链接

1. 下列不属于新生儿常见正常生理状态的是＿＿＿＿＿。

A."马牙"　　　B.生理性黄疸　　　C.臀红　　　D.假月经　　　E.乳腺肿大

2. 患儿,男,日龄 2 天,上腭中线和齿龈部有黄白色斑点,称为"马牙",护理的方法是＿＿＿＿＿。

A.挑破　　　　　　　B.用软布擦净　　　　　　　C.抗感染治疗

D.不需处理,可自行消失　　　E.用制霉菌素甘油

3. 男婴,出生 3 天,洗澡时被发现左乳腺有一鸽蛋大小肿块,下列处理哪项是正确的?＿＿＿＿＿

A.无须处理　　　B.使用抗生素　　　C.挑割肿块　　　D.用力挤压　　　E.手术切除

4. 足月新生儿,女,出生 5 天。阴道流出少量血性液体,无其他出血倾向。反应好,吸吮有力,大小便正常。正确的护理措施是＿＿＿＿＿。

A.无须处理　　　　　　　B.换血治疗　　　　　　　C.局部包扎止血

D.静脉滴注卡巴克洛　　　E.连续肌内注射维生素 K_1

5. 患儿,女,足月儿,因脐带绕颈,出生后 1 分钟 Apgar 评分为 1 分,5 分钟为 2 分。窒息经复苏后,目前患儿仍嗜睡、反应差、呕吐。此时对该患儿不恰当的护理是＿＿＿＿＿。

A.头罩吸氧　　　　　　B.监测生命体征　　　　　　C.立即开奶

D.配合亚低温治疗　　　E.注意保暖

6. 对正常新生儿的心理护理,错误的是＿＿＿＿＿。

A.母婴同室　　　　　　　B.父亲应参与照顾婴儿

C.保持安静不与新生儿说话　　　D.经常与新生儿进行目光交流

E.给色彩鲜艳会转动的玩具看

(一) 护理评估

评估新生儿父母健康状况、家族特殊病史;产妇既往妊娠史、分娩史;本次妊娠及分娩过程中母婴情况;新生儿出生后的一般状况及寒冷、饥饿、不适等表现,对各种刺激所做出的回应等。

（二）护理问题

1. 有窒息的危险　与吸入羊水、溢乳及呕吐有关。

2. 有体温失调的危险　与体温调节中枢发育不完善及皮肤散热快有关。

3. 有感染的危险　与新生儿免疫功能不成熟、皮肤黏膜屏障功能差、脐部有开放性伤口有关。

（三）护理措施

1. 维持体温稳定

（1）环境调整：新生儿居室应备有空调和空气净化装置，室温保持在 22～24 ℃，相对湿度 55%～65%，每张床最好有 3 m² 的空间，床间距宜 1 m 以上。

（2）加强保暖：新生儿娩出后，一切操作均应在保暖条件下进行。新生儿娩出后应立即擦干皮肤，用温暖、柔软的包被包裹，因地制宜地采取保暖措施，如戴帽、母亲怀抱及使用热水袋（避免烫伤）、新生儿暖箱和远红外辐射床等。对新生儿进行检查和护理时，避免不必要的暴露，接触新生儿的手、仪器、物品等均应保持温暖，还要定时监测新生儿的体温，每 4～6 小时测 1 次。

2. 保持呼吸道通畅

（1）新生儿娩出后，在有呼吸前迅速清除口、鼻腔的黏液和羊水，防止窒息和吸入性肺炎。

（2）经常检查清理鼻孔，避免物品阻挡新生儿口、鼻或压迫其胸部，保持呼吸通畅。喂乳后竖抱拍背，帮助排出空气，并将婴儿保持于右侧卧位，防止溢乳和呕吐引起窒息。

3. 预防感染

（1）消毒隔离：护士入室前需更换清洁衣、帽、鞋，接触每个新生儿前后都必须严格洗手，避免交叉感染，严格遵守无菌操作；护士若患传染性疾病或带菌时应暂停护理新生儿；环境清洁以湿式扫除为宜，此外，每天用紫外线消毒空气 1 次，每次 30 分钟。

（2）保持脐部清洁干燥：新生儿娩出后立即结扎脐带，脐带残端应保持清洁、干燥，脱落前要注意检查有无渗血及污染，并给予相应处置，保持脐部不被污染。脐带残端一般在出生后 1 周内脱落，脱落后脐窝有分泌物者先用 3% 过氧化氢消毒，再用 0.2%～0.5% 的碘酊消毒，保持干燥；有肉芽组织者可用硝酸银局部烧灼。

（3）做好皮肤黏膜护理：体温稳定后每天沐浴 1 次，以保持皮肤清洁和促进血液循环。沐浴时室温维持在 26～28 ℃，水温保持在 38～40 ℃。勤换尿布，每次大便后用温水清洗会阴及臀部并拭干，以防发生尿布皮炎。喂温开水以清洁口腔，不宜擦拭，所有喂哺用具用后应煮沸消毒。衣服宜选棉料，柔软、透气、不褪色，款式应宽松、无扣及易穿脱，衣服应勤换。尿布应柔软、吸湿性强，清洗后也应煮烫消毒。

（4）预防接种：新生儿出生后第 1 天注射乙肝疫苗（以后 1 个月、6 个月各注射一次），2～3 天接种卡介苗。

四、健康教育

1. 宣传育儿知识　提倡母婴同室和母乳喂养，鼓励与新生儿眼神交流、说话、皮肤接触等，尽早建立良好的情感联结，以利于新生儿身心发育。家长应学会新生儿日常护理方法，如保暖、沐浴、穿衣、更换尿布、脐部护理、测量体重等，能及时发现和处理异常情况。

2. 指导合理喂养　提倡母乳喂养、按需哺乳。尽早让母亲怀抱婴儿吸吮母乳，既促进乳汁分泌，防止低血糖，又有利于维持正常体温和促进母儿情感交流。

3. 新生儿筛查　让新生儿家长了解需对新生儿进行筛查的疾病，如先天性甲状腺功能减退症、苯丙酮尿症和半乳糖症等，向新生儿家长解释尽早筛查的重要性。一般在婴儿出生后 3 天用采取足跟血的纸片进行筛查。

【本节小结】

新生儿是护士执业资格考试必考内容，占分比较多，一般在 6～8 分，因此要引起同学们的重视。本节学习和考试要点小结如下。

（1）正常新生儿与早产儿外观特点。

（2）生理特点,特别是胎便、尿排出时间,原始反射及新生儿呼吸、心率。

（3）新生儿特殊生理状态,几乎每年都有1题。

（4）护理措施,特别是温、湿度,脐带护理。

【目标检测】

1. 关于正常新生儿生理特点,下述哪项不对? _____

A.新生儿以腹式呼吸为主　　　　　B.新生儿耗氧量高,故以增加心搏次数补偿不足

C.心率 120～140 次/分　　　　　D.体温易受外界环境影响而波动

E.新生儿黄疸大多 12～15 天消退

2. 关于新生儿出生后 24 小时护理,哪项是错误的? _____

A.必须采取保暖措施　　　　B.严密观察呼吸、面色　　　　C.注意呕吐情况

D.出生后 1～2 天呕吐频繁属于生理情况

E.出生后 2 天内密切观察脐部有无渗血

3. 新生儿病室的室温应保持在_____。

A.14～16 ℃　　　B. 18～20 ℃　　　C.22～24 ℃　　　D. 26～28 ℃　　　E. 30～32 ℃

4. 正常新生儿出生后体重下降,能恢复到出生时体重的时间是在出生后_____。

A.2～4 天　　　B.4～6 天　　　C.7～10 天　　　D.11～14 天　　　E.15～21 天

5. 新生儿期呕吐要注意使患儿保持_____。

A.侧卧位　　　B.仰卧位　　　C.前倾俯卧位　　　D.头高足低位　　　E.以上都不正确

6. 新生儿护理中,下列哪项是不妥当的? _____

A.注意保暖

B.每次大便后用温水清洗臀部,以免发生红臀

C.上腭中线和齿龈切缘上有黄白色小斑点时须挑割

D.皮肤皱褶处胎脂宜轻轻擦拭

E.为小儿洗澡时可用中性肥皂

7. 新生儿,女,日龄 5 天,食欲及精神较好,母亲在给其换尿布时发现其会阴部有血性分泌物,你认为是_____。

A.假月经　　　B.肉眼血尿　　　C.尿道出血　　　D.回肠出血　　　E.直肠出血

8. 新生儿,日龄 5 天,出生体重 3 kg,目前体重 2.8 kg,母亲很担心孩子的体重会继续下降,护士向母亲解释孩子的体重将恢复正常,下列解释正确的是_____。

A.1 天内恢复正常　　　　B.7 天内恢复正常　　　　C.10 天内恢复正常

D.2 周内恢复正常　　　　E.3 周内恢复正常

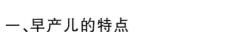

第三节　早产儿的特点及护理

一、早产儿的特点

早产儿定义为胎龄小于 37 周出生的新生儿,绝大部分体重不足 2500 g,身长小于 45 cm。

（一）外观特点

见本章第二节表 7-1 足月儿与早产儿外观特点比较。

（二）生理特点

1. 呼吸系统　早产儿呼吸中枢发育不完善,呼吸浅快而不规则,部分早产儿呈间歇性呼吸暂停（即呼吸停止时间＞20 秒,伴心率＜100 次/分及发绀）及喂奶后暂时性青紫,胎龄越小,发生率越高。此外,因早产儿肺泡表面活性物质缺乏,易发生肺透明膜病。

2. 循环系统　早产儿心率较足月儿快,血压较足月儿低,部分早产儿有动脉导管开放。

3. 消化系统　早产儿吸吮力差,吞咽反射弱,胃容量小,容易呛乳而引起乳汁吸入性肺炎。消化酶不足,胆酸分泌量少,对脂肪的消化吸收较差。在缺氧缺血、喂养不当的情况下易发生坏死性小肠炎。因胎粪形成较少及肠蠕动弱,胎粪排出常延迟;肝功能更不成熟,生理性黄疸程度重,持续时间更长,易引起胆红素脑病（核黄疸）;肝糖原储存少,肝合成蛋白质的功能差,易发生低血糖、低蛋白血症、水肿等。

4. 血液系统　早产儿红细胞生成素水平低下,先天性铁储存少,血容量迅速增加,生理性贫血出现早。此外,常因维生素 E 缺乏引起溶血,肝内维生素 K 依赖凝血因子合成少,血管脆弱,易出血。

5. 泌尿系统　早产儿肾浓缩功能更差,肾小管对醛固酮反应低下,对钠的重吸收功能差,易出现低钠血症。葡萄糖阈值低,易发生糖尿。肾小管排酸能力差,由于普通牛乳中蛋白质含量及酪蛋白比例均高,使内源性氢离子增加,易引起晚期代谢性酸中毒,因此早产儿应采用人乳或早产儿配方乳喂养。

6. 神经系统　神经系统成熟度与胎龄关系密切,胎龄越小,各种反射越差。

7. 免疫系统　早产儿皮肤娇嫩,屏障功能弱,体液及细胞免疫功能很不完善,IgG 和补体水平较足月儿低,极易发生各种感染。

8. 体温调节　体温调节能力更差,棕色脂肪少,产热能力低,寒冷时更易发生低体温而致寒冷损伤综合征（硬肿症）;而因汗腺发育差,环境温度过高或过度保暖时,体温又易升高。

二、早产儿的护理

（一）护理评估

早产儿各系统功能更不完善,更易出现体温改变、呼吸暂停、感染或出血等,胎龄越小,体重越低,患病率及死亡率越高。故应特别注意评估早产儿出生时胎龄、体重、环境等。

（二）护理问题

1. 体温过低　与体温调节功能差有关。

2. 呼吸暂停　与呼吸中枢、呼吸器官发育不完善有关。

3. 营养失调　与吸吮、吞咽、消化、吸收功能差有关。

4. 有感染的危险　与免疫功能不成熟、皮肤黏膜屏障功能差、脐部为开放性伤口有关。

（三）护理措施

1. 维持体温稳定　早产儿室内温度保持在 24～26 ℃,相对湿度在 55%～65%,空气应新鲜,备有空调、空气净化装置、婴儿温箱（图 7-3）、远红外辐射床（图 7-4）等。体重低于 2000 g 者应置于婴儿温箱内,根据出生体重和日龄来调节箱温（表 7-2）;根据医嘱待体重增至 2000 g 以上,体温稳定,吸吮良好,呼吸正常,即可出婴儿温箱。体重超过 2000 g 者在箱外保暖,可通过母亲怀抱、热水袋、戴帽等维持体温恒定。各种护理操作应集中进行,尽量缩短操作时间,避免不必要的检查和移动,每 4～6 小时测体温一次,若需抢救,应在远红外辐射床保暖下进行。

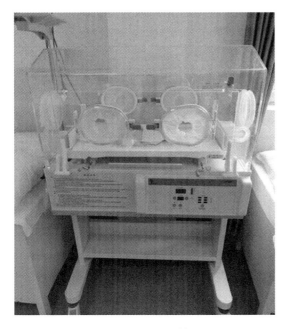

图 7-3　婴儿温箱

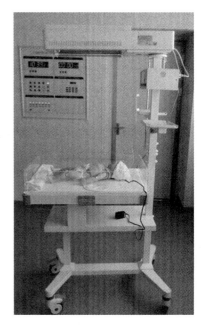

图 7-4　远红外辐射床

表 7-2　不同出生体重和日龄的婴儿温箱温、湿度参考数值

出生体重/g	适中温度				相对湿度
	35 ℃	34 ℃	33 ℃	32 ℃	
1000	最初 10 天内	10 天后	3 周内	5 周后	
1500	—	初生 10 天内	10 天后	4 周后	55%～65%
2000	—	初生 2 天内	2 天后	3 周后	
2500	—	—	初生 2 天内	2 天后	

案例分析

1. 患儿，男，孕 32 周早产。体重 1450 g，体温不升，呼吸 50 次/分，血氧饱和度 95%，胎脂较多。护士首先应采取的护理措施是_____。

A. 将患儿置于婴儿温箱中　　B. 给予鼻导管低流量吸氧　　　　C. 立即擦净胎脂

D. 接种卡介苗　　　　　　　E. 立即向患儿家长进行入院宣教

2. 某早产儿出生后 Apgar 评分较低，转入新生儿病房，治疗 12 天后身体状况好转，今天医生通知家长出院，护士做出院指导时应向家长重点强调的是_____。

A. 及时添加辅食　　　　　　B. 预防感染　　　　　　　　　　C. 培养良好生活习惯

D. 防止外伤　　　　　　　　E. 及早训练按时排便

2. 合理喂养　尽早开奶，以防低血糖。一般在出生后 2～4 小时试喂 5%～10% 葡萄糖水（目前主张第一次先喂消毒过的水，如吸吮、吞咽无问题，可再给予糖水，然后给奶），无呕吐等异常后给予母乳喂养，无法母乳喂养者以早产儿配方乳为宜。提倡母乳喂养，喂乳量及间隔时间不宜机械规定，而应根据出生体重和耐受情况来定（表 7-3），以不发生胃潴留及呕吐为标准。详细记录 24 小时液体出入量，准确测量体重，以便及时了解体重增长情况，适时调整喂养方案。早产儿因先天储存不足，出生后应提前添加辅食或遵医嘱补充维生素 A、C、D、K、B 族维生素及铁剂等,以防出现维生素缺乏、贫血等疾病。

表 7-3 早产儿奶量与间隔时间

出生体重/g	<1000	1000~1499	1500~1999	2000~2499
开始量/mL	1~2	3~4	5~10	10~15
每天隔次增加量/mL	1	2	5~10	10~15
哺乳间隔时间/h	1	2	2~3	3

3. 维持有效呼吸 保持呼吸道通畅,维持有效呼吸。出现呼吸暂停时,可给予弹、拍打足底,托背,抚摩胸部和放置水囊床垫等物理刺激,帮助恢复有效的自主呼吸,必要时可遵医嘱给予氨茶碱或机械正压通气。出现发绀、呼吸急促、呼吸暂停是给氧的指征,吸氧浓度开始以 21%~30% 为宜,维持动脉血氧分压 50~70 mmHg(6.7~9.3 kPa)或经皮血氧饱和度 90%~95% 为宜,切忌常规或高浓度用氧,避免引发支气管肺发育不良或早产儿视网膜病。

护考链接

1. 早产儿,出生后 2 天,胎龄 34 周,因发绀给予氧气吸入,为预防其氧中毒,正确的做法是_____。
   A. 维持动脉血氧分压在 80~90 mmHg　　B. 维持经皮血氧饱和度在 85%~93%
   C. 连续吸氧时间不超过 7 天　　D. 吸氧浓度在 70%~80%
   E. 给予机械正压通气
2. 患儿,女,足月儿,出生后 1 分钟评估患儿情况:躯干皮肤色红,四肢皮肤色较紫,心率 120 次/分,哭声响亮,肌张力好,呼吸 45 次/分。该足月儿最终的 Apgar 评分是_____。
   A. 6 分　　　　B. 7 分　　　　C. 8 分　　　　D. 9 分　　　　E. 10 分

4. 预防感染 早产儿因免疫功能更差,对感染抵抗力更低,因此对消毒隔离的要求更高,需更加严格控制各种可能发生的感染。预防接种也应在体重达 2000 g 以上时再进行。

三、健康教育

帮助早产儿家长正确认识早产儿发生的原因、治疗情况、可能出现的问题等,使其克服自责和沮丧心理,尽早建立积极心态面对早产儿。鼓励早产儿家长探视和参与照顾,如拥抱、喂奶、与早产儿说话等,但要注意做好隔离措施,防交叉感染;教会早产儿家长对早产儿的保暖、喂养、抱持、穿衣、沐浴等日常护理方法;对住院期间给予吸氧的早产儿,分别于 3、6、12 个月进行视网膜检查,以防视网膜疾病的发生;按要求进行预防接种;定期进行生长发育监测。

【本节小结】
早产儿保暖、喂养及给氧是临床护理和考试重点,要特别注意。

【目标检测】
1. 早产儿的外貌特点是_____。
   A. 耳廓有软骨,轮廓清　　　　B. 阴囊皱襞少,睾丸降入阴囊　　　　C. 胎毛多、足底趾纹少
   D. 指(趾)甲达指(趾)端　　　　E. 女婴大阴唇能遮盖小阴唇
2. 早产儿,胎龄 35 周,目前体重 2100 g,护士应将室温保持在_____。
   A. 18~20 ℃　　B. 21~23 ℃　　C. 24~26 ℃　　D. 27~28 ℃　　E. 29~30 ℃
3. 早产儿有缺氧症状者,常用的氧气浓度是_____。
   A. 10%~20%　　B. 25%~29%　　C. 30%~40%　　D. 35% 以上　　E. 50%~60%

4. 患儿,男,早产儿,胎龄 35 周,出生体重 1600 g,无青紫,合理的喂养措施是_____。

A.出生后半小时喂奶

B.出生后 1 小时喂 10％糖水 2 mL／kg

C.出生后 2～4 小时喂 10％糖水 2 mL/kg

D.出生后 2～4 小时喂 5％糖水 2 mL／kg

E.出生后 8 小时喂 10％糖水 2 mL/kg

第四节　新生儿缺氧缺血性脑病

一、概述

新生儿缺氧缺血性脑病(HIE)是指由围生期缺氧窒息引起的脑缺氧缺血性损害,包括特征性的神经病理及病理生理过程,并在临床上出现一系列脑病的表现,部分患儿可留有不同程度神经系统后遗症,如智力障碍、癫痫、脑性瘫痪等。

1. 病因

(1) 缺氧:①围生期窒息是最主要的原因;②反复呼吸暂停;③严重的呼吸系统疾病;④右向左分流型先天性心脏病等。

(2) 缺血:①心搏停止或严重的心动过缓;②重度心力衰竭或周围循环衰竭。

2. 发病机制

(1) 脑血流改变。

①当缺氧缺血为部分性或慢性时,体内血液出现重新分配,以保证心、脑的血液供应。当缺氧时间延长时,这种代偿机制丧失,脑血流最终因心功能受损、全身血压下降而锐减,出现第 2 次血流重新分配(即大脑半球血流减少,以保证代谢最旺盛部位,如基底神经节、脑干、丘脑及小脑的血供)。

②如窒息为急性完全性,则上述代偿机制不会发生,脑损伤可发生在基底神经节等代谢最旺盛的部位,而大脑皮质不受影响,甚至其他器官也不会发生缺血损伤。足月儿的易损区在大脑矢状旁区的脑组织,早产儿的易损区则位于脑室周围的白质区。

(2) 脑血管自主调节功能障碍:脑血管具有自主调节功能,但新生儿的自主调节功能较差,尤其是早产儿。缺氧缺血和高碳酸血症时导致脑血管自主调节功能障碍,形成"压力被动性脑血流",即脑血流灌注随全身血压变化而波动。当血压高时,脑血流过度灌注可致颅内血管破裂而出血;当血压下降、脑血流减少时,则引起缺血性脑损伤。

(3) 脑组织代谢改变:葡萄糖是人类脑组织能量的最主要来源,但脑组织储存糖原很少。缺氧时,由于脑组织无氧酵解增加,组织中乳酸堆积,能量产生急剧减少,最终因能量衰竭,出现一系列使损害进一步恶化并导致脑细胞死亡的瀑布样反应:细胞毒性脑水肿、脑细胞膜破坏、产生氧自由基和最终脑细胞水肿、凋亡和坏死。

二、护理评估

(一) 临床表现

根据意识状态、肌张力、原始反射、有无惊厥和脑干功能改变等,临床表现可分为轻、中、重三度(表 7-4)。

表 7-4 新生儿缺氧缺血性脑病临床分度

分度	轻度	中度	重度
意识	激惹	嗜睡	昏迷
肌张力	正常	减低	松软
原始反射			
拥抱反射	活跃	减弱	消失
吸吮反射	正常	减弱	消失
惊厥	可有肌阵挛	常有	有,可呈持续状态
中枢性呼吸衰竭	无	有	明显
瞳孔改变	扩大	缩小	不等大,对光反射迟钝
EEG	正常	低电压,可有痫样放电	爆发抑制,等电位
病程及预后	症状在 72 小时内消失,预后好	症状在 14 日内消失,可能有后遗症	数天至数周死亡,症状可持续数周,病死率高,存活者多有后遗症

(二)辅助检查

(1)头颅超声波、CT 及磁共振成像用于明确病变部位、范围、性质,判断预后等;B 超,72 小时内开始检查;CT 一般以出生后 4~7 天为宜。

(2)脑电图:确定病变严重程度、判断预后和用于惊厥的诊断。

(3)血气分析:可见 $PaCO_2$ 升高,pH 和 PaO_2 降低。

护考链接

早产儿,男,日龄 1 天,有窒息史,主要表现有嗜睡,反应差,肌力低。查体:前囟张力稍高,拥抱反射、吸吮反射减弱,初步诊断为新生儿缺氧缺血性脑病。

1. 可能出现脑损伤的部位是_____。

A. 大脑皮质　　　　　　B. 大脑前脚　　　　　　C. 大脑基底节

D. 大脑矢状窦　　　　　E. 脑室周围白质

2. 欲行 CT 检查,最适合的检查时间是_____。

A. 出生后 1~6 天　　　　B. 出生后 2~5 天　　　　C. 出生后 1 周左右

D. 出生后 2 周左右　　　E. 出生后 10 天左右

(三)治疗要点

1. 对症支持疗法

(1)维持良好的通气功能:根据血气分析结果给予不同方式的氧疗,保持 $PaO_2 > 60$ mmHg、$PaCO_2$ 和 pH 在正常范围。

(2)维持脑和全身良好的血流灌注:保证各脏器的血液灌注,低压者可选用多巴胺,如果效果不佳,可加用多巴酚丁胺。

(3)维持血糖在正常高值,以提供神经细胞代谢所需的能量。

2. 控制惊厥　首选苯巴比妥,负荷量 20 mg/kg,顽固性抽搐者可加用地西泮或水合氯醛灌肠。

3. 防治脑水肿　避免输入过量液体是预防和控制脑水肿的关键,每天液体总量<80 mL/kg,出现颅内高压症状首选呋塞米,严重者用甘露醇静脉注射,一般不主张用糖皮质激素。

4. 亚低温疗法　一项有前景的治疗措施,应于发病 6 小时内治疗,持续 48～72 小时。

5. 新生儿期后治疗　病情稳定后尽早行智力和体能的康复训练,有利于促进脑功能恢复,减少后遗症。

三、护理问题

1. 低效性呼吸形态　与缺氧引起的呼吸中枢抑制有关。

2. 潜在并发症　颅内压增高、呼吸衰竭。

3. 有失用综合征的危险　与缺氧引起脑功能受损有关。

4. 营养失调　与吸吮力低下有关。

四、护理措施

1. 给氧

(1) 及时清除呼吸道分泌物,保持呼吸道通畅,将患儿头偏向一侧,防止窒息。

(2) 根据患儿缺氧情况,选择合适的给氧方式,如鼻导管、头罩、面罩等;缺氧严重者,可给予气管插管或机械辅助通气。

(3) 严密观察病情变化:注意有无呼吸暂停,一旦发生,可给予适当刺激以恢复正常呼吸,如弹足底、托背或轻轻摇动身体等;无效则用复苏囊面罩加压给氧,遵医嘱使用呼吸兴奋剂。

(4) 为减少氧的消耗,将患儿置于适宜温度环境中,使体温保持在 36～37℃。

2. 降低颅内压

(1) 保持安静,减少刺激,各种操作应集中进行。惊厥、抽搐时遵医嘱给予注射苯巴比妥钠和(或)地西泮,如需两药合用,应密切观察呼吸,避免出现呼吸抑制。

(2) 遵医嘱给予脱水剂,如静脉注射呋塞米或快速静脉滴注 20% 甘露醇等。

(3) 根据医嘱采用亚低温疗法。

3. 早期康复干预　对疑有功能障碍者,应提前进行干预,如将肢体固定于功能位,早期给予患儿动作训练和感知刺激;使用改善脑代谢药物,减少神经系统的损害,促进脑功能恢复。

五、健康教育

(1) 及时向患儿家长介绍患儿病情和治疗情况,使其了解患儿疾病的真实情况,减少恐惧、担忧、失望情绪,树立治疗信心;耐心回答患儿家长的提问,详细做好解释,以取得理解和配合。

(2) 恢复期指导患儿家长掌握家庭康复的方法和技巧,坚持定期随访。

【本节小结】

围生期窒息是新生儿缺氧缺血性脑病的主要病因,而意识改变和肌张力变化是主要临床表现。治疗首选苯巴比妥钠止惊,常用呋塞米降颅内高压,重者可用 20% 甘露醇。

【目标检测】

1. 新生儿缺氧缺血性脑病最常见的原因是_____。

A. 一氧化碳中毒　　　　　　　B. 围生期窒息　　　　　　　C. 产伤

D. 脑血管栓塞　　　　　　　　E. 贫血

2. 治疗新生儿缺氧缺血性脑病引起的惊厥首选的药物是_____。

A. 哌替啶　　　　　　　　　　B. 水合氯醛　　　　　　　　C. 地西泮

D. 苯巴比妥钠　　　　　　　　E. 安定

3. 某新生儿出生时重度窒息,出生 8 小时后逐渐出现烦躁及惊厥。其原因可能为_____。

A. 颅内出血　　　　　　　　　B. 癫痫　　　　　　　　　　C. 缺氧缺血性脑病

D. 低钙血症　　　　　　　　　E. 破伤风

第五节 新生儿颅内出血

一、概述

新生儿颅内出血是新生儿期常见疾病,尤其是早产儿,是严重脑损伤的常见形式,也是新生儿早期的重要疾病与死亡原因,严重者常留有神经系统后遗症。其常见病因及发病机制如下。

1. 早产 新生儿颅内出血以早产儿多见,特别是胎龄 32 周以下早产儿,因其留存特殊结构——胚胎生发基质。该结构有以下特点:①引起毛细血管缺血性损伤出血;②该组织是未成熟的毛细血管网,其血管壁仅有一层内皮细胞,缺少胶原和弹力纤维支撑,易破损;③当血流动力学发生变化或窒息缺氧、酸中毒时,可导致毛细血管破裂,引起出血;④小静脉特殊"U"形走向,易引起血流缓慢或停滞,导致毛细血管床压力增加而致出血。

2. 缺血缺氧 窒息时低氧血症、高碳酸血症可损害脑血流的自主调节功能,形成压力被动性脑血流以及脑血管扩张,引起血管内压增高致毛细血管破裂。

3. 外伤 以产伤常见,如胎位不正、胎儿过大、产程延长等使胎儿头部过分受压,或使用高位产钳、吸引器、急产、臀牵引等机械性损伤均可使小脑天幕、大脑镰撕裂和脑表浅静脉破裂而导致硬膜下出血。

4. 其他 由于新生儿肝功能不成熟、凝血因子不足等可导致出血;患出血性疾病,如同族免疫性或自身免疫性血小板减少性紫癜;母亲孕期使用某些药物如苯妥英钠、苯巴比妥、利福平等引起新生儿血小板或凝血因子减少;不适当地输入碳酸氢钠、葡萄糖酸钙、甘露醇等高渗溶液导致毛细血管破裂。

案例分析

患儿,男,足月臀位产,出生后即出现烦躁不安,前囟饱满,唇微发绀,双肺呼吸音清,心率 128 次/分,最可能的诊断是_____。

A. 维生素 D 缺乏性手足搐搦症　　　　　B. 化脓性脑膜炎

C. 新生儿败血症　　　　　　　　　　　D. 新生儿颅内出血

E. 感染性肺炎

二、护理评估

(一) 临床表现

新生儿颅内出血的临床表现主要与出血部位和出血量有关,轻者可无症状,大量出血者可在短期内病情恶化而死亡。

1. 主要症状、体征 不同出血部位其临床表现不同,往往表现为先兴奋后抑制,常见表现如下。

(1)神志改变:激惹、嗜睡或昏迷。

(2)呼吸改变:增快或减慢、不规则或暂停。

(3)颅内压力增高:前囟隆起、血压增高、抽搐、角弓反张、脑性尖叫。

(4)眼睛:凝视、斜视、眼球震颤、瞳孔不等大或对光反射消失。

（5）肌张力：增高、减弱或消失。

（6）其他：不明原因的苍白、贫血和黄疸。

2. 分型 根据颅内出血部位，临床上分为以下几种类型：①脑室周围-脑室内出血；②原发性蛛网膜下腔出血；③脑实质出血；④硬膜下出血；⑤小脑出血。

护考链接

1. 关于新生儿颅内出血，下列哪项错误？_____

A. 脑脊液均呈血性   B. 症状多出现在出生后不久

C. CT 有助于颅内出血的诊断与定位   D. 兴奋与抑制相继出现

E. 部分可无后遗症

2. 新生儿颅内出血的特征表现为_____。

A. 拒乳、反应差   B. 惊厥、前囟隆起   C. 肌肉松弛或瘫痪

D. 窒息、惊厥和抑制相继出现   E. 昏迷或拥抱反射消失

3. 早产儿，日龄 1 天，有窒息史，烦躁不安，突然出现高声尖叫，应首先想到_____。

A. 败血症   B. 化脓性脑膜炎   C. 颅内出血

D. 破伤风   E. 肺炎

4. 早产儿，有窒息史，出生后第 2 天不哭，不动，面色微绀，呼吸 32 次/分，不规则，心率 95 次/分，四肢肌力差，前囟紧张，其诊断考虑为_____。

A. 新生儿吸入性肺炎   B. 新生儿原发性肺不张   C. 新生儿肺透明膜病

D. 新生儿颅内出血   E. 新生儿低血糖

（二）辅助检查

1. 脑脊液检查 脑脊液呈均匀血性和有皱缩红细胞有助于诊断，但检查正常者不能排除本病，病情危重者不宜进行此项检查。

2. 头颅 B 超、CT 或 MRI 检查 可确定出血部位和范围，有助于判断预后。

（三）治疗要点

1. 镇静、止惊 选用苯巴比妥或地西泮等。

2. 降低颅内压 选用呋塞米，有中枢性呼吸衰竭时用小剂量甘露醇，每次 $0.25\sim0.5$ g/kg。

3. 止血 选用维生素 K_1、酚磺乙胺（止血敏）等。

4. 治疗并发症 脑积水时应用乙酰唑胺可减少脑脊液的产生，根据病情需要可行脑室穿刺引流。

三、护理问题

1. 潜在并发症 颅内压增高。

2. 低效性呼吸形态 与呼吸中枢受损有关。

3. 有窒息的危险 与惊厥、昏迷有关。

4. 体温调节无效 与体温调节中枢受损有关。

四、护理措施

1. 降低颅内压

（1）减少刺激，保持安静：喂乳时不宜抱喂，尽量减少刺激，一切必要的治疗和护理操作尽量集中进行，做到轻、稳、准。静脉穿刺最好选用留置针，减少反复穿刺。

（2）缓解颅内高压：抬高头肩部，凡需头偏向一侧时，整个躯体也取同向侧位，使头部始终处于正中

位;遵医嘱使用降颅压药物,同时注意配伍禁忌和观察药物疗效。

（3）合理用氧:及时清除呼吸道分泌物,保持呼吸道通畅。根据缺氧程度选择不同的用氧方式和浓度,防止氧浓度过高或用氧时间过长引起的氧中毒。呼吸衰竭或严重呼吸暂停时需气管插管、机械通气,并做好相应护理。

（4）密切观察病情:注意观察生命体征、肌张力、神态、瞳孔、前囟等改变,观察有无惊厥、脑性尖叫等,定期测量头围,若发现异常,及时报告医生。

2. 补充营养 根据患儿病情选择不同喂养方式,保证能量和水分供给。病重者可适当推迟喂乳时间,必要时可通过静脉补充营养,但速度宜慢,因快速输液可增加脑血管内压力,加重出血。

五、健康教育

向患儿家长讲解患儿病情、治疗效果及可能的预后,让其接受患病事实,平和心态,减轻紧张情绪,尽量配合治疗。如有后遗症,尽早指导患儿家长对患儿进行功能训练和智力开发。

【本节小结】

新生儿颅内出血的学习要点和护士执业资格考试要点都集中在病因（缺氧、早产、外伤）、临床表现（窒息、惊厥、兴奋与抑制相继出现）和护理措施（静卧、抬高头肩部、维生素 K_1 止血）几个方面。

【目标检测】

1. 下列哪项与新生儿颅内出血临床表现不符? _____

A. 激惹　　　　　B. 凝视　　　　　C. 脑性尖叫　　　　　D. 肌张力早期正常　　　　　E. 前囟隆起

2. 足月产儿,胎头较大,出生后即烦躁不安,四肢肌张力增高,心率 134 次/分,最可能的诊断是_____。

A. 低钙血症　　　　　　　　B. 病毒性脑膜炎　　　　　　　　C. 新生儿破伤风

D. 新生儿颅内出血　　　　　　　　E. 胆红素脑病

3. 患儿,男,出生 10 天,出生后诊断为新生儿颅内出血,经治疗后病情好转,出院时护士应重点指导家长_____。

A. 测量血压的方法　　　　　　　　B. 测量体重、身长、头围的方法

C. 服用铁剂预防贫血的方法和注意事项　　　　　　　　D. 补充叶酸、维生素 B_{12} 的方法

E. 进行功能训练和智力开发的意义及方法

4. 关于新生儿颅内出血的护理,下列哪项是错误的? _____

A. 保持安静,避免各种惊扰　　　B. 头肩部抬高 15°～30°,以减轻脑水肿

C. 注意保暖,必要时给氧　　　D. 经常翻身,防止肺部淤血

E. 喂乳时应卧在床上,不要抱起患儿

第六节　新生儿黄疸

一、概述

新生儿黄疸是新生儿期常见的表现之一。正常成人血清胆红素低于 17 μmol/L（1 mg/dL）,当超过 34 μmol/L（2 mg/dL）即可出现黄疸。由于新生儿毛细血管丰富,当血清胆红素超过 85 μmol/L（5 mg/dL）时,则可出现肉眼可见的黄疸。非结合胆红素水平增高是新生儿黄疸最常见的表现形式,重者可引起胆红素

脑病(核黄疸),造成神经系统永久性损害,留下严重后遗症,甚至死亡。

（一）新生儿胆红素代谢特点

1. 胆红素生成过多 新生儿每天生成的胆红素明显多于成人(新生儿 8.8 mg/kg,成人 3.8 mg/kg),原因如下。

（1）红细胞数量过多:胎儿血氧分压低,红细胞数量代偿性增加,出生后血氧分压升高,过多的红细胞被破坏。

（2）红细胞寿命相对较短:一般早产儿低于 70 天,足月儿约 80 天,成人为 120 天;且新生儿血红蛋白的分解速度是成人的 2 倍。

（3）旁路和其他组织来源的胆红素增加:有报道此部分胆红素占血胆红素的比例,早产儿为 30%,足月儿为 20%~25%,成人为 15%。

2. 血浆清蛋白联结胆红素的能力不足 胆红素进入血液后,与血浆清蛋白联结,被运送到肝脏进行代谢。与清蛋白联结的胆红素不能透过细胞膜或血脑屏障,但游离的非结合胆红素呈脂溶性,能够通过血脑屏障,进入中枢神经系统,引起胆红素脑病(核黄疸)。而刚娩出的新生儿常有不同程度的酸中毒,可减少胆红素与清蛋白联结;早产儿胎龄越小,清蛋白含量越低,其联结胆红素的量也越少。

3. 肝细胞处理胆红素的能力差 胆红素进入肝脏后被肝细胞的受体蛋白 Y 蛋白和 Z 蛋白(一种细胞内的转运蛋白)结合后转运至光面内质网,通过尿苷二磷酸葡萄糖醛酸基转移酶(UDPGT)的催化,每 1 分子胆红素结合 2 分子的葡萄糖醛酸,形成水溶性的结合胆红素(经胆汁排泄至肠道)。新生儿出生时肝细胞内 Y 蛋白含量极微,UDPGT 含量也低,且活性差,因此,新生儿不仅摄取胆红素的能力不足,同时结合胆红素的能力也低下,生成结合胆红素的量较少。此外,新生儿肝细胞排泄胆红素的能力不足,早产儿更明显,可出现暂时性肝内胆汁淤积。

4. 肠肝循环特点 在年长儿或成人,肠道胆红素通过细菌作用被还原为粪胆素原后随粪便排出,新生儿由于肠蠕动性差和肠道菌群尚未完全建立,肠肝循环增加,导致血非结合胆红素水平增高。此外,当饥饿、缺氧、脱水、酸中毒、头颅血肿或颅内出血时,更易出现黄疸或使原有黄疸加重。

5. 胆红素排泄能力较差 未结合胆红素必须转化成结合胆红素后才能从胆汁排到肠道,新生儿肝脏排泄胆红素的能力比年长儿差;此外,新生儿肠道菌群尚未建立,不能将肠道内的结合胆红素还原成尿胆原和尿胆素排出体外。

（二）新生儿黄疸分类

（1）生理性黄疸。
（2）病理性黄疸。

二、护理评估

（一）临床表现

1. 生理性黄疸 详见正常足月儿的特殊生理状态。

2. 病理性黄疸

（1）一般表现。

①黄疸出现早:出生后 24 小时内出现黄疸。

②黄疸程度重:足月儿血清胆红素> 221 μmol/L(12.9 mg/dL),早产儿血清胆红素>257 μmol/L(15 mg/dL)。

③黄疸进展快:血清胆红素每天上升超过 85 μmol/L(5 mg/dL)。

④黄疸持久不退或退而复现:足月儿黄疸持续时间超过 2 周,早产儿黄疸持续时间超过 4 周。

⑤血清直接胆红素> 26 μmol/L(1.52 mg/dL)。

（2）严重表现:当患儿血清胆红素> 342 μmol/L(20 mg/dL)时,非结合胆红素水平过高,透过血脑屏障,造成基底核等处的神经细胞损害,出现中枢神经系统症状,发生胆红素脑病(核黄疸),病死率高,存活者多留有神经系统后遗症。多发生于出生后1周内,最早出生后1～2天出现神经系统表现。

(3)不同原因所致病理性黄疸的特点。

①新生儿溶血病:由于母婴血型不合而引起的胎儿或新生儿同族免疫性溶血,多于出生后24小时内出现黄疸,并进行性加重,伴不同程度的贫血及肝脾大。新生儿溶血病主要有ABO溶血和Rh溶血,ABO溶血主要发生在母亲血型为O型而胎儿为A型或B型,而Rh溶血中以RhD溶血最常见。

②新生儿肝炎:多由病毒引起的宫内感染所致。出生后2～3周出现黄疸,并且逐渐加重,伴有厌食、体重不增、大便色淡及肝脾大。

③新生儿败血症:表现为黄疸迅速加重或退而复现,伴全身中毒症状及感染病灶。

④胆管阻塞:由先天性胆道闭锁或先天性胆总管囊肿引起,出生后1～3周出现黄疸,进行性加重,皮肤呈黄绿色,大便呈灰白色,肝脏进行性增大、边缘光滑、质硬。

护考链接

1. 足月儿生理性黄疸一般出现在出生后_____。

A. 1～2天　　　B. 2～3天　　　C. 4～6天　　　D. 7～8天　　　E. 9～10天

2. 早产儿,出生后2天,全身皮肤黄染,诊断为新生儿溶血病。患儿出现拒食、嗜睡、肌张力减退,考虑该患儿并发了_____

A. 败血症　　　　　　　　B. 新生儿颅内出血　　　　　　　　C. 胆红素脑病

D. 病毒性脑炎　　　　　　E. 肝炎

(二) 辅助检查

1. 血清胆红素浓度测定　足月儿总胆红素＞221 μmol/L(12.9 mg/dL),早产儿总胆红素＞257 μmol/L(15 mg/dL);直接和间接胆红素的检查对病因诊断有意义。

2. 血常规　新生儿溶血病时红细胞及血红蛋白水平降低、网织红细胞增加。

3. 血型测定　新生儿溶血病时可见母婴ABO或Rh血型不合。

4. 其他　改良直接抗人球蛋白试验(Coombs试验),为确诊试验(溶血病)。

(三) 治疗要点

去除病因,积极治疗原发病;采用光照疗法(主要用蓝光)、输入血浆和清蛋白、肝酶诱导剂及换血疗法等,以降低血清胆红素。

三、护理问题

1. 潜在并发症　胆红素脑病。

2. 知识缺乏　缺乏新生儿黄疸有关知识。

四、护理措施

1. 加强保暖　因低体温时游离脂肪酸浓度升高,与间接胆红素争夺清蛋白,可使血清间接胆红素水平升高,有造成脑损害的危险,因此,应置患儿于适中温度,维持体温稳定。

2. 调整喂养　调整喂养可刺激肠蠕动,有利于排胎粪,同时能避免低血糖及建立肠道正常菌群,减少肠肝循环。若为母乳性黄疸(母乳喂养的新生儿在出生后1周内,由于热量和液体摄入不足、排便延迟等,使血清胆红素水平升高),可隔次母乳喂养,待黄疸好转后,逐步过渡到正常母乳喂养;若黄疸较重,可暂停母乳1～2天,待黄疸消退后再继续母乳喂养。

3. 蓝光照射　间接胆红素在蓝光的作用下可转变成水溶性异构体,经胆汁、尿液排出。一般采用波长 425～475 nm 的蓝光效果较好。持续或间断照射 12～24 小时。照射过程中应适当补充水分,以防发生脱水。如照射后患儿出现发热、皮疹和绿色稀薄大便等,属正常反应,可继续照射,但应注意观察,做好臀部和皮肤护理。若皮肤出现青铜色(青铜症)时,应停止照射,青铜色可自行消退。

4. 遵医嘱用药　肝酶诱导剂,可增加葡萄糖醛酸基转移酶的生成和肝摄取间接胆红素的能力,常用苯巴比妥、尼可刹米。血浆和清蛋白可增加间接胆红素与清蛋白的联结,防止发生胆红素脑病。

5. 配合换血治疗　换血疗法用于严重新生儿溶血病所致的黄疸,如大部分 Rh 溶血病和个别严重的 ABO 溶血病,需换血治疗,目的是降低血清间接胆红素的浓度。护士应做好换血前的准备,如与患儿家长沟通,用物、药品和环境的准备等。换血量一般为患儿全血量的 2 倍(150～180 mL/kg),多选用脐静脉或其他较大静脉。

6. 密切观察病情　注意观察生命体征的变化、黄疸的消退情况,注意有无胆红素脑病的神经系统早期改变征象,如精神反应差、吸吮无力、肌张力减退以及呼吸暂停和心动过缓等,并及时报告医生。

　案例分析

　　新生儿,女,出生后 4 天。体重 3250 g,皮肤巩膜发黄,不吃奶,烦躁,易激惹,偶有惊厥。查血清总胆红素 275 μmol/L。

　　1. 根据该新生儿的临床表现,应考虑为 _____。

A. 正常新生儿　　　　　　　B. 生理性黄疸　　　　　　　C. 高胆红素血症

D. 新生儿低血糖　　　　　　E. 新生儿颅内出血

　　2. 应立即采取的处理措施为 _____。

A. 换血疗法　　　　　　　　B. 光照疗法　　　　　　　　C. 输全血

D. 输血浆　　　　　　　　　E. 输清蛋白

　　3. 对该新生儿最主要的观察重点是 _____。

A. 尿量　　　　　　　　　　B. 瞳孔　　　　　　　　　　C. 体重

D. 皮肤、巩膜黄染的程度　　D. 体温变化

五、健康教育

　　向患儿家长讲解发生黄疸的常见原因、治疗效果及预后。介绍黄疸的预防知识,如预防新生儿溶血症、肝炎、败血症等疾病的发生;宣传孕期保健知识,对曾有流产、死胎史的夫妻,向其说明产前检查的重要性,如有异常,及时给予治疗;若为葡萄糖-6-磷酸脱氢酶缺乏症(G-6-PD)者,应嘱其忌食蚕豆及其制品,勿用樟脑丸来保管小儿衣物。对并发核黄疸留有后遗症的患儿,及时给予正确的康复治疗和护理指导。

【本节小结】

本节学习和护士执业资格考试要点如下。

(1) 理解生理性黄疸和病理性黄疸的定义,考试常考。

(2) 掌握黄疸的并发症:胆红素脑病(核黄疸)。

(3) 掌握引起黄疸的常见疾病如新生儿溶血病、胆道闭锁、母乳性黄疸等,特别是新生儿溶血病,护士执业资格考试出现频率较高。

【目标检测】

1. 患儿,女,出生后 7 天,诊断为新生儿黄疸,收入院行蓝光照射治疗。光疗时,护士应特别注意的是 _____。

A. 保护眼睛　　　B. 及时喂养　　　C. 监测血压　　　D. 保持安静　　　E. 皮肤清洁

（2～4 题共用题干）

新生儿,男,出生后 3 天。体重 3200 g,皮肤巩膜发黄,血清总胆红素 280 μmol/L。

2. 根据该新生儿的临床表现,应考虑为_____。

A. 正常新生儿　　　　　　　B. 生理性黄疸　　　　　　　C. 病理性黄疸

D. 新生儿低血糖　　　　　　E. 新生儿颅内出血

3. 应立即采取的处理措施为_____。

A. 换血疗法　　　B. 光照疗法　　　C. 输全血　　　D. 输血浆　　　E. 输清蛋白

4. 对该新生儿最主要的观察重点是_____。

A. 尿量　　　B. 瞳孔　　　C. 体重　　　D. 体温变化　　　E. 皮肤、黏膜黄染的程度

（5～6 题共用题干）

患儿,男,出生后 3 天,皮肤、巩膜出现黄染,精神、食欲尚好,大便黄色糊状,血清胆红素 128 μmol/L,血常规无异常,小儿血型为 O 型,其母为 B 型。

5. 该男婴最可能是_____。

A. 溶血性黄疸　　　　　　　B. 阻塞性黄疸　　　　　　　C. 先天性黄疸

D. 肝细胞性黄疸　　　　　　E. 生理性黄疸

6. 应立即采取的处理措施为_____。

A. 换血疗法　　　　　　　　B. 光照疗法　　　　　　　　C. 输全血

D. 输血浆或清蛋白　　　　　E. 不需处理

第七节　新生儿寒冷损伤综合征

一、概述

新生儿寒冷损伤综合征简称新生儿冷伤(病因),亦称新生儿硬肿症(症状)。由于受寒及其他多种原因如早产、感染、窒息引起,主要表现为低体温、皮肤发硬和水肿,严重者可发生多器官功能损害。主要发生在寒冷季节,重症感染及缺氧时四季均可发生,多在出生后 1 周内发病,早产儿多见。

1. 病因

（1）寒冷。

（2）早产。

（3）某些疾病,如严重感染、缺氧(窒息)、心力衰竭和休克等。

2. 病理生理

（1）新生儿体温调节与皮下脂肪组成特点。①新生儿尤其是早产儿体温调节中枢发育不成熟;② 皮肤表面积相对较大,血流丰富,皮肤薄,易于失热;③能量储备少,以棕色脂肪组织的化学产热方式为主,缺乏寒战等物理产热方式,产热不足;④新生儿皮下脂肪组织的饱和脂肪酸比不饱和脂肪酸多,前者熔点高,当受寒或其他原因引起体温降低时,皮脂容易发生硬化,出现硬肿症。

（2）寒冷损伤:寒冷环境或保温不当可使新生儿失热增加,当产热低于失热时,体温随即下降,继而引起外周小血管收缩,皮肤血流量减少,出现肢端发冷和微循环障碍;寒冷亦可引起心肌损害,导致缺氧、各种能量代谢紊乱和代谢性酸中毒,严重时发生多器官功能损坏。

（3）其他严重感染也易发生体温调节和能量代谢紊乱,出现低体温和硬肿。

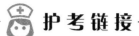 护考链接

新生儿硬肿症主要的致病因素是_____。

A.肺炎　　　　　B.腹泻　　　　　C.黄疸　　　　　D.贫血　　　　　E.寒冷

二、护理评估

（一）临床表现

本病多发生在冬、春寒冷季节,以早产儿多见。

1. 一般表现　早期吸乳差,哭声低,反应低下。

2. 低体温　体温<35℃,严重者<30℃,腋温与肛温(T_{A-R})差由正值变为负值。感染或夏季发病者可不出现低体温。

3. 硬肿　由皮脂硬化和水肿形成,其特点为皮肤硬肿,紧贴皮下组织,不能移动,按之似橡皮样,有水肿者压之有轻度凹陷。硬肿发生顺序:小腿→大腿外侧→整个下肢→臀部→面颊→上肢→全身。硬肿范围可按:头颈部20%,双上肢18%,前胸及腹部14%,背及腰骶部14%,臀部8%,双下肢26%计算。

4. 多器官功能损害　严重时可出现休克、弥散性血管内凝血(DIC)、急性肾功能衰竭等,肺出血是较常见的并发症。

5. 病情分度　根据全身情况、硬肿范围、腋肛温差,可分轻、中、重3度(表7-5)。

表 7-5　新生儿寒冷损伤综合征的病情分度

分度	体温		硬肿范围	全身情况及器官功能改变
	肛温	腋肛温差		
轻度	≥35℃	>0	<20%	无明显改变
中度	30~35℃	≤0	25%~50%	反应差、功能明显低下
重度	<30℃	<0	>50%	休克、DIC、肺出血、急性肾衰竭

（二）辅助检查

根据病情需要,检测血常规、动脉血气分析、电解质、血糖、尿素氮、肌酐,进行DIC筛查试验。

（三）治疗要点

复温是治疗的关键,逐渐使患儿体温恢复正常,同时供给能量和液体、对症治疗及合理用药。有感染者根据血培养和药敏试验结果选用相应抗生素;有DIC时慎用肝素;有出血倾向者给予止血药;休克时积极扩容、纠正酸中毒。

三、护理问题

1. 体温过低　与受寒、早产、感染、窒息等有关。

2. 营养失调　低于机体需要量,与能量摄入不足有关。

3. 有感染的危险　与机体免疫功能低下有关。

4. 潜在并发症　肺出血、DIC等多器官衰竭。

四、护理措施

1. 复温

（1）自产热复温:患儿肛温>30℃,可通过减少散热使体温回升。将患儿置于适中温度的暖箱中,

6～12小时可使体温恢复正常。

（2）外加热复温：肛温＜30 ℃，无论腋肛（T_{A-R}）温差如何，均应将患儿置于比肛温高1～2 ℃暖箱中进行外加热复温，每小时升高箱温0.5～1 ℃（最高不超过34 ℃），12～24小时可使体温恢复正常。

（3）其他方式复温：无上述条件者，可因地制宜采用温水浴、母亲怀抱、热水袋（注意水温不宜过高）、热炕等方法复温，但要注意避免烫伤。

2. 合理喂养　根据患儿的吸吮、吞咽及消化能力，选择适宜的营养供给方式，保证能量和水分的供给。如需输液，应注意所输液体需加温至35 ℃左右，有明显心、肾功能损害者应严格控制输液量及输液速度。

3. 预防感染　由于体温下降，引起机体免疫力降低，患儿易发生感染，而感染又可使硬肿加重，故应积极预防感染，如保护性隔离、清洁消毒、勤换尿布、避免肌内注射等。

4. 预防多器官衰竭　多器官衰竭可致死亡，应积极复温、加强保暖、防止低体温；遵医嘱正确用药，并观察疗效与毒副作用；注意观察生命体征、硬肿范围、尿量、有无DIC、肺出血等，详细记录，如有异常，及时报告医生，并备好抢救药品和设备，进行有效的抢救。

护考链接

患儿，日龄7天，诊断为新生儿寒冷损伤综合征，下列处理措施哪项不妥？_____
A.积极治疗原发病　　　　B.尽量减少肌内注射　　　　C.应快速复温
D.合理喂养　　　　　　　E.预防感染

五、健康教育

介绍引起新生儿寒冷损伤综合征的病因，耐心解答患儿家长提出的问题，向患儿家长提供新生儿保暖、喂养、预防感染等相关知识，避免本病的发生。

【本节小结】

新生儿寒冷损伤综合征又称新生儿硬肿症，分别从病因和体征两方面来命名，护士执业资格考试和学习要点主要有以下几点。

（1）主要病因：寒冷、早产、感染和窒息。

（2）临床以低体温、皮肤硬肿为特征，以硬肿的部位、顺序为重点。

（3）治疗和护理都以复温为主，特别要注意复温时间。

【目标检测】

1. 关于新生儿寒冷损伤综合征，下列哪项不正确？_____。
A.多发生在寒冷季节　　　　B.常伴有低体温　　　　C.多发生在早产儿
D.硬肿最先出现在上肢　　　E.重症伴多脏器损害

2. 患儿，女，日龄4天，足月顺产。现该患儿反应低下，拒乳，哭声低弱，下肢及臀部皮肤暗红、发绀，压之凹陷，拟诊为新生儿寒冷损伤综合征。在进一步收集的评估资料中，对判断病情最有价值的是_____。
A.体重　　　　B.体温　　　　C.呼吸　　　　D.脉搏　　　　E.血压

3. 某患儿因"新生儿硬肿症"入院，其家长可能出现的心理反应中不包括_____。
A.焦虑不安　　B.否认疾病　　C.角色紊乱　　D.害怕担忧　　E.自我责怪

（4、5题共用题干）

新生儿，女，出生第5天。因全身冰冷，拒乳24小时入院。查体：T 35 ℃，反应差，皮肤呈暗红色，心音低钝，双小腿皮肤如硬橡皮样，脐带已脱落。

4. 该患儿最可能的诊断是_____。

A. 新生儿水肿 　　　　　　　B. 新生儿红斑 　　　　　　　C. 新生儿寒冷损伤综合征

D. 新生儿败血症 　　　　　　E. 新生儿皮下坏疽

5. 该患儿应首先采取的护理措施是_____。

A. 指导母乳喂养 　　　　　　B. 复温 　　　　　　　　　　C. 加强脐部护理

D. 给予氧气吸入 　　　　　　E. 遵医嘱用抗生素

第八节　新生儿脐炎的护理

一、概述

新生儿脐炎是指细菌侵入脐带残端,并繁殖所致的急性炎症。金黄色葡萄球菌是最常见的病原体,其次为大肠埃希菌、铜绿假单胞菌、溶血性链球菌等。

二、护理评估

（一）临床表现

（1）轻者脐轮与脐周轻度红肿,或伴有少量浆液脓性分泌物,或脐带根部脱落后伤口不痊愈,脐窝湿润。

（2）重者脐部及脐周明显红肿发硬、脓性分泌物多且有臭味。

（3）炎症扩散可形成蜂窝织炎,细菌入血可引起败血症,伴有全身中毒症状。

（4）慢性脐炎时局部形成脐部肉芽肿,为一个突出的小的樱红色肿物,常流黏性分泌物,经久不愈。

 案例分析

患儿,女,足月新生儿。出生后10天,吃奶差,精神欠佳。脐部出现红肿、渗液,最可能的诊断是_____。

A. 新生儿感染 　　　　　　　B. 新生儿脐炎 　　　　　　　C. 新生儿湿疹

D. 新生儿破伤风 　　　　　　E. 新生儿败血症

（二）辅助检查

辅助检查包括血常规、脐部分泌物细菌培养。

（三）治疗要点

治疗要点为清除局部感染病灶、选择适宜抗生素、对症治疗等。

三、护理问题

1. 皮肤完整性受损　与脐炎感染性病灶有关。

2. 潜在并发症　败血症、腹膜炎。

四、护理措施

1. 脐部护理

（1）洗澡时，注意不要洗湿脐部，洗毕用消毒干棉签吸干脐部，并用75％乙醇消毒，保持局部干燥。

（2）脐部护理时应先洗手，注意保暖，以免受寒。

（3）轻症者局部用3％过氧化氢及75％乙醇，从脐的根部由内向外环形彻底清洗消毒，每天3次。如有脐部化脓、蜂窝组织炎或出现全身症状，遵医嘱应用抗生素。

（4）有脓肿形成者需切开引流，有肉芽肿形成者可用10％硝酸银溶液烧灼。

2. 观察病情，预防并发症　观察患儿有无面色灰白、不吃奶或吸吮无力、不哭、不动、反应低下、发热或体温不升、黄疸等败血症的表现，若有，及时报告医生，准备好药物及物品，积极配合医生进行处理。

五、健康教育

要求孕妇到医院分娩，使用新法接生，正确断脐；向患儿家长宣教正确的消毒方法，教会其对脐部正常护理。

【本节小结】

金黄色葡萄球菌是最常见的病原体，青霉素是常用的抗生素，常见并发症有败血症。护士执业资格考试出题不多。

【目标检测】

1. 患儿，女，出生4天，母乳喂养，因出生第3天食奶量明显减少，第4天皮肤出现黄染就诊。体检：体温36℃，脐部红肿伴有脓性分泌物，诊断为新生儿脐炎。局部皮肤常用的消毒药物是_____。

A.30％乙醇　　　　　B.95％乙醇　　　　　C.0.1％新洁尔灭（苯扎溴铵）

D.3％过氧化氢　　　E.0.5％碘附

2. 新生儿脐炎最常见的致病菌为金黄色葡萄球菌，治疗应首选的抗生素是_____。

A.庆大霉素　　B.头孢呋辛　　C.林可霉素　　D.红霉素　　E.阿米卡星

第九节　新生儿败血症

一、概述

新生儿败血症是指各种病原体侵入新生儿血循环并生长繁殖，产生毒素而引起的全身性感染。早产儿多见，出生体重越轻，发病率、死亡率越高，是新生儿期重要感染性疾病之一。

（一）病因

新生儿免疫系统功能不完善，感染后局限能力差，血中补体少，白细胞在应激状态下杀菌力下降，T细胞对特异性抗原反应差，细菌容易侵入血液循环而发生全身感染。

（二）病原体

我国以金黄色葡萄球菌最多见，其次为大肠埃希菌等革兰阴性杆菌。近年来，随着新生儿重症监护室（NICU）的发展，极低出生体重儿存活率的提高以及静脉留置针、气管插管等技术的广泛应用，表皮金黄色葡萄球菌、克雷伯杆菌、铜绿假单胞菌等条件致病菌的感染有增加趋势。

新生儿败血症最常见的病原体是_____。

A. 大肠埃希菌　　　　　　　B. 金黄色葡萄球菌　　　　　　C. 克雷伯杆菌

D. 铜绿假单胞菌　　　　　　E. 链球菌

（三）感染途径

1. 产前感染　与母亲的感染性疾病有关,特别是羊膜腔感染。

2. 产时感染　胎膜早破、产程延长、分娩消毒不严等均可发生感染。

3. 产后感染　以产后感染最多,细菌经脐部、皮肤黏膜或呼吸道、消化道侵入血液,也可通过雾化器、吸痰器和各种导管、插管造成医源性感染。

二、护理评估

（一）临床表现

1. 分型　新生儿败血症依据发病时间可分为早发型和晚发型。出生后 7 天内起病称为早发型新生儿败血症,常由母亲垂直传播引起,发生在出生前或出生时,病原体以大肠埃希菌为主,病死率高。出生7 天后起病称为晚发型新生儿败血症,发生在出生时或出生后,与周围的生活环境有关,病原体以金黄色葡萄球菌为主,病死率较早发型低。

2. 临床症状　临床表现不典型,无特征性表现,尤其是早产儿。一般表现为反应差、嗜睡、发热或体温不升、不吃、不哭、不动、体重不增或增长缓慢等症状。但如出现以下症状,应考虑败血症的可能。

（1）黄疸:有时是败血症的唯一表现,表现为生理性黄疸迅速加重或退而复现,严重者有胆红素脑病表现。

（2）肝脾大。

（3）出血倾向:皮肤可见淤点、淤斑、针眼处渗血,消化道出血、肺出血等。

（4）休克、DIC:重症患儿有心动过速、心律失常、面色苍灰、皮肤发花、血压下降、少尿或无尿,如出现新生儿寒冷损伤综合征,常提示预后不良。

（5）感染病灶:如化脓性病灶、脐炎等。

（6）其他:如胃肠道功能紊乱,重症患儿可出现中毒性肠麻痹、呼吸窘迫、呼吸不规则或暂停等,常并发化脓性脑膜炎。

案例分析

一足月新生儿出生后第 9 天,黄疸加重,体温不升,拒乳、呕吐、嗜睡,有时尖叫。查体:精神差,面色发灰,双眼凝视,口角歪斜,囟门饱满,心肺正常,脐部见脓性分泌物。血白细胞 40.1×10^9/L,血清钙 2.2 mmol/L。此患儿最可能的诊断是_____。

A. 新生儿败血症,脐炎　　　B. 新生儿败血症,脐炎,低钙血症　　　C. 新生儿颅内出血,脐炎

D. 新生儿低钙血症,脐炎　　E. 新生儿败血症,化脓性脑膜炎,脐炎

（二）辅助检查

1. 血常规　白细胞总数升高、中性粒细胞增高有诊断价值。

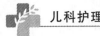

2. 病原学检查

（1）血培养：应在抗生素使用之前进行，抽血时必须严格消毒；阳性有诊断意义，但阴性不能排除本病。

（2）脑脊液、尿培养：除做脑脊液培养外，还应做脑脊液涂片找细菌；尿培养阳性有助于诊断。

（3）其他：可酌情进行胃液、脐部、咽拭子、外耳道分泌物等涂片和培养，对本病有参考意义。

（三）治疗要点

1. 合理使用抗生素　抗生素的应用要早期、经静脉、联合、足量、足疗程，血培养阳性者，疗程至少10天，有并发症者应治疗3周以上。

2. 支持、对症治疗　注意保暖、给氧，及时补充能量和液体；清除感染灶，纠正酸中毒及电解质紊乱；必要时可输注新鲜血浆或全血、粒细胞、血小板及免疫球蛋白。

三、护理问题

1. 体温调节无效　与体温调节中枢发育不完善及感染有关。

2. 皮肤完整性受损　与局部感染病灶有关。

3. 营养失调　与营养摄入不足及病程长、代谢消耗过多有关。

4. 潜在并发症　化脓性脑膜炎。

四、护理措施

1. 维持体温正常　当体温过高时，可通过调节环境温度、松解包被、多喂水或温水浴来降低体温。不宜采用退热剂或乙醇擦浴、冷盐水灌肠等刺激性强的降温方法。降温处理后30分钟复测体温1次并记录。体温低时要及时保暖，可用预热后的柔软棉被包裹，让母亲怀抱，使用热水袋、热水瓶等，必要时用新生儿暖箱或远红外辐射床复温。

2. 及时处理感染病灶　及时处理感染病灶，如脐炎、脓疱疮、皮肤黏膜破损等，促进病灶早日愈合。遵医嘱用抗生素，同时注意药物毒副作用。

3. 保证营养供给　有吸吮及吞咽能力的患儿，继续母乳喂养，但主张少量多次，耐心喂哺。吸吮及吞咽能力差者，可管饲喂乳。危重或消化能力极差者，遵医嘱静脉补充营养，如血浆、清蛋白、新鲜血等。必要时可每天测量1次体重，以评估疗效和判断营养状况。

4. 预防化脓性脑膜炎　积极控制感染，遵医嘱正确使用抗生素，如静脉用药时间长，要注意保护静脉，有计划地更换穿刺部位。密切观察病情，如出现面色青灰、突然尖叫、频繁呕吐、前囟饱满、两眼凝视等表现，提示可能发生化脓性脑膜炎，及时报告医生，并重新评估、调整护理计划。

五、健康教育

向患儿家长讲解有关败血症知识，说明使用抗生素治疗的意义及必要性。树立其对患儿康复的信心，积极配合医院的医护活动。做好患儿家长的心理护理，使其对可能出现的并发症有心理准备。向患儿家长介绍预防新生儿感染的方法，指导其正确喂养和护理，让其了解新生儿有感染时，应及时彻底治疗，以防感染扩散引起败血症。

【本节小结】

通过对新生儿败血症的学习，掌握常见病原体、临床表现和治疗药物。护士执业资格考试一般考诊断及抗生素的使用和注意事项，而并发症（化脓性脑膜炎）这一考点也频繁以案例形式出现，要特别注意。

【目标检测】

1. 女婴，出生9天，因不吃奶、不哭9小时急诊入院，查体：体温不升，重病面容，面色苍黄，前囟平，颈软，心音略钝，肺正常，腹胀，肝右肋下3.0 cm，脐有少许分泌物，血 WBC 5.4×10^9/L（N 0.70，L 0.30），该患儿最可能的诊断是_____。

A. 新生儿肺炎　　　　　　B. 新生儿硬肿症　　　　　　C. 新生儿败血症

D. 新生儿颅内出血　　　　E. 新生儿脐炎

2. 出生 21 天的男婴,不规则发热 10 天。皮肤黄染,有少许小脓疱,肝脾大。白细胞 18.0×10^9/L (N 0.86),黄疸指数为 50,胆红素 5 mg/dL,SGPT 30 U,尿胆红素阳性,母亲血型为 B 型,患儿血型为 O 型,大便黄软。该患儿最可能的诊断为_____。

A. 生理性黄疸　　　　　　B. 新生儿肝炎　　　　　　C. 先天性胆道闭锁

D. 新生儿败血症　　　　　E. ABO 血型不合

3. 日龄 10 天新生儿,近 4 天拒奶,低热,哭声弱,今惊厥 2 次,查体反应差,皮肤巩膜明显黄染。心音低钝,肝肋下 3 cm,前囟饱满,脐部少许分泌物,该患儿应首先做哪项化验检查?_____

A. 血培养+脑脊液培养　　B. 脐部分泌物培养　　　　C. 脑脊液培养

D. X 线(胸部)检查　　　　E. 血胆红素及尿三胆检查

第十节　新生儿肺炎

一、概述

新生儿肺炎,按病因可分为吸入性肺炎和感染性肺炎。吸入性肺炎是指胎儿或新生儿吸入羊水、胎粪及乳汁等引起的肺部感染。根据吸入物不同又分别称为羊水吸入性肺炎、胎粪吸入性肺炎及乳汁吸入性肺炎。感染性肺炎是新生儿常见疾病,也是新生儿感染最常见的形式和死亡的重要原因。

1. 吸入性肺炎　胎儿或新生儿吸入羊水、胎粪及乳汁等引起。

2. 感染性肺炎　细菌、病毒、原虫、真菌等病原体均可引起。感染可发生在出生前、出生时及出生后,以出生后感染发生率最高。出生前和出生时感染以风疹病毒、巨细胞病毒、大肠埃希菌等为主,出生后以金黄色葡萄球菌、大肠埃希菌、呼吸道合胞病毒、腺病毒感染多见。

二、护理评估

(一) 临床表现

1. 吸入性肺炎

(1) 羊水、胎粪吸入者:多有宫内窘迫和(或)出生时窒息,胎粪吸入者可有皮肤、黏膜、指(趾)甲被胎粪污染。在复苏或出生后出现呼吸急促、呼吸困难、鼻翼扇动、点头呼吸、三凹征,双肺可闻及啰音;胎粪吸入者病情常较重。

(2) 乳汁吸入性肺炎:患儿常伴有喂奶时呛咳,乳汁从口腔、鼻腔流出,面色发绀,吸入量过多可引起窒息。少量多次吸入者,常伴有咳嗽、气促等症状。

2. 感染性肺炎　出生前感染(宫内感染性肺炎)的患儿常在出生时有窒息史,多在分娩后 24 小时内发病。出生时感染者常经过一定潜伏期才发病(细菌性感染在出生后 3～5 小时发病)。而出生后感染者多在出生后 5～ 7 天发病。

症状一般不典型,主要表现为体温不稳定,反应低下,口吐白沫,呼吸急促、不规则,唇周发绀,肺部啰音也不明显,或在患儿啼哭时于吸气末可闻及细湿啰音。病情严重者可出现心力衰竭、腹胀、硬肿、出血、惊厥等。金黄色葡萄球菌肺炎易并发气胸、脓胸、脓气胸等。

案例分析

　　早产儿,男,日龄5天,因不吃奶、哭声弱、周身凉2天入院。体检:体温不升,呼吸不规则,面色发绀,皮肤冷并呈紫红色,双下肢、臀部、下腹部及面颊部皮肤发硬,压之微凹陷,似硬橡皮样,双肺可闻及少量湿啰音,该患儿最可能的诊断是_____。
　　A.新生儿水肿合并肺炎　　　B.新生儿硬肿症合并肺炎　　C.新生儿败血症
　　D.新生儿皮下坏疽　　　　　E.新生儿肺透明膜病

（二）辅助检查

1. X线检查
（1）吸入性肺炎:胸片示双肺纹理增粗,常伴有肺气肿或肺不张,重症者有气胸或纵隔气肿。
（2）感染性肺炎:细菌性肺炎常表现为两肺弥漫性模糊影,密度不均;金黄色葡萄球菌合并脓胸、气胸或肺大疱时可见相应的X线改变;病毒性肺炎以间质病变、两肺膨胀过度、肺气肿为主。

2. 血气分析　　PaO_2,pH下降,$PaCO_2$升高。

3. 血液检查　　外周血白细胞总数升高提示细菌感染,白细胞总数降低可见于病毒感染或体弱儿、早产儿。

4. 病原学检查　　取呼吸道分泌物、血液做细菌培养、病毒分离;应用免疫学检查检测细菌抗原、病毒抗体及衣原体特异性的IgM等。

（三）治疗要点

1. 保持呼吸通畅　　迅速清除吸入物、分泌物。

2. 控制感染　　针对不同病原体选用相应抗生素。用药原则:早期、联合、足量、足疗程、静脉给药,注意药物的副作用。如大肠杆菌肺炎选用阿米卡星加氨苄西林;乙型溶血性链球菌、肺炎双球菌肺炎选用青霉素;金黄色葡萄球菌肺炎可用新型青霉素、第3代头孢菌素;单纯疱疹病毒性肺炎可用阿昔洛韦;衣原体肺炎首选红霉素。

3. 对症处理　　并发气胸而又需要正压通气时应先做胸腔闭式引流;合并纵隔气肿者,可从胸骨旁第2、3肋间抽气做纵隔减压,无效时,可行胸骨上切开引流或剑突下闭式引流。

4. 支持疗法　　根据患儿病情给予吸氧、纠正酸中毒、保暖及合理喂养等。

三、护理问题

1. 清理呼吸道无效　　与吸入物和咳嗽反射差有关。
2. 气体交换受损　　与气道受阻、肺部病变有关。
3. 营养失调　　与摄入不足、消耗增加有关。
4. 体温调节无效　　与感染后机体免疫反应有关。
5. 潜在并发症　　心力衰竭、气胸、脓胸或脓气胸等。

护考链接

　　患儿,男,日龄7天,因气促、口吐泡沫1天来诊。体检:口周发绀,呼吸快,偶有不规则,心音有力,肺部听诊未见异常。首优护理问题是_____。
　　A. 清理呼吸道无效　　　　　B. 气体交换受损　　　　　C. 营养失调
　　D. 体温调节无效　　　　　　E. 潜在并发症

四、护理措施

1. 保持呼吸道通畅　及时、有效清理呼吸道,定时翻身、拍背,痰液黏稠者可遵医嘱给予雾化吸入;痰多且无力排出者应及时吸痰。

2. 合理用氧　根据患儿病情和血氧情况采取不同的给氧方式,如鼻导管、面罩及头罩等,使 PaO_2 维持在 $60\sim80$ mmHg($7.9\sim10.7$ kPa);重症合并有呼吸衰竭者,给予正压通气治疗。

3. 保证充足的能量和水分　依据患儿病情,及时给予能量和水分的补充;重症患儿予以管饲或经静脉补充能量及液体;必要时输给血浆、清蛋白、脂肪乳等。

4. 保持体温正常　根据患儿体温变化情况,采取合适方法维持正常体温。

5. 严密观察病情变化

(1) 若患儿突然出现呼吸明显增快、心率加快、烦躁不安、肝脏迅速增大,提示可能并发心力衰竭,遵医嘱给予吸氧、强心、利尿、镇静等处理。

(2) 若患儿突然呼吸急促伴明显青紫时,考虑可能发生了气胸或脓气胸,应立即做好胸腔引流的准备。

五、健康教育

向患儿家长讲述本病的相关知识,如病因、临床表现、治疗措施、护理要点及预后;指导其合理喂养,注意保暖,避免着凉。

【本节小结】

新生儿肺炎的分类、临床表现、给氧是学习要点。护士执业资格考试出题比例不高,但并发症(心力衰竭)偶有出现,应引起注意。

【目标检测】

1. 新生儿肺炎早期最主要的临床特点是_____。

A. 发热伴剧咳　　　　　　　　　　　　　B. 气急伴鼻翼扇动

C. 肺部密布细湿啰音　　　　　　　　　　D. 反应差,口吐泡沫

E. X 线摄片正常

2. 出生后 6 天,足月女婴,气促 1 天,口吐泡沫来急诊。体检:口周发绀,呼吸快,偶有不规则,心音有力,肺部听诊未见异常,以下除哪项外应立即进行? _____

A. 应用强心剂　　　　　　　　　　　　　B. 胸部 X 片检查

C. 做血气分析　　　　　　　　　　　　　D. 吸氧

E. 静脉给抗生素

第十一节　新生儿低血糖

一、概述

新生儿出生后血糖浓度有一个自然下降继而上升的过程,并且许多低血糖的新生儿并无任何临床症状和体征,因此,对于新生儿低血糖的定义未完全统一。目前多数学者认为全血血糖<2.2 mmol/L(40 mg/dL)应诊断为新生儿低血糖,不需要考虑出生体重、胎龄和出生日龄。新生儿低血糖分暂时性低

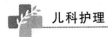

血糖和持续性低血糖两类。

1. 暂时性低血糖　低血糖持续时间较短,不超过新生儿期。多数病例为出生后暂时性低血糖。

(1) 葡萄糖产生过少和需要量增加:①与肝糖原、脂肪、蛋白质储存不足和糖原异生功能低下有关,见于早产儿、小于胎龄儿等;②由能量摄入不足、糖需要增加而糖原异生作用低下所致,如败血症、新生儿寒冷损伤综合征、先天性心脏病等。

(2) 葡萄糖消耗增加:多见于母亲患糖尿病的婴儿、Rh溶血病、窒息缺氧及婴儿胰岛细胞增生症等,均由高胰岛素血症所致。

2. 持续性低血糖　低血糖持续到婴儿期或儿童期,或反复发生(顽固性低血糖)。主要见于胰岛细胞增生症、胰岛细胞腺瘤、糖原贮积症、先天性垂体功能不全等先天性内分泌和代谢缺陷疾病。

二、护理评估

(一) 临床表现

(1) 无症状或无特异性症状,仅表现为反应差或烦躁、喂养困难、哭声异常、肌张力低、激惹、惊厥、呼吸暂停等。

(2) 经补充葡萄糖后症状消失、血糖恢复正常。如反复发作,需考虑糖原贮积症、先天性垂体功能低下和胰高血糖素缺乏症等。

(二) 辅助检查

(1) 血糖测定:高危儿应在出生后4小时内反复监测血糖,常用微量纸片法测定血糖,异常者采静脉血测定血糖以明确诊断。对可能发生低血糖者可在出生后持续监测血糖。

(2) 持续顽固性低血糖者应酌情行胰岛素、胰高血糖素、甲状腺素、促甲状腺素、生长激素及皮质醇等检查,以明确是否患有先天性内分泌疾病或代谢性缺陷病。

(三) 治疗要点

由于并不能确定引起脑损伤的低血糖阈值,因此不管有无症状,低血糖患儿均应及时治疗。

(1) 无症状低血糖:可进食葡萄糖,如无效,改为静脉输注葡萄糖。对有症状患儿都应静脉输注葡萄糖。

(2) 对持续或反复低血糖者,除静脉输注葡萄糖外,结合病情给予氢化可的松静脉点滴、胰高血糖素肌内注射或泼尼松口服。

三、护理问题

1. 营养失调　与摄入不足、消耗增加有关。

2. 潜在并发症　呼吸暂停、惊厥等。

四、护理措施

1. 维持血糖稳定

(1) 加强喂养,防止低血糖发生:出生后能进食者尽早喂养,根据病情给予10%葡萄糖或吸吮母乳。早产儿或窒息儿尽快建立静脉通道,保证葡萄糖输注。

(2) 监测:定期监测血糖,静脉输注葡萄糖时及时调整输注量及速度,防止治疗过程中发生医源性高血糖,用输液泵控制并每小时观察记录1次。高危儿应在出生后4小时内反复监测血糖,以后每隔4小时复查,直到血糖浓度稳定。

2. 密切观察变化　密切观察患儿神志、呼吸、哭声、肌张力及抽搐等情况,注意有无震颤、多汗、呼吸暂停等,如发现呼吸暂停,立即给予拍背、弹足底等初步处理并及时报告医生。

护考链接

新生儿,女,胎龄 35 周,出生后第 1 天,基本情况可。其母尚无乳汁分泌。为预防新生儿低血糖,护理措施中重点是_____。

　　A. 可试喂米汤　　　　　　　　B. 及时喂葡萄糖水

　　C. 应果断进行人工喂养　　　　D. 配合进行静脉滴注葡萄糖溶液

　　E. 等待母亲乳汁开始分泌再开奶,坚持母乳喂养

五、健康教育

向患儿家长讲解疾病相关知识,取得其配合;指导合理喂养,保证足够热量。

【本节小结】

本节比较简单,只需记住低血糖对应血糖浓度数值,护士执业资格考试极少考本节内容。

【目标检测】

1. 凡全血血糖低于多少可判断新生儿低血糖症?　_____

A. 3.2 mmol/L　　　　　　B. 3.9 mmol/L　　　　　　C. 7.0 mmol/L

D. 11.1 mmol/L　　　　　E. 2.2 mmol/L

2. 关于新生儿低血糖,错误的是_____。

A. 可有惊厥　　　　　　　B. 血糖 < 2.2 mmol/L　　　C. 血糖低于正常者均应治疗

D. 可用泼尼松　　　　　　E. 可用胰岛素

第十二节　新生儿低钙血症

一、概述

新生儿低钙血症是新生儿惊厥的常见原因之一,指血清总钙 < 1.75 mmol/L(7 mg/dL),游离钙 < 1 mmol/L(4 mg/dL),主要因新生儿甲状旁腺功能暂时受抑制所致,是新生儿惊厥的常见原因之一。

1. 早期低血钙　　发生于出生后 72 小时内,多见于窒息患儿、早产儿、小于胎龄儿、糖尿病及妊娠高血压疾病母亲所生婴儿。

2. 晚期低血钙　　发生于出生 72 小时后,多见于牛乳喂养的新生儿。主要因牛乳中磷含量高,钙磷比例不适宜导致钙吸收差,同时,新生儿肾小球滤过率低,肾小管对磷的重吸收能力较强,导致血磷过高,血钙沉积于骨,而发生低钙血症。也见于长期肠吸收不良的患儿。

3. 其他　　其他低血钙多见于维生素 D 缺乏或先天性永久性甲状旁腺功能不全等。

二、护理评估

(一) 临床表现

症状于出生后 5～10 天出现。主要为神经肌肉兴奋性增高,出现呼吸暂停、激惹、烦躁不安、肌肉抽动及震颤、惊跳,重者发生惊厥,手足搐搦和喉痉挛在新生儿少见。惊厥发作时常伴有呼吸暂停和发绀。

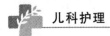

发作间期神志清楚、一般情况良好。

（二）辅助检查

1. 血清学检查　血清总钙<1．75 mmol/L(7 mg/dL)，游离钙<1 mmol/L(4 mg/dL)，血磷>2.6 mmol/L(8 mg/dL)，碱性磷酸酶多正常。

2. 心电图检查　可见 QT 间期延长，早产儿>0.2 秒、足月儿>0.19 秒提示低钙血症。

（三）治疗要点

1. 补充钙剂　凡因严重低钙导致惊厥发作或心力衰竭时，需立即静脉补钙，甲状旁腺功能不全者除补钙外，同时给予维生素 D。

2. 调整饮食　停喂含磷过高的牛乳，改用母乳或钙磷比例适当的配方乳。

三、护理问题

1. 营养失调　与钙的吸收不良、血磷浓度过高等有关。
2. 有窒息的危险　与惊厥、喉痉挛有关。

四、护理措施

1. 维持血钙浓度正常

（1）补充钙剂：遵医嘱静脉使用 10％葡萄糖酸钙，用 5％～10％葡萄糖稀释 1～2 倍；推注要缓慢（10～15 分钟），经稀释后药液推注速度<1 mL/min，必要时间隔 6～8 小时再给药 1 次，并予以心电监护。当患儿心率小于 80 次/分时，应停止用药；静脉用药时应防止药液外渗，一旦外渗，应立即更换注射部位，并用 25％～50％ 硫酸镁湿敷或用 2％普鲁卡因局部封闭。口服葡萄糖酸钙应在两次喂奶间隔，禁与牛奶搅拌在一起，以免影响钙吸收。

🩺 **护考链接**

新生儿发生低血钙，当心率低于多少时，应停止静脉注射葡萄糖酸钙？_____
A. 50 次/分　　　　B. 60 次/分　　　　C. 70 次/分　　　　D. 80 次/分　　　　E. 90 次/分

（2）鼓励母乳喂养，无条件母乳喂养者，应予新生儿配方奶喂养。

2. 观察病情　加强巡视，备好吸引器、氧气、气管插管、气管切开等急救用品，一旦发生喉痉挛、呼吸暂停，应配合医生立即抢救。

五、健康教育

介绍育儿知识，鼓励母乳喂养或应用钙磷比例适当的配方乳；多晒太阳；早产儿、低出生体重儿、双胎儿应于出生后 1 周开始补充钙剂和维生素 D，牛奶喂养的新生儿和患病的新生儿提早补充。

【本节小结】
通过对本节的学习，要注意以下几点。
（1）血钙浓度。
（2）甲状旁腺的影响。
（3）急救护理时钙的应用。

【目标检测】
1. 新生儿低血钙是指_____。
A. 血清总钙<0.9 mmol/L　　　　　　B. 血清总钙<1.75 mmol/L
C. 血清游离钙<1.8 mmol/L　　　　　D. 血清游离钙<9 mmol/L

E. 血清磷<2.6 mmol/L

（2、3 题共用题干）

患儿,女,足月顺产,牛奶喂养。12 天后出现烦躁不安,易激惹,四肢肌张力增高,腱反射增强。血钙1.6 mmol/L。

2. 该患儿最可能的诊断是_____。

A. 新生儿缺血缺氧性脑病　B. 新生儿低血糖　　　　C.新生儿破伤风

D. 新生儿低钙血症　　　　E. 新生儿颅内出血

3. 该患儿首先应采取哪项治疗措施?_____

A.静脉补充钙剂　　　　　B.吸氧　　　　　　　　C.静脉推注葡萄糖

D.用地西泮止惊　　　　　E.用苯巴比妥钠止惊

【目标检测答案】

第一节:1. D　2. A　3. E

第二节:1. E　2. D　3. C　4. C　5. A　6. C　7. A　8. C

第三节:1. C　2. C　3. C　4. D

第四节:1. B　2. D　3. C

第五节:1. D　2. D　3. E　4. D

第六节:1. A　2. C　3. B　4. E　5. E　6. E

第七节:1. D　2. B　3. C　4. C　5. B

第八节:1. D　2. B

第九节:1. C　2. D　3. A

第十节:1. D　2. D

第十一节:1. E　2. E

第十二节:1. B　2. D　3. A

第八章　营养性疾病患儿的护理

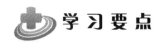

扫码看课件

　　小儿处于生长发育的关键时期,营养的供给极其重要。通过本章的学习,掌握营养不良的护理评估、护理问题、护理措施,熟悉其病因和健康教育,了解其发病机制;掌握小儿单纯性肥胖的护理评估及护理措施;掌握营养性维生素 D 缺乏性佝偻病的护理问题、护理评估、护理措施,熟悉其发病机制和健康教育,了解其病因;掌握维生素 D 缺乏性手足搐搦症的护理评估、护理问题、护理措施,熟悉其病因及发病机制和健康教育。

第一节　蛋白质-能量营养不良

一、概述

　　蛋白质-能量营养不良(PEM)是缺乏能量和(或)蛋白质所致的一种慢性营养缺乏症。主要见于 3 岁以下婴幼儿,临床以体重不增、体重下降、渐进性消瘦或水肿、皮下脂肪减少或消失为特征,常伴有各系统器官不同程度的功能紊乱及新陈代谢失常。

　　1. 病因

　　(1) 喂养不当:婴幼儿营养不良的主要原因,如母乳量不足或人工喂养时调配过稀,又未及时添加辅食导致营养摄入不足;骤然断奶,造成消化功能紊乱;长期以粥、米粉等淀粉类食物为主,缺乏蛋白质和脂肪。较大儿的营养不良多为婴儿期营养不良的继续或长期厌食、偏食、挑食、吃零食过多等引起。

　　(2) 疾病影响:消化系统疾病如慢性腹泻、肠吸收不良综合征,先天畸形如唇裂、腭裂、幽门狭窄等影响食物的消化和吸收可导致本病。另外,消耗量增加如长期发热、恶性肿瘤等也会引起本病的发生。

　　(3) 需要量增加:如早产、双胎、多胎因追赶生长而需要量增加引起营养相对不足。

　　2. 临床分度　临床分为轻度、中度、重度营养不良。

二、护理评估

　　(一) 临床表现

　　1. 体重改变　最早表现为体重不增,继之体重下降。

　　2. 皮下脂肪减少　首先累及腹部皮下脂肪,以后为躯干、臀部、四肢,最后是面颊。严重者皮下脂肪消失,患儿额部出现皱褶,两颊下陷,颧骨凸出,貌似"老人"状。

3. 其他状况　皮肤干燥、苍白,肌肉松弛,肌肉萎缩呈"皮包骨",各系统器官功能低下,如体温降低、心率减慢、血压下降、食欲低下、腹泻等。严重蛋白质缺乏者出现营养不良性水肿。

护考链接

1. 患儿发生营养不良时,皮下脂肪最先消耗的部位是_____。

A. 躯干　　　　　B. 臀部　　　　　C. 腹部　　　　　D. 四肢　　　　　E. 面部

2. 苯丙酸诺龙治疗营养不良的主要药理作用是_____。

A. 促进消化　　　　　　　　　B. 促进机体蛋白质合成

C. 降低血糖,增加饥饿感　　　D. 改善味觉

E. 清除肠道寄生虫

（二）临床分度与分型

（1）分度:根据体重、腹部皮下脂肪厚度、身高、肌张力和精神状况等表现不同,营养不良可分为轻（Ⅰ）、中（Ⅱ）、重（Ⅲ）三度（表 8-1）。

表 8-1　婴幼儿营养不良分度

分度	体重低于正常的百分比	占理想体重百分比	腹壁皮下脂肪厚度	身高（长）	皮肤颜色及弹性	肌张力及肌肉情况	精神状况
轻度	15%～25%	81%～90%	0.4～0.8 cm	正常	正常或稍苍白	基本正常	正常
中度	26%～40%	70%～80%	<0.4 cm	低于正常	苍白、弹性差	张力降低,肌肉松弛	烦躁不安
重度	>40%	<70%	消失	明显低于正常	多皱纹,弹性消失	张力明显降低,肌肉萎缩	萎靡、呆滞、烦躁与抑制交替出现

（2）根据身高（长）与体重减少的情况,5 岁以下小儿营养不良可分为以下三型。

①体重低下:体重低于同年龄、同性别参照人群值的均数减 2 个标准差（SD）。该项指标主要反映患儿有慢性或急性营养不良。

②生长迟缓:身高（长）低于同年龄、同性别参照人群值的均数减 2 个标准差（SD）。该项指标主要反映患儿慢性、长期营养不良。

③消瘦:体重低于同性别、同身高（长）参照人群值的均数减 2 个标准差（SD）。该项指标主要反映患儿近期、急性营养不良。

案例分析

2 岁小儿,体检结果为体重 10 kg,身高 81 cm,腹壁皮下脂肪厚度 0.6 cm,皮肤苍白。对该小儿的营养评价应为_____。

A. 营养良好　　　B. 营养过剩　　　C. 轻度营养不良

D. 中度营养不良　　　E. 重度营养不良

（三）辅助检查

人血清白蛋白降低为其特征性改变,但其半衰期较长而不够灵敏;胰岛素样生长因子1(IGF-1)水平下降被认为是早期诊断的灵敏、可靠的指标,因其不受肝功能的影响。

（四）治疗要点

早发现,早治疗。主要采取综合治疗措施,包括积极处理各种危及生命的合并症、改进喂养方法、调整饮食与补充营养物质、促进和改善消化功能、去除病因及治疗原发病等。

三、护理问题

1. 营养失调 与能量、蛋白质长期摄入不足、吸收障碍及需要量和消耗量增加有关。

2. 生长发育迟缓 与营养物质缺乏,不能满足生长发育的需要有关。

3. 感染的危险 与机体免疫功能低下有关。

4. 潜在并发症 低血糖、营养性贫血(以小细胞低色素性贫血最常见)、多种维生素(维生素A最常见)缺乏等。

四、护理措施

1. 促进营养平衡

（1）去除病因,调整饮食,同时根据患儿营养不良的程度、消化功能和对食物的耐受情况来调整饮食的量及种类。

（2）能量供给。

①轻度营养不良:能量供给一般从每天250～330 kJ/kg(60～80 kcal/kg)开始,以后逐渐增加直至超过正常量,达每天585 kJ/kg(140 kcal/kg),待体重接近正常后,再恢复至正常需要量。

②中度及重度营养不良:由于患儿的消化能力弱,对食物的耐受性差,供给量可从每天165～230 kJ/kg(45～55 kcal/kg)开始,以后逐步少量增加。待体重恢复,体重与身高(长)比例接近正常后,再逐渐恢复至正常需要量。

（3）蛋白质供给:从每天1.5～2.0 g/kg开始,逐步增加至每天3.0～4.5 g/kg。鼓励母乳喂养,必要时给予酪蛋白水解物,除此之外,可酌情给予肉末、肝泥、蛋类、鱼粉等高蛋白饮食,但应避免过早给予高蛋白饮食,以免出现腹胀和肝大。

（4）维生素及微量元素的补充:给予新鲜蔬菜、水果等,以补充维生素及微量元素,但应注意从小剂量开始,以免发生腹泻。

（5）选择合适的补充途径:如果胃肠道功能好,尽量口服;如果患儿食欲差、吞咽困难、吸吮力弱,可选择鼻胃管喂养;如果胃肠道功能严重障碍,则应选静脉。

2. 帮助消化、改善食欲 遵医嘱给予各种消化酶如胃蛋白酶、胰酶和B族维生素等口服药以助消化,也可给予锌制剂,可提高味觉敏感度而增加食欲。

3. 预防感染

（1）预防呼吸道感染:与呼吸道疾病患儿分室居住,保持空气新鲜、阳光充足,减少探视,定期消毒,避免到公共场所和人群拥挤场所。

（2）预防消化道感染:注意饮食卫生,食具要消毒,养成饭前便后洗手、餐后漱口等良好卫生习惯。

（3）预防皮肤感染:保持皮肤清洁干燥,勤洗澡,勤换内衣、尿布,勤晒被褥。重度营养不良患儿皮下脂肪少,受压部位易发生压疮,要勤翻身;床铺应平整、松软,骨突出部位垫海绵,防止皮肤破损。

（4）病情严重的患儿可遵医嘱输新鲜血浆或丙种球蛋白,以增强抵抗力。

4. 观察病情,防止发生并发症 密切观察病情,尤其重度营养不良患儿在夜间或清晨时容易发生低血糖而出现面色苍白、出冷汗、脉搏缓慢、神志不清、呼吸暂停等,一旦发生,立即报告医生,并备好

25％～50％葡萄糖溶液,积极配合医生抢救。

五、健康教育

向患儿家长介绍营养不良的预防,讲解婴幼儿科学喂养知识,使其了解膳食合理搭配与制作方法(要色、香、味俱全);纠正小儿不良饮食习惯,如挑食、偏食;宣传定期健康检查及生长发育监测的重要性;指导先天畸形患儿及时手术治疗。

【本节小结】

本节护士执业资格考试常考,因此要加以重视。

(1) 主要病因(喂养不当)。

(2) 最初出现的临床表现(体重不增),皮下脂肪消失的顺序。

(3) 临床分度的主要依据(腹部皮下脂肪厚度)。

(4) 常见并发症(缺铁性贫血)、最严重并发症(自发性低血糖)、维生素类(维生素 A 缺乏最常见)。

(5) 最突出的辅助检查(血清蛋白浓度降低),早期诊断可靠,反应灵敏的辅导检查(胰岛素样生长因子1)。

【目标检测】

1. 婴儿营养不良常见的病因是_____。

A.先天不足　B.喂养不当　C.缺乏锻炼　D.疾病影响　E.免疫缺陷

2. 营养不良患儿最初出现皮下脂肪消减的部位是在_____。

A.面部　　　B.四肢　　　C.躯干　　　D.腹部　　　E.臀部

3. 营养不良患儿常伴有多种维生素缺乏症,常见的是_____缺乏。

A.维生素 A　B.维生素 B　C.维生素 C　D.维生素 D　　E 维生素 B_{12}

4. 测量小儿皮下脂肪厚度常选用的部位是_____。

A.臀部　　　B.臂　　　C.腹部　　　D.面部　　　E.大腿

5. Ⅲ度营养不良患儿腹壁皮下脂肪厚度应是_____。

A 0.7～0.8 cm　　　B. 0.5～0.6 cm　　　C. 0.3～0.4 cm

D. 0.1～0.2 cm　　　E.基本消失

第二节　小儿肥胖症

一、概述

肥胖症是由于长期能量摄入超过人体的消耗,使体内脂肪过度积聚、体重超过参考值范围的一种营养障碍性疾病。大多属于单纯型肥胖,是机体内在遗传因素和外界环境因素相互作用的结果。体重超过同性别、同身高正常小儿体重均值的 20％即称肥胖。肥胖症可发生于任何年龄,但最常见于婴儿期、5～6 岁及青春期。我国小儿肥胖症的发病率呈逐步增高趋势,目前为 5％～8％,部分城市已高达 10％以上。常见病因有以下几种。

1. 能量摄入过多　肥胖的主要原因。

2. 活动量过少　由于电子产品的流行、久坐(在电脑、手机上玩游戏或看电视)、活动过少和缺乏相应的体育锻炼。

3. 遗传因素　与环境因素相比,遗传因素对肥胖的作用更大(父母均肥胖,子女患肥胖症的概率为70%～80%;父母中只有一方肥胖,子女患肥胖症的概率为40%～50%;双亲正常,子女患肥胖症的概率为10%～14%)。

4. 其他　进食过快、过饱、过多或精神创伤,也会导致肥胖症。

二、护理评估

(一)临床表现

患儿食欲旺盛,喜食甜食和高脂肪食物,不爱活动,运动时笨拙,明显肥胖儿常有疲劳感,用力时出现气短或腿痛。严重肥胖儿由于脂肪堆积限制胸廓及膈肌活动,使呼吸浅快,肺通气、换气不足,引起低氧血症、红细胞增多、心脏扩大或出现充血性心力衰竭甚至死亡,称肥胖换气不良综合征。

体检可见患儿皮下脂肪丰满,但分布均匀;严重肥胖者可因腹、臀、大腿处脂肪过多使皮肤出现白纹或紫纹;少数患儿体重过重,走路时双下肢负荷增加,可致膝外翻和扁平足;男孩可见阴茎隐匿在阴阜脂肪垫中而被误诊为阴茎发育不良。肥胖小儿性发育常较早,身高最终可能低于正常小儿。

(二)治疗要点

一般不主张用药,多采用控制饮食、增加活动、消除心理障碍的综合治疗措施。其中,以饮食疗法和运动疗法最重要。

三、护理问题

1. 营养失调:高于机体需要量　与进食高能量食物过多和(或)活动过少有关。

2. 体像紊乱　与肥胖引起自身形体变化有关。

3. 潜在并发症　糖尿病、高血压、高脂血症。

四、护理措施

1. 维持营养平衡

(1)调整饮食:在满足患儿基本营养及生长发育需要的前提下,限制患儿每天摄入量,使其低于机体消耗的总量。多选高蛋白质、低脂肪、低糖类食物,鼓励患儿多吃体积大、饱腹感明显而能量低的蔬菜类食物,如萝卜、青菜、黄瓜、番茄、竹笋等。

(2)增加运动:每天坚持运动至少30分钟,以运动后轻松愉快、不感到疲劳为宜。

2. 帮助缓解患儿心理压力　引导其正确认识身体形态的改变,帮助其建立信心,消除其自卑心理。

五、健康教育

指导患儿家长鼓励患儿树立信心,坚持饮食和运动治疗;不能采用成人肥胖症的药物疗法、禁食疗法和手术疗法;向患儿家长宣传科学喂养知识,培养良好饮食习惯,不偏食高能量食物,创造条件和机会增加患儿的活动量。

【本节小结】

本节主要了解小儿肥胖症的定义、发病原因及减肥方法,护士执业资格考试基本不考。

【目标检测】

1. 下列哪项是肥胖症的主要原因?　_____

　　A. 活动过少　　　　　　　　B. 能量摄入过多　　　　　　C. 遗传

　　D. 身高　　　　　　　　　　E. 年龄

2. 关于肥胖症的治疗,下列哪项说法错误?　_____

　　A. 运动减体重　　　　　　　B. 有计划地调整饮食　　　　C. 减轻心理压力

D. 使用药物减肥　　　　　E. 培养良好的饮食习惯

第三节　维生素 D 缺乏性佝偻病

一、概述

维生素 D 缺乏性佝偻病简称佝偻病,是由于患儿体内维生素 D 不足导致钙、磷代谢异常,产生以骨骼病变为主要特征的一种全身慢性营养性疾病。多见于 2 岁以内的婴幼儿,是我国小儿保健重点防治的"四病"之一。本病在我国北方患病率高于南方。近年来,随着社会经济文化水平的提高、小儿保健工作的大力开展,发病率已逐渐降低,病情也趋向轻度。

1. 维生素 D 的来源

（1）皮肤的光照合成:人体皮肤中 7-脱氢胆固醇经紫外线照射后生成维生素 D,是主要来源。

（2）食物中的维生素 D:主要从食物中摄入,如蛋黄、海鱼的肝、蕈类等;胎儿可通过胎盘从母体获得。

（3）母体-胎儿的转运:胎儿可通过胎盘从母体获得维生素 D。

2. 维生素 D 的生理功能

（1）促进肠道钙、磷的吸收。

（2）促进肾小管对钙、磷的重吸收。

（3）促进成骨细胞功能,使钙盐沉积在骨质生长部位,形成新骨。

3. 病因

（1）日光照射不足:发病的主要因素。因紫外线不能通过普通玻璃,如小儿缺乏户外活动,可使内源性维生素 D 生成不足。居住在高层楼群区、多烟雾尘埃区,日光照射被阻挡,而在北方因冬季日照时间短、紫外线弱,均可影响内源性维生素 D 的生成。

（2）体内储存不足:母亲妊娠期患严重营养不良、肝肾疾病、慢性腹泻以及早产、双胎、多胎均可致婴儿体内维生素 D 储存不足。

（3）摄入不足:天然食物包括母乳中含维生素 D 较少,不能满足小儿需求。

（4）生长速度过快:出生后生长发育快,需要维生素 D 多。

（5）疾病和药物影响:肝、胆及胃肠道疾病如先天性胆道闭锁、婴儿肝炎综合征、慢性腹泻等影响维生素 D 吸收;肝、肾严重损害可致维生素 D 羟化障碍。长期服用苯妥英钠、苯巴比妥等抗惊厥药物,可使维生素 D 加速分解为无活性的代谢产物;糖皮质激素有影响维生素 D 对钙的转运作用。

 案例分析

　　患儿,男,4 个月,冬季出生在北京,母亲怀孕期间及哺乳期均坚持口服钙剂及维生素 D,母乳喂养,未添加辅食,现出现枕秃、夜惊等症状,最可能的原因是_____。

　　A. 母乳量不足　　　　B. 日光照射不足　　　　C. 患儿补钙量不足

　　D. 母亲补钙量不足　　E. 未及时添加辅食

4. 分期 临床上根据病情变化分为初期(早期)、活动期(激期)、恢复期及后遗症期4个时期。初期以神经、精神症状为主。活动期除神经、精神症状外,主要是骨骼改变,同时伴有肌肉松弛和运动功能发育延迟等。恢复期各项改变逐渐好转。后遗症期仅有骨骼畸形,其余均正常,多见于2岁以上小儿。

5. 发病机制 维生素D缺乏,引起体内钙、磷、甲状旁腺、碱性磷酸酶的变化,导致骨骼发生变化(图8-1)。

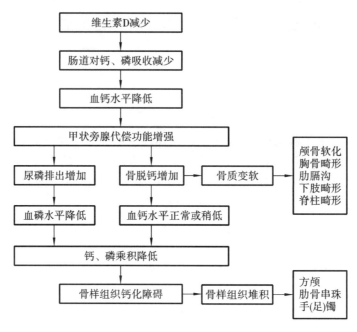

图8-1 佝偻病发病机制

二、护理评估

(一) 临床表现

1. 初期(早期) 以神经、精神症状为主,多见于6个月以内,特别是3个月内的小婴儿。主要表现为易激惹、烦躁、睡眠不安、夜惊、多汗、枕秃(因汗液刺激头部,常摇头擦枕致枕后脱发所致,见图8-2)等。

2. 活动期(激期) 以骨骼改变为主。

(1) 头部。

①颅骨软化:多见于3~6个月患儿,用手指轻压顶骨后部或枕骨中央,可感觉颅骨内陷,有弹性感,似按压乒乓球样。

②骨膜下骨样组织增生,如方颅(多见于7~8个月患儿,为额骨和顶骨双侧骨样组织增生呈对称性隆起,见图8-3)、蝶鞍颅、十字颅等。

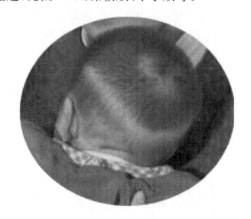

图8-2 枕秃

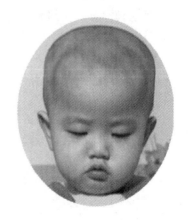

图8-3 方颅

③前囟过大或延迟闭合,出牙延迟,牙釉质缺乏。

(2)胸部:胸廓畸形多见于1岁左右患儿。

①肋骨串珠:肋骨与肋软骨交界处骨样组织增生呈钝圆形隆起,上下排列如串珠状,以第7~10肋最明显。

②郝氏沟或肋膈沟:因肋骨软化,膈肌附着处的肋骨受牵拉而内陷形成的一条沿肋骨走向的横向浅沟(图8-4)。

③鸡胸或漏斗胸:胸骨和邻近的软骨向前突起形成"鸡胸"(图8-5);胸骨剑突部向内凹陷,则形成"漏斗胸"(图8-6)。

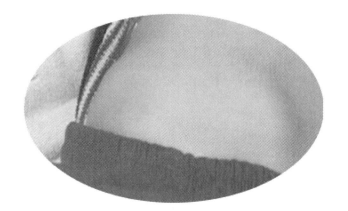

图 8-4　肋膈沟

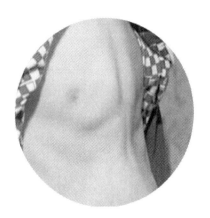

图 8-5　鸡胸

(3)四肢。

①"手镯"(图8-7)或"足镯":多见于6个月以上患儿,手腕或足踝部因骨样组织堆积形成的钝圆形环状隆起。

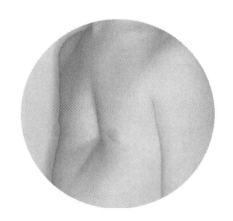

图 8-6　漏斗胸

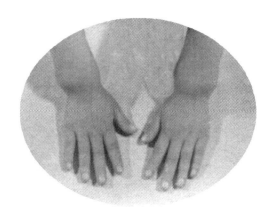

图 8-7　手镯

②"O"形或"X"形腿:多见于1岁左右能站立或会行走的患儿,由于骨质软化和肌肉关节松弛,开始行走后下肢因负重出现弯曲而形成(图8-8、图8-9)。

(4)其他:脊柱可出现后突或侧突畸形,重症患儿可出现扁平骨盆。

(5)肌张力减低、韧带松弛:表现为头颈软弱无力,坐、立、走动作发育落后。腹部肌肉松弛,膨隆如"蛙腹"(图8-10)。韧带松弛表现为肝、脾下移、大关节过度伸展等。

(6)其他症状:神经、精神发育迟缓,条件反射形成缓慢,表情淡漠,语言发展迟缓。免疫功能低下,易并发感染。可有贫血,肝脾大等症状。

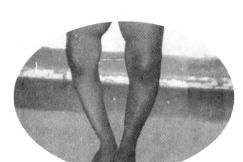
图 8-8 "O"形腿

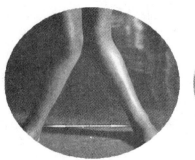
图 8-9 "X"形腿

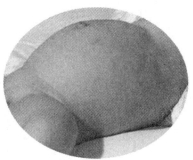
图 8-10 蛙腹

护考链接

1. 3～4 个月的佝偻病患儿可见的体征有_____。

A. 颅骨软化　　B. 方颅　　　　C. 郝氏沟　　　　D. 肋骨串珠　　　E. "O"形腿

2. 维生素 D 缺乏性佝偻病的特征性病变的部位是_____。

A. 肌肉　　　　B. 血液　　　　C. 骨骼　　　　D. 大脑　　　　E. 皮肤

3. 患儿,男,4 个月,近 1 个月来烦躁,夜间啼哭,睡眠不安,易惊醒,汗多,吃奶少,大便稀,每天 2～3 次,出生后一直牛奶喂养。引起其睡眠不安最可能的原因是_____。

A. 生活环境不良　　　　　　B. 缺少母乳喂养

C. 父母日常护理不当　　　　D. 缺乏维生素 D

E. 慢性腹泻

3. 恢复期　临床症状和体征逐渐减轻或消失。

4. 后遗症期　遗留不同程度的骨骼畸形,多见于 2 岁以后。

(二) 辅助检查

1. 骨骼 X 线检查　初期 X 线检查可正常或钙化带稍模糊,激期长骨 X 线检查示钙化带消失,干骺端呈杯口状、毛刷样改变(图 8-11)。

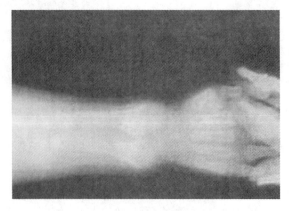
图 8-11　佝偻病 X 线表现

2. 血生化检查　主要看钙、磷、碱性磷酸酶的改变(表 8-2)。

表 8-2　佝偻病各期血生化改变和 X 线表现

项目	初期	激期	恢复期	后遗症期
血钙	正常或稍低	稍降低	数天内恢复正常	正常
血磷	降低	明显降低	降低或正常	正常
钙磷乘积	30～40	<30	渐正常	正常
碱性磷酸酶	升高或正常	明显升高	1～2 个月后恢复正常	正常
25-(OH)D$_3$	下降	<8 ng/mL,可诊断	数天内恢复正常	正常
1,25-(OH)$_2$D$_3$	正常	正常、升高或降低	趋于正常	正常
骨骼 X 线表现	多正常	骨髓端钙化带消失,呈杯口状、毛刷样改变,骨骺软骨带增宽>2 mm,骨质疏松,骨皮质变薄	长骨干骺端临时钙化带重现、增宽、密度增加,骨骺软骨盘增宽<2 mm	干骺端病变消失

（三）治疗要点

治疗原则应以口服维生素 D 制剂为主,每天 50～125 g(2000～5000 IU),持续 4～6 周;之后小于 1 岁婴儿改为 400 IU/d,大于 1 岁改为 600 IU/d,同时给予多种维生素。重症有并发症或无法口服者可一次肌内注射维生素 D$_3$7500～15000 μg,2～3 个月后改为口服预防量。

三、护理问题

1. 营养失调　与维生素 D 摄入不足及日光照射不足有关。

2. 有受伤的危险　与骨质疏松和肌肉、关节松弛有关。

3. 有感染的危险　与免疫功能低下有关。

4. 潜在并发症　维生素 D 中毒、药物副作用、骨骼畸形。

四、护理措施

1. 户外活动　指导患儿家长每天带患儿进行适当的户外活动。出生后 2～3 周即可带婴儿户外活动,冬季也要保证每天 1～2 小时的户外活动。夏季气温太高,可在阴凉处活动,尽量暴露皮肤。冬季室内活动时开窗,让紫外线能够透过。有研究显示,每周让母乳喂养的婴儿户外活动 2 小时,仅暴露面部和手部,可维持婴儿血 25-(OH)D$_3$浓度在正常范围的低值。

2. 补充维生素 D

（1）按时引入换乳期食物,给予富含维生素 D、钙、磷和蛋白质的食物,如动物肝脏、蛋、蘑菇或维生素 D 强化奶粉等。

（2）遵医嘱供给维生素 D 制剂,常给予浓缩鱼肝油滴剂口服,每天服用时可将其直接滴于舌上。注意事项:①大剂量时宜使用单纯维生素 D 制剂,因鱼肝油既含维生素 D 也含维生素 A,量大时有发生维生素 A 中毒的可能;②对 3 个月以下及有手足搐搦症病史的患儿,在使用大剂量维生素 D 前 2～3 天先服钙剂,每天 1～3 g,以防发生低钙抽搐;③若需注射给药,由于维生素 D 是油剂,宜选择较粗的针头,做深部肌内注射,以保证药物充分吸收。

（3）预防维生素 D 中毒,密切观察病情,如患儿出现畏食、倦怠、烦躁不安、低热、恶心、呕吐、腹泻、顽固性便秘等,提示可能是维生素 D 过量,应立即报告医生。

3. 预防骨骼畸形和骨折　衣着要柔软、宽松,避免久坐、久站和早走,以防骨骼畸形。严重佝偻病患儿肋骨、长骨易发生骨折,护理操作时应避免重压和强力牵拉。

4. 加强体格锻炼　对已有骨骼畸形的患儿可采取主动和被动方法矫正。如胸廓畸形,可做俯卧位抬头展胸运动;下肢畸形可施行肌肉按摩（"O"形腿按外侧肌群,"X"形腿按内侧肌群）。

五、健康教育

给孕妇及患儿家长讲解佝偻病的预防、护理知识,鼓励孕妇户外活动,选择富含维生素 D、钙、磷和蛋白质的食物;妊娠后期(7~9 个月)适量补充维生素 D(800 IU/d),足月儿出生后 2 周开始补充维生素 D(400 IU/d),早产儿、低出生体重儿、双胎儿出生后 1 周开始补充维生素 D(800 IU/d),3 个月后改为预防量,每天 400 IU。均补充至 2 岁。

【本节小结】

本节护士执业资格考试出题频率较高,要高度重视,现就学习、考试重点总结如下。

(1) 最主要的病因:日照不足。

(2) 维生素 D 的主要来源:皮肤内 7-脱氢胆固醇经紫外线照射生成。

(3) 临床分期及各期特点:初期主要是神经精神症状,活动期主要是骨骼改变。

(4) X 线检查(活动期):毛刷样、杯口状改变。

(5) 治疗要点,特别要注意预防量、治疗量及使用时间。

【目标检测】

1. 佝偻病活动初期的主要表现是_____。

A. 方颅　　　　B. 肋骨串珠　　　C. 出牙延迟　　　D. 肌张力低下　　　E. 易激惹、多汗

2. 不属于佝偻病活动期骨骼改变的是_____。

A. 颅骨软化　　B. 鸡胸　　　　C. 前囟迟闭　　　D. 枕秃　　　　　E. 肋骨串珠

3. 10 个月患儿,诊断为重症佝偻病,用维生素 D 突击疗法已满 3 个月。其预防量为每天_____。

A. 200 IU　　　B. 300 IU　　　C. 400 IU　　　D. 500 IU　　　E. 600 IU

4. 足月儿,出生后 4 天,护士进行出院宣教。指导其家长喂患儿口服维生素 D,正确的开始给药时间应在_____。

A. 出生后 1 周　　　　　　　B. 出生后 2 周　　　　　　　C. 出生后 3 周

D. 出生后 1 个月　　　　　　E. 出生后 2 个月

5. 患儿,男,10 个月。易激惹,夜间常哭闹、多汗、睡眠不安,方颅、肋骨串珠。下列护理措施中错误的是_____。

A. 指导合理喂养　　　　　　B. 操作轻柔以防骨折　　　　　C. 多抱患儿到户外晒太阳

D. 添加含维生素 D 的食物　　E. 提倡进行站立锻炼

第四节　维生素 D 缺乏性手足搐搦症

一、概述

维生素 D 缺乏性手足搐搦症(又称佝偻病性低钙惊厥或婴儿手足搐搦症),是由于维生素 D 缺乏、血钙水平降低而引起的神经肌肉兴奋性增强的一种疾病。多见于 2 岁以下,特别是 6 个月以内的小婴儿。目前因预防维生素 D 缺乏工作的普遍开展,其发病率已大为减少。

本病的直接原因是血钙水平降低,当血清总钙量低于 1.75~1.88 mmol/L(7~7.5 mg/dL)或钙离子浓度低于 1.0 mmol/L(4 mg/dL)时,可出现神经肌肉兴奋性增高,引起抽搐。常见的诱因有以下几种。

（1）维生素 D 缺乏致钙吸收减少，血钙水平下降，而机体甲状旁腺代偿反应迟钝，骨钙不能及时游离入血，致使血钙水平继续降低。

（2）春季接受日光照射量急骤增加或开始用大量维生素 D 治疗时，骨骼加速钙化，使大量钙沉积于骨，而肠道吸收钙又相对不足，引起血钙水平进一步降低。

（3）发热、感染、饥饿时组织细胞分解释放磷，使血磷水平增加，致使血钙水平下降。

二、护理评估

（一）临床表现

1. 典型发作

（1）惊厥（无热惊厥）：最常见，多见于小婴儿。突然发生四肢及面肌抽动、两眼上窜、神志不清。发作时间短，数秒钟至数分钟不等，如发作时间长可因耗氧量增加引起缺氧而发绀，发作停止后，意识恢复，精神萎靡而入睡，醒后活泼如常。每天发作次数不等，数天 1 次或 1 天数次甚至数十次，一般不发热。

（2）手足搐搦：为本病特有的表现。多见于较大婴儿、幼儿，突发手足痉挛呈弓状，手腕屈曲，手指伸直，拇指内收朝向掌心，强直痉挛，呈"助产士手"（图 8-12）。踝关节伸直，足趾同时向下弯曲，呈"芭蕾舞足"（图 8-13）。

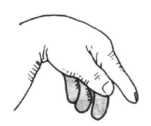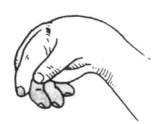
图 8-12　助产士手

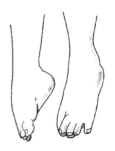
图 8-13　芭蕾舞足

（3）喉痉挛：婴儿多见。喉部肌肉及声门突然发生痉挛，表现为呼吸困难，有时可突然发生窒息，导致死亡。6 个月以内的小婴儿有时可表现为无热阵发性青紫，应高度警惕。

护考链接

某 4 个月患儿，人工喂养。近日反复出现发作性吸气困难，伴有吸气时喉鸣音，急诊入院，查血钙 1.7 mmol/L，其余正常。首先考虑该患儿出现了 _____。

A. 中毒性肺炎　　B. 喉痉挛　　C. 气管异物　　D. 惊厥　　E. 支气管哮喘

2. 隐匿型　隐匿型低钙惊厥没有典型发作的症状，但可通过刺激神经肌肉引出下列体征。

（1）面神经征（Chvostek 征或佛斯特征）：以手指尖或叩诊锤轻击患儿颧弓与口角间的面颊部，引起眼睑和口角抽动者为阳性，新生儿可呈假阳性。

（2）陶瑟征（Trousseau 征）：以血压计袖带包裹上臂，充气使压力维持在收缩压与舒张压之间，5 分钟之内该手出现痉挛症状为阳性。

（3）腓反射：以叩诊锤叩击膝下外侧腓神经处，引起足向外侧收缩者为阳性。

（二）治疗要点

1. 急救处理　保持呼吸道通畅，立即吸氧；迅速控制惊厥或喉痉挛，可用地西泮，每次 0.1～0.3 mg/kg（单剂最大量不超过 10 mg），肌内注射或缓慢静脉注射，或用 10% 水合氯醛，每次 40～50 mg/kg，保留灌肠。

2. 补充钙剂　尽快给予 10% 葡萄糖酸钙 5～10 mL 加 10% 葡萄糖溶液 5～20 mL 缓慢静脉注射（10

分钟以上)或静脉滴注,发作停止后可改 10%氯化钙口服。

3. 其他 补充维生素 D 制剂。

案例分析

患儿,男,6 个月,人工喂养,平时多汗,睡眠不安,突然出现惊厥,查血钙 1.3 mmol/L,在静脉补钙前应采取的紧急处理是_____。

A.做人工呼吸   B.口服钙剂   C.肌内注射苯巴比妥

D.肌内注射维生素 D_3 E.使用脱水剂

三、护理问题

1. 有窒息的危险 与惊厥、喉痉挛有关。

2. 有受伤的危险 与惊厥有关。

四、护理措施

1. 防止窒息

(1)惊厥发作时,应就地抢救。保持安静,避免大声呼叫;松解患儿衣领,将头转向侧位,以免误吸造成窒息。密切观察呼吸、神志的变化,在医生到来前可试用指压或针刺人中、十宣等方法来制止惊厥。

(2)出现喉痉挛时,立即将患儿舌体拉出口外,保证呼吸道通畅,遵医嘱给氧,备好气管插管等用具,必要时协助医生插管。

(3)遵医嘱用镇静剂,注意地西泮静脉注射速度不宜过快,以每分钟 1 mg 为宜,以免过快抑制呼吸。

(4)遵医嘱用钙剂时,注意不能肌内或皮下注射,静脉注射不能过快,以防血钙水平骤升发生心搏骤停。注射时应选择较大血管,避免使用头皮静脉,以防钙剂外渗而造成组织坏死,如有渗出,可用 2%普鲁卡因局部封闭。

2. 预防受伤 抽搐发作时应就地抢救,避免将患儿紧抱、摇晃或抱起急跑就医等,以免加重抽搐,造成机体缺氧引起脑损伤。若患儿抽搐时处于坐位,应立即轻轻将患儿置放于床上或地上,以免摔伤,头下垫以柔软物品,不要对患儿肢体强行约束,勿强力撬开紧咬的牙关,以免造成损伤。

五、健康教育

向患儿家长介绍本病的原因和预后,解释本病不是颅内实质性病变,一般不会造成严重后遗症,以减轻患儿家长心理压力,取得配合。讲解患儿搐搦发作时正确处置方法:就地抢救、保持安静等,并说明这样做的目的和意义。指导患儿家长出院后遵医嘱给患儿补充维生素 D 和钙剂,强调口服钙剂的注意事项;嘱让患儿多晒太阳,防止本病再次发生。

【本节小结】

通过本节的学习,重点把握如下几点。

(1)钙离子的浓度。

(2)典型临床表现(惊厥、手足搐搦、喉痉挛)。

(3)隐性体征(面神经征、陶瑟征、腓反射)。

(4)急救处理(先止惊)。

护士执业资格考试主要考典型临床表现、发作时钙离子浓度和急救处理、护理措施这几个方面。

【目标检测】

1. 引起维生素 D 缺乏性手足搐搦症的直接原因为_____。

A. 维生素 A 缺乏　　　　　　B. 维生素 D 缺乏　　　　　　C. 血清总钙水平降低

D. 血清离子钙降低　　　　　　E. 以上都不对

2. 当发生手足搐搦症时,说明其血钙已低于_____。

A. 1.38 mmol/L　　　　　　B. 1.63 mmol/L　　　　　　C. 1.88 mmol/L

D. 2.0 mmol/L　　　　　　E. 2.13 mmol/L

3. 维生素 D 缺乏性手足搐搦症发生喉痉挛多见于_____。

A. 新生儿　　　　B. 婴儿　　　　C. 幼儿　　　　D. 学龄前儿童　E. 学龄儿童

4. 维生素 D 缺乏性手足抽搐症正确的治疗步骤是_____。

A. 补钙→止惊→给予维生素 D　　B. 止惊→给予维生素 D →补钙

C. 补钙→给予维生素 D →止惊　　D. 止惊→补钙→给予维生素 D

E. 给予维生素 D→止惊→补钙

5. 9 月龄患儿,单纯牛乳喂养,未添加辅食,因抽搐 2 次入院,血清 Ca^{2+} 0.8 mmol/L 。诊断维生素 D 缺乏性手足搐搦症。对该患儿的护理措施不正确的是_____。

A. 惊厥时及时清除口鼻分泌物　　B. 遵医嘱应用镇静剂和钙剂

C. 补充钙剂时应快速静脉推注　　D. 惊厥发作时保护患儿安全

E. 保持安静,减少刺激

【目标检测答案】

第一节:1. B　2. D　3. A　4. C　5. E

第二节:1. B　2. D

第三节:1. E　2. D　3. C　4. B　5. E

第四节:1. D　2. C　3. B　4. D　5. C

第九章　消化系统疾病患儿的护理

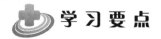 学习要点

扫码看课件

消化系统疾病是小儿常见疾病。通过本章的学习,掌握口炎的护理评估、护理问题和护理措施,熟悉口炎的健康教育,了解小儿消化系统的解剖、生理特点;掌握腹泻的护理评估、护理问题和护理措施,熟悉腹泻的病因、分类和健康教育,了解腹泻的发病机制;掌握小儿液体疗法,熟悉常用溶液和了解小儿体液平衡特点。

第一节　小儿消化系统解剖、生理特点

一、口腔

新生儿口腔黏膜薄嫩、血管丰富、口腔黏膜干燥(唾液腺发育不完善,唾液分泌少),因此易受损伤和感染。3个月以下小儿唾液中淀粉酶含量低,因而不宜喂淀粉类食物。3~4个月时唾液分泌开始增加,而口底浅,不能及时吞咽所分泌的全部唾液,常发生生理性流涎。

二、食管

婴儿的食管呈漏斗状,黏膜薄嫩,弹力组织及肌层发育不完善,食管下段贲门括约肌发育不成熟,常发生胃食管反流,一般在8~10个月症状逐渐消失。食管的长度:新生儿8~10 cm,1岁约12 cm,5岁约16 cm,年长儿20~25 cm,以上数据可作为插胃管时的参考(实际以测量值为准)。

三、胃

婴儿胃略呈水平位,易发生溢乳(贲门括约肌松弛而幽门括约肌发育良好,相对较紧)。盐酸和各种消化酶的分泌均较成人少,并且酶活力低下,消化功能差。胃容量:新生儿为30~60 mL,1~3个月时为90~150 mL,1岁时为250~300 mL,5岁时为700~850 mL,成人约为2000 mL,故小婴儿宜少量多次喂哺,但由于哺乳后不久幽门开放,胃内容物逐渐进入十二指肠,故实际进食量常超过上述胃容量。胃排空时间随食物种类不同而异:水的排空时间为1.5~2小时,母乳为2~3小时,牛乳为3~4小时。早产儿胃排空更慢,易发生胃潴留。

护考链接

1. 婴儿易发生溢乳的原因是_____。

A. 贲门括约肌发育良好而幽门括约肌松弛　　B. 贲门括约肌松弛而幽门括约肌发育良好

C. 贲门括约肌和幽门括约肌都发育良好　　　D. 贲门括约肌和幽门括约肌都松弛

E. 主要是吃得太多

2. 婴儿水排空的时间是_____。

A. 1~2 小时　　　　　　　　　B. 1.5~2 小时　　　　　　　C. 2~3 小时

D. 2~2.5 小时　　　　　　　　E. 1.5~3 小时

四、肠

小儿肠管相对成人较长,为身长的 5~7 倍(成人仅为 4 倍)。由于肠壁薄、通透性高、屏障功能差,肠内毒素、消化不全产物和过敏原等可经肠黏膜吸收入血,引起全身感染和全身中毒反应。小儿肠黏膜肌层发育差,肠系膜柔软而长,结肠无明显结肠带与脂肪垂,升结肠与后壁固定差,活动度大,因而易发生肠套叠、肠扭转。直肠相对较长,黏膜及黏膜下层固定差,易发生脱肛。

五、肝

年龄越小,肝脏相对越大,正常婴幼儿肝可在右肋下触及 1~2 cm,柔软、无压痛,4 岁后逐渐进入肋缘内。婴儿肝结缔组织发育较差,肝细胞再生能力强,不易发生肝硬化,但易受各种不利因素影响,如感染、缺氧、药物、中毒等可使肝细胞发生肿胀、变性、坏死、纤维增生而肿大,影响其正常生理功能。婴儿期胆汁分泌较少,故对脂肪的消化、吸收能力较差。

六、胰腺

新生儿出生时胰液分泌量少,3~4 个月时胰腺发育较快,胰液分泌量也随之增多,出生后 1 年,胰腺外分泌部分生长迅速,为出生时的 3 倍。消化酶出现的顺序为胰蛋白酶最先,其后是糜蛋白酶、羟基肽酶、脂肪酶,最后是淀粉酶,故小儿 3 个月以前不宜喂淀粉类食物。

七、肠道细菌

在母体内,胎儿肠道是无菌的,出生后数小时细菌即经口、鼻、肛门等侵入肠道。肠道菌群的细菌种类与摄入的食物有关,单纯母乳喂养儿以双歧杆菌占绝对优势,人工喂养和混合喂养儿肠道内的大肠埃希菌、嗜酸杆菌、双歧杆菌及肠球菌所占比例几乎相等。婴幼儿肠道正常菌群脆弱,易受多种因素的影响而致菌群失调,引起消化功能紊乱。

八、正常小儿粪便特点

食物进入消化道至粪便排出时间因年龄而异:母乳喂养儿平均为 13 小时,人工喂养儿平均为 15 小时,成人平均为 18~24 小时。

1. 胎粪 呈墨绿色、黏稠、无臭味,由胎儿肠道脱落的上皮细胞、浓缩的消化液及吞入的羊水等组成,多在出生后 12 小时内开始排出,如 24 小时内无胎粪排出,应注意有无消化道畸形如肛门闭锁等;如喂乳充分,2~3 天可逐渐过渡为婴儿粪便。

2. 人乳喂养儿粪便 呈黄色或金黄色均匀糊状或膏状,偶有细小乳凝块,或较稀薄,绿色,不臭,每天排 2~4 次,呈酸性反应。

3. 牛、羊乳喂养儿粪便 呈淡黄色或灰黄色,较干稠,成形,含乳凝块多且较大,每天排1～2次,略有臭味,呈中性或碱性反应,易发生便秘。

4. 混合喂养儿粪便 与喂牛乳者相似,但质地较软,颜色较黄。在添加淀粉类食物及蛋、肉、蔬菜等辅食后,粪便性状逐渐接近成人,每天排便1次左右。

5. 生理性腹泻 多见于6个月以内,患儿外观虚胖,出生后不久即出现腹泻,大便呈黄绿色稀便,每天4～5次或更多,无其他症状,食欲好,生长发育正常,常在添加辅食后自然痊愈。

【本节小结】

本节重点了解淀粉酶、胃排空时间、胎粪和正常粪便的特点。

【目标检测】

1. 下列说法正确的是_____。

A. 水的排空时间为2～3小时　　　B. 母乳排空时间为2～3小时　C. 牛乳排空时间为2～3小时

D. 母乳排空时间为1～2小时　　　E. 牛乳排空时间为1～2小时

2. 新生儿,10小时排大便,呈墨绿色,黏稠,无臭味。下列说法正确的是_____。

A. 为母乳喂养大便　　　　　　B. 为牛乳喂养大便　　　　　C. 为羊乳喂养大便

D. 为混合喂养大便　　　　　　E. 为胎粪

3. 2个月婴儿,不宜喂淀粉食物的原因是_____。

A. 缺乏胰蛋白酶　　　　　　　B. 缺乏糜蛋白酶　　　　　　C. 缺乏羟基肽酶

D. 缺乏淀粉酶　　　　　　　　E. 缺乏脂肪酶

第二节　口　　炎

一、概述

口炎是指口腔黏膜由于各种感染引起的炎症,多见于病毒、细菌、真菌等感染,也可因口腔黏膜局部受理化因素刺激而发生。如病变仅局限于舌、齿龈、口角亦可称为舌炎、齿龈炎或口角炎。本病多见于婴幼儿,可单独发生,也可继发于急性感染、腹泻、营养不良、久病体弱和B族维生素、维生素C缺乏等全身性疾病。临床以口腔黏膜破损、疼痛、流涎及发热为特点。目前细菌感染性口炎已经很少见,但病毒及真菌感染引起的口炎仍较常见。

二、护理评估

(一) 临床表现

临床常见的口炎包括鹅口疮、疱疹性口炎和溃疡性口炎,详见表9-1。

表 9-1　常见口炎临床表现比较

项目	鹅口疮	疱疹性口炎	溃疡性口炎
病原体	白色念珠菌	单纯疱疹病毒	链球菌、金黄色葡萄球菌、绿脓杆菌、大肠埃希菌等
年龄	新生儿和菌群紊乱患儿	1～3岁小儿	婴幼儿

续表

项目	鹅口疮	疱疹性口炎	溃疡性口炎
病因	产道感染或乳头不洁、乳具污染、长期用广谱抗生素或激素	传染性强,可引起小流行	机体抵抗力低下,口腔不洁
局部特征	口腔黏膜覆盖白色乳凝块样小点或小片状物,强行剥离后,局部黏膜可有渗血	口腔黏膜出现散在或成簇的黄白色小疱疹,周围有红晕,迅速破溃后形成浅溃疡	口腔黏膜充血、水肿及大小不等的糜烂或溃疡,表面覆盖较厚的纤维素性渗出物(假膜),边界清楚,擦后可见溢血的糜烂面
全身症状	一般无全身症状,患处不痛,不流涎,不影响吃奶	流涎、烦躁,常有淋巴结肿大	烦躁,局部淋巴结肿大,重者可出现脱水和酸中毒
疼痛、拒食	无	有	明显
发热	无(重症可有低热)	有	明显
辅助检查	取白膜少许放玻片上,加1滴10%氢氧化钠,显微镜下可见菌丝和孢子	白细胞总数正常或偏低	白细胞总数及中性粒细胞增多,渗出物涂片可见大量细菌
治疗要点	可用2%碳酸氢钠溶液清洁口腔,涂1%甲紫或制霉菌素鱼肝油混悬溶液	为自限性疾病,可用3%过氧化氢溶液清洗口腔,局部可用碘苷,继发感染者涂以2.5%金霉素鱼肝油	可用3%过氧化氢溶液或0.1%依沙吖啶(利凡诺)溶液清洁,并涂以5%金霉素鱼肝油

（二）治疗要点

以清洁口腔及局部涂药为主,有继发细菌感染时可用抗生素,发热时可用退热剂等对症处理。

 案例分析

　　患儿,男,出生后20天,因发热应用抗生素治疗10余天,今天其家长哺乳时发现口腔颊黏膜有乳白色块样物附着,不易拭去,强行拭去后,下面有红色创面。

　　1. 该患儿的口腔炎症是_____。

A.疱疹性口炎　　　　　　　B.溃疡性口炎　　　　　　C.单纯性口炎

D.鹅口疮　　　　　　　　　E.口角炎

　　2. 护士为该患儿做口腔护理时应选用的溶液是_____。

A.温开水　　　　　　　　　B.2%碳酸氢钠溶液　　　　C.5%碳酸氢钠溶液

D.3%过氧化氢溶液　　　　　E.5%过氧化氢溶液

三、护理问题

1. **口腔黏膜受损**　与护理不当、抵抗力低下、口腔不洁及病原体感染有关。
2. **急性疼痛**　与口腔黏膜炎症和破损有关。
3. **体温过高**　与口腔炎症有关。
4. **营养失调**　与疼痛所致拒食有关。

四、护理措施

1. 促进口腔黏膜愈合

(1) 保持口腔清洁:鼓励患儿多饮水,进食后漱口,保持口腔黏膜清洁和湿润。每天清洗口腔 2~4 次,以餐后 1 小时左右为宜。可用 3% 过氧化氢溶液或 0.1% 依沙吖啶溶液清洗溃疡面,较大儿可用含漱剂,鹅口疮用 2% 的碳酸氢钠溶液清洁。

(2) 遵医嘱正确涂药:涂药前先清洗口腔,然后用无菌纱布或干棉球放在颊黏膜腮腺管口处(上颌第二磨牙旁)或舌系带两侧,以阻断唾液,再用干棉球将病变处黏膜表面吸干后方涂药。涂药后嘱患儿闭口 10 分钟,然后取出隔离唾液的纱布或棉球,不可立即饮水、进食、漱口。小婴儿不配合时可直接涂药。

涂药时应用棉签在溃疡面上滚动式涂药,不可涂擦,以免加重疼痛。鹅口疮患儿局部可涂 10 万~20 万 U/mL 制霉菌素鱼肝油混悬溶液,每天 2~3 次。疱疹性口炎患儿局部可涂碘苷,亦可喷西瓜霜、锡类散、冰硼散等;控制或预防继发感染可涂 2.5%~5% 金霉素鱼肝油。

2. 减轻疼痛　以温凉流质或半流质饮食为宜,避免酸、辣、热、粗、硬等刺激性食物。清洁口腔及局部涂药时,动作要轻快,以免使患儿疼痛加重。如因疼痛而影响进食,可遵医嘱局部涂 2% 利多卡因。对不能进食者,应给予肠道外营养,以确保能量与水分供给。

护考链接

1. 鹅口疮的病原体为_____。
A. 金黄色葡萄球菌　　　　　　B. 链球菌　　　　　C. 假丝酵母菌
D. 单纯疱疹病毒　　　　　　　E. 支原体

2. 疱疹性口炎的病原体是_____。
A. 单纯疱疹病毒　B. 柯萨奇病毒　　C. 腺病毒　　　　D. 轮状病毒　　　E. 白色念珠菌

3. 鹅口疮正确的局部用药是_____。
A. 涂 1% 龙胆紫　　　　　　　　　　　　　　　B. 涂 5% 金霉素甘油
C. 用 3% 过氧化氢液清洗后涂 1% 龙胆紫
D. 用 2%~3% 碳酸氢钠液清洗后涂 1% 龙胆紫
E. 用 0.05% 高锰酸钾漱口后涂冰硼散

4. 溃疡性口炎清洗时宜选用的漱口液是_____。
A. 3% 过氧化氢浓液　　　　　B. 金霉素鱼肝油　　　　　C. 2% 碳酸氢钠溶液
D. 蒸馏水　　　　　　　　　　E. 2% 利多卡因溶液

5. 患儿,男,出生后 10 天。因口腔黏膜有异常来院就诊,查体可见口腔黏膜有白色乳凝块样小点,汇聚成小片,患儿家长称不易拭去。目前患儿饮食正常,无全身症状,为该患儿进行口腔黏膜局部治疗应选用的是_____。
A. 2% 利多卡因　　　　　　　　　　　B. 3% 过氧化氢溶液
C. 10 万 U/mL 制霉菌素鱼肝油混悬溶液　　D. 2% 的碳酸氢钠溶液
E. 2.5% 金霉素鱼肝油

五、健康教育

向患儿家长宣传哺乳期妇女要及时更换内衣,保持乳头清洁。指导年长儿进食后漱口,保持口腔清洁;避免进食过热、过硬、干燥、过酸食物;掌握正确的刷牙方式,避免损伤口腔黏膜。

向患儿家长解释勤喂温开水的意义,给其示教清洁口腔及局部涂药的方法,并强调护理患儿前、后要洗手。告诉患儿家长疱疹性口炎有较强的传染性,应注意与健康小儿隔离,避免发生传染;患儿用过的食具、玩具、毛巾等要及时消毒,以防交互感染。鹅口疮患儿使用过的奶瓶及奶嘴,应放于5%碳酸氢钠溶液浸泡30分钟后再煮沸消毒。

【本节小结】

口炎在护士执业资格考试中较常见,但占分不多,一般就考1题,且多考鹅口疮(白色念珠菌引起、白色乳凝块样物、2%碳酸氢钠清洁口腔等)。因此,应引起重视,特别是以下几点。

(1) 引起口炎的各种病原体。

(2) 典型的临床表现。

(3) 常用清洁口腔的溶液。

【目标检测】

1. 预防小儿口炎的有效措施是_____。

A.3%过氧化氢溶液清洗口腔　　　　　　　B.0.1%依沙吖啶溶液清洗口腔

C.2%碳酸氢钠溶液清洗口腔　　　　　　　D.经常保持口腔清洁

E.注意加强体格锻炼

2. 疱疹性口炎与鹅口疮的共同特点是_____。

A.淋巴结肿大　　　　　　B.口腔黏膜损伤　　　　　　C.疼痛、流涎

D.发热　　　　　　　　　E.进食困难

3. 用碳酸氢钠溶液清洗口腔治疗鹅口疮,常用的浓度为_____。

A.1%　　　　B.1.5%　　　　C.2%　　　　D.6%　　　　E.10%

第三节　小儿腹泻

一、概述

腹泻是一组由多病原、多因素引起的以大便次数增多和性状改变为特点的消化道综合征,严重者可引起水、电解质紊乱和酸碱失衡,是我国婴幼儿常见的疾病之一。6个月至2岁婴幼儿发育率高,1岁以内约占半数,是造成小儿营养不良、生长发育障碍甚至死亡的主要原因之一。

(一) 病因

1. 易感因素

(1) 消化系统特点:婴幼儿消化系统发育尚未成熟、胃酸和消化酶分泌少、酶的活力低,对食物的耐受性差,不能适应食物质和量的较大变化,因而容易发生消化功能紊乱。

(2) 机体防御功能差:婴儿胃酸水平偏低,胃排空快,对进入胃内的细菌杀灭能力较弱;血清免疫球蛋白和胃肠道分泌型IgA水平均较低,免疫功能差;正常肠道菌群尚未完全建立;滥用抗生素引起肠道菌群失调等,均易引起肠道感染。

(3) 人工喂养:因动物(牛、羊等)乳类中缺乏分泌型IgA、乳铁蛋白、巨噬细胞和粒细胞、溶菌酶等免疫活性物质;在加工过程中各种免疫物质又遭到破坏,食物和食具易受污染,因此人工喂养儿肠道感染发生率较高。

(4) 生长发育快,需要量多,胃肠负担重。

2. 感染因素

（1）肠道内感染：可由病毒、细菌、真菌、寄生虫等引起，秋冬季婴幼儿腹泻 80％以上是由病毒感染所致，以人类轮状病毒感染最为常见，常称秋季腹泻（10、11、12 月）；其他有埃可病毒、柯萨奇病毒、冠状病毒、腺病毒等。大肠埃希菌是引起夏季腹泻（6、7、8 月）的主要病原体，可分为 5 种类型：致病性、产毒性、侵袭性、出血性和黏附集聚性大肠埃希菌，其他细菌包括空肠弯曲菌、耶尔森菌、沙门菌属、变形杆菌、金黄色葡萄球菌等。

长期应用广谱抗生素或肾上腺糖皮质激素，使机体免疫力下降，可发生真菌性肠炎，以白色念珠菌最常见。蓝氏贾第鞭毛虫和结肠小袋虫等原虫也可引起腹泻。

（2）肠道外感染：如患中耳炎、上呼吸道感染、肺炎、肾盂肾炎、皮肤感染以及急性传染病等，主要因发热及毒素作用使消化功能紊乱或肠道外感染病原的同时感染肠道。

3. 非感染因素

（1）饮食因素：喂养不当可引起腹泻，多发生于人工喂养儿。如饮食量不当、突然改变食物品种，过早或大量进食淀粉、脂肪类食物或进食果汁过多引起高渗性腹泻等；对牛奶或某些食物成分过敏或不耐受，也可出现腹泻。

（2）气候因素：气候突然变化、腹部受凉，使肠蠕动亢进，天气过热使消化液分泌减少等均可诱发腹泻。

（二）分类分型

1. 按病因   可分为感染性腹泻和非感染性腹泻。

2. 按病程   可分为急性腹泻（病程＜2 周，最多见）、迁延性腹泻（病程在 2 周至 2 个月）和慢性腹泻（病程＞2 个月）。

3. 按病情   可分为轻型腹泻及重型腹泻。

二、护理评估

（一）临床表现

1. 轻型腹泻   常由饮食因素或肠道外感染引起。起病可急可缓，以胃肠道症状为主，表现为食欲不振、偶有呕吐，大便次数增多，每天多在 10 次以下，每次大便量不多，呈黄色或黄绿色稀水样，常见白色或黄白色奶瓣和泡沫。大便镜检可见大量脂肪球。全身症状不明显，体温多正常，偶有低热，无脱水及电解质紊乱，多在数天内痊愈。

2. 重型腹泻   多由肠道内感染引起（常急性起病），也可由轻型腹泻发展而来，除有较重的胃肠道症状外，还有明显的全身中毒症状及脱水、电解质紊乱及酸碱失衡。

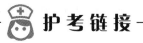 **护考链接**

区别轻、重型患儿腹泻的主要指标是_____。

A. 病程长短   B. 热度高低   C. 大便次数

D. 呕吐次数   E. 有无水、电解质紊乱

（1）胃肠道症状：食欲低下，常有呕吐，严重者可吐咖啡渣样物。腹泻频繁，每天大便 10 余次至数 10 次，多为黄色水样便或蛋花汤样便、量多、有少量黏液；大便镜检可见脂肪球和红细胞、白细胞。由于大便的频繁刺激，肛周皮肤可发生糜烂，出现臀红。呕吐患儿因脱水使口腔黏膜干燥及呕吐物残留可发生口炎。

（2）全身中毒症状：发热或体温不升、烦躁不安或萎靡、嗜睡，进而意识模糊，甚至昏迷、惊厥、休克等。

（3）水、电解质及酸碱平衡紊乱表现：主要表现为脱水、代谢性酸中毒、低钾血症、低钙血症和低镁血症等。

①脱水：由于腹泻、呕吐丢失体液及摄入不足，可引起不同程度的脱水（表9-2），因电解质在腹泻和呕吐时所丢失的比例不尽相同而引起不同性质的脱水（表9-3）。

表9-2　不同程度脱水的表现

项目		轻度	中度	重度
失水占体重百分比		<5%	5%～10%	>10%
失水量/(mL/kg)		30～50	50～100	100～120
精神状态		稍差或略烦躁	萎靡或烦躁不安	淡漠或昏迷
心率增快		无	有	有
脉搏		可触及	可触及（减弱）	明显减弱
血压		正常	直立性低血压	低血压
皮肤弹性		正常	轻度降低	降低
黏膜		湿润	干燥	非常干燥
望诊	眼窝及前囟	稍凹陷	凹陷	明显凹陷
	眼泪	有	少	无
	皮肤灌注	正常	正常	减少，出现花纹
	口舌	湿润	干燥	非常干燥
尿量		稍少	明显减少	极少或无尿
周围循环衰竭		无	不明显	明显

表9-3　脱水性质

项目	等渗性	低渗性	高渗性
常见原因	呕吐、腹泻	营养不良伴慢性腹泻	腹泻时补含钠溶液过多
水、电解质丢失比例	大致相同	电解质丢失多于水丢失	水丢失多于电解质丢失
血钠/(mmol/L)	130～150	<130	>150
主要丧失液区	细胞外液	细胞外液	细胞内脱水
口渴	明显	不明显	极明显，烦渴
血压	低	很低，易发生休克	正常或稍低
精神状态	精神萎靡	嗜睡、昏迷或惊厥	肌张力增高、烦躁、惊厥

②代谢性酸中毒：腹泻导致大量碱性物质丢失；进食少及肠吸收不良，摄入能量不足，引起体内脂肪分解增加，产生大量酮体；脱水时血液浓缩，组织灌注不足和缺氧，致乳酸堆积；脱水使肾血流量不足，尿量减少，体内酸性代谢产物排不出；因此，中、重度脱水多有不同程度的代谢性酸中毒（表9-4）。

表9-4　代谢性酸中毒的分度

项目	轻度	中度	重度
CO_2CP/(mmol/L)	13～18	9～12	<9
精神状态	正常	精神萎靡、烦躁不安	昏睡、昏迷
呼吸改变	稍快	呼吸深大	呼吸深快、节律不整、有烂苹果味
口唇颜色	正常	樱桃红	发绀

③低钾血症：人体内钾主要存在于细胞内，正常血清钾浓度为3.5～5.5 mmol/L。由于呕吐和腹泻

丢失大量钾离子;进食少,钾摄入不足,体内钾进一步减少;肾保钾功能较差,在低血钾时仍有一定量的钾继续排出;因此,腹泻患儿都有不同程度血钾减少。常表现为精神不振、乏力、腹胀、肠鸣音减弱或消失,严重者出现肠麻痹,腱反射减弱或消失;心率增快、心音低钝、S-T 段下降、U 波,重者可出现心律失常而危及生命。

④低钙血症和低镁血症:腹泻患儿进食少、吸收不良,从大便中丢失钙、镁,可使体内钙、镁减少,如伴活动性佝偻病和营养不良,则更多见。脱水、酸中毒纠正后易出现手足搐搦和惊厥,极少数久泻和营养不良患儿输液后出现震颤、抽搐,用钙剂治疗无效时应考虑可能有低镁血症。

护考链接

1. 当补液纠正脱水和酸中毒时,患儿突然发生惊厥,可能是_____。
　A.低血钾　　　　B.低血钠　　　　C.低血钙　　　　D.低血镁　　　　E.低血糖
2. 患儿腹泻在输液后出现乏力、腹胀、肠鸣音减弱,双膝腱反射消失、心音低钝,最可能发生了什么?_____
　A.低钾血症　　B.低氯血症　　C.低钙血症　　D.低镁血症　　E.低铁血症
3. 重症肺炎患儿发生腹胀是由于_____。
　A.低钠血症　　　B.消化不良　　　C.中毒性肠麻痹　D.低钾血症　　　E.低钙血症

3. 不同病原所致腹泻的临床特点

不同病原所致腹泻的临床特点见表 9-5。

表 9-5　不同病原所致腹泻的临床特点

病原体	发病特点	全身症状	大便特点	大便检查
轮状病毒肠炎 (秋季腹泻)	最常见,好发于秋、冬季,以 6～24 个月婴幼儿多见	起病急,常伴上呼吸道感染症状,感染中毒症状不明显	黄色水样或蛋花汤样,含少量黏液,无腥臭味	少量白细胞,血清抗体水平多在感染后 3 周上升
产毒性大肠埃希菌肠炎	多见于气温较高季节(夏季)	可伴发热、脱水、电解质紊乱和酸中毒	蛋花汤样或水样,含有黏液	无白细胞
侵袭性大肠埃希菌肠炎	同上	高热,常伴腹痛、里急后重及全身中毒症状,甚至休克	大便呈黏液脓血便,有腥臭味	可见大量脓细胞和红细胞、白细胞
出血性大肠埃希菌肠炎	同上	伴腹痛,体温多正常	大便由黄色水样转为血水便,有特殊臭味	有大量红细胞,常无白细胞
金黄色葡萄球菌肠炎	多继发于使用大量抗生素后	不同程度的全身中毒症状、脱水和电解质紊乱,甚至发生休克	典型大便为暗绿色,似海水样,含黏液和伪膜,少数为血便	有大量脓细胞和成簇的革兰阳性球菌,培养示金黄色葡萄球菌生长,凝固酶试验阳胜
空肠弯曲菌肠炎	多发生在夏季	病情较轻,可有剧烈腹痛,并发症较多	脓血便	可见大量脓细胞、红细胞、白细胞
真菌性肠炎	多为白色念珠菌感染,以 2 岁以下多见	病程迁延,常伴鹅口疮	稀黄,泡沫较多,带黏液,有时可见豆腐渣样细块	可见真菌孢子和假菌丝体

4. 迁延性腹泻和慢性腹泻　病因复杂,感染、食物过敏、酶缺陷、免疫缺陷、药物因素等均可引起。以急性腹泻未彻底治疗或治疗不当、迁延不愈最为常见。表现为腹泻迁延不愈、病情时轻时重、腹泻次数和性状不稳定,吐泻频繁时可出现脱水及电解质紊乱。由于长期消化吸收功能障碍,引起或加重营养不良,故多伴有消瘦、贫血、多种维生素缺乏及继发感染等。

护考链接

1. 不属于轮状病毒肠炎特点的是_____。

A. 多见于6个月至2岁小儿　　　B. 多见于秋季　　　　　　　C. 常伴有上呼吸道感染

D. 全身中毒症状不明显　　　　E. 大便有腥臭味

2. 患儿,8个月,呕吐,腹泻3天,大便15次/天。皮肤弹性极差,无尿。血清钠140 mmol/L,患儿脱水的程度和性质是_____。

A. 轻度高渗性脱水　　　　　　B. 重度低渗性脱水　　　　　　C. 轻度等渗性脱水

D. 重度等渗性脱水　　　　　　E. 轻度低渗性脱水

(3～6题共用题干)

患儿,女,10个月,足月产,反复腹泻1个月余,每天5～6次;时稀时稠,生后混合喂养;未添加辅食。查体:神志清楚,表情呆滞,体重4.8 kg,腹软,腹壁脂肪消失。

3. 应首先考虑该患儿为_____。

A. 轻度营养不良,慢性腹泻　　　B. 中度营养不良,慢性腹泻

C. 重度营养不良,慢性腹泻　　　D. 中度营养不良,迁延性腹泻

E. 重度营养不良,迁延性腹泻

4. 该患儿变化最为显著的血清学指标是_____。

A. 红细胞计数　　　　　　　　B. 淋巴细胞计数　　　　　　　C. 白细胞计数

D. 人血清白蛋白浓度　　　　　E. 血红蛋白浓度

5. 关于该患儿的补液原则,正确的是_____。

A. 补液总量适量减少,滴速宜稍慢　　　　B. 补液总量适量减少,滴速宜稍快

C. 补液总量适量减少,保持正常滴速　　　D. 补液总量适量增加,滴速宜稍慢

E. 补液总量适量增加,保持正常滴速

6. 患儿住院第2天晨起突然神志不清,面色苍白,脉搏细弱,呼吸表浅,出冷汗,首先应静脉注射的是_____。

A. 氨茶碱　　　B. 洛贝林　　　C. 地西泮　　　D. 葡萄糖　　　E. 地高辛

7. 患儿,男,11个月。2015年10月因发热、呕吐、腹泻入院。大便为黄色蛋花汤样,每天10余次,量多,无腥臭味。前囟、眼窝稍凹陷,尿量减少,大便镜检(一)。对该患儿的治疗不恰当的是_____。

A. 及时足量使用广谱抗生素　　　B. 补液　　　　　　　C. 补钾

D. 应用双歧杆菌　　　　　　　　E. 应用蒙脱石散

(二) 辅助检查

1. 大便检查　肉眼检查大便的性状如外观、颜色等。大便细菌培养、涂片、病毒学检查及聚合酶链反应(PCR)有助于明确病原。

2. 血液生化检查　血钠测定可提示脱水性质,血钾测定可反映体内缺钾的程度,必要时可查钙、镁、氯和血气分析,重症患儿还应测尿素氮。

(三) 治疗要点

治疗原则是调整饮食,控制感染,预防和纠正脱水,合理用药,加强护理,防止并发症。

1. 调整饮食,纠正脱水、电解质及酸碱平衡紊乱 根据患儿疾病情况及时调整饮食,如给予清淡易消化的流质、半流质饮食等。轻、中度脱水可给予口服补液(ORS),中、重度脱水伴周围循环衰竭者需静脉补液。

2. 药物治疗

(1) 控制感染:根据临床特点,结合大便细菌培养和药敏试验结果选用有效的抗生素。病毒性肠炎以饮食疗法和支持疗法为主,一般不用抗生素。

(2) 微生态疗法:有助于恢复肠道正常菌群的生态平衡,抵御病原体侵袭,控制腹泻。常用双歧杆菌、嗜酸乳杆菌散等制剂。

(3) 肠黏膜保护剂:如蒙脱石粉(思密达、必奇),能吸附病原体和毒素,保护肠黏膜。

(4) 其他药物:不主张使用止泻剂,因止泻会使毒素滞留肠道,增加吸收,可能会加重病情;根据世界卫生组织/联合国基金会建议,对于急性腹泻患儿,可给予补锌治疗。

护考链接

1. 有助于维护和修复小儿肠道黏膜屏障功能的药物是_____。

A. 青霉素　　　B. 黄连素　　　C. 制霉菌素　　　D. 蒙脱石散　　　E. 双歧杆菌

2. 关于小儿腹泻,下列说法正确的是_____。

A. 及时使用止泻剂　　　B. 及时使用抗生素

C. 为减少腹泻,减少饮水量　　　D. 根据患儿腹泻情况,不主张使用止泻剂

E. 根据患儿腹泻情况,主张使用止泻剂

三、护理问题

1. 腹泻 与喂养不当、感染、胃肠道功能紊乱有关。

2. 体液不足 与腹泻、呕吐有关。

3. 体温过高 与肠道感染有关。

4. 有皮肤完整性受损的危险 与大便次数增多刺激臀部皮肤有关。

5. 营养失调 与腹泻、呕吐和摄入量不足有关。

6. 知识缺乏 患儿家长缺乏喂养相关知识及护理知识。

四、护理措施

1. 调整饮食 母乳喂养儿继续哺乳,减少哺乳次数,缩短每次哺乳时间,暂停辅食。人工喂养儿可喂稀释的牛奶或其他代乳品,腹泻次数减少后,可给半流质饮食,少量多餐,病情好转后逐渐过渡到正常饮食。呕吐严重者,可暂禁食4~6小时(不禁水),待好转后继续喂食,由少到多,由稀到稠。病毒性肠炎多有乳糖酶缺乏,不宜用蔗糖,并暂停乳类喂养,改为豆制代乳品(豆浆)、发酵乳(酸奶)或去乳糖配方乳,以减轻腹泻,缩短病程。腹泻停止后逐渐恢复营养丰富的饮食,并每天加餐1次,共2周。

2. 防止交叉感染 感染性腹泻患儿应进行消化道隔离。患儿排泄物应按规定处理后再排放,护理患儿前后认真洗手,适当消毒处理患儿的食具、衣物、尿布、大便标本等,防交叉感染。

3. 遵医嘱用药 对感染性腹泻患儿遵医嘱应用敏感、有效的抗生素,并注意药物副作用。一般不用止泻药物,特别是对感染性腹泻,因止泻药多抑制胃肠动力、增加细菌繁殖和毒素的吸收,反而会加重病情。

4. 体液不足的护理　参见本章第四节小儿液体疗法。

5. 体温过高的护理　多饮水,擦干汗液,及时更换汗湿的衣服,并予温水擦浴、头部冰敷等物理降温。必要时遵医嘱给予药物降温。

6. 保持皮肤完整性的护理　便后用温水清洗臀部并吸干;尿布应选用柔软、吸水性好的棉织品,勤更换,避免使用不透气的塑料布或橡胶布;保持臀部及会阴部皮肤清洁、干燥,防止臀红发生。

案例分析

　　患儿,女,11个月。腹泻3天,大便为蛋花汤样带黏液,无腥臭味;无尿8小时,眼窝凹陷极明显;血钠125 mmol/L,诊断为小儿秋季腹泻。

　　1. 该患儿感染的病原体主要是_____。

A.变形杆菌　　　　　　　　B.柯萨奇病毒　　　　　　　　C.轮状病毒

D.金黄色葡萄球菌　　　　　E.致病性大肠杆菌

　　2. 该患儿脱水的程度和性质是_____。

A.中度低渗性脱水　　　　　B.中度等渗性脱水　　　　　　C.重度等渗性脱水

D.重度低渗性脱水　　　　　E.重度高渗性脱水

　　3. 护士晨起观察到该患儿出现四肢厥冷、脉弱、血压下降的情况,提示可能出现了_____。

A.贫血　　　B.休克　　　　　C.低钾血症　　　D.低钙血症　　　E.继发感染

　　4. 该患儿首要的处理措施是_____。

A.利尿　　　B.记录液体出入量　　　C.静脉补液　　　D.限制饮食　　　E.应用抗生素

五、健康教育

　　宣传母乳喂养的优点,指导合理喂养,避免在夏天断奶;向患儿家长介绍腹泻的致病因素、治疗要点及护理措施等相关知识。指导患儿家长正确洗手并做好污染尿布及衣物的处理,准确记录患儿每天液体出入量;指导患儿家长配制和使用ORS溶液,强调应少量多次饮用;鼓励适当户外活动,加强体格锻炼;气候变化时防止受凉或过热;避免长期应用广谱抗生素。

【本节小结】

　　小儿腹泻无论在临床上还是在护士执业资格考试中,都是重点内容,应高度重视,要特别注意以下几方面。

1. 临床分类

(1)病程:急性腹泻、迁延性腹泻、慢性腹泻。

(2)病情:轻型腹泻、重型腹泻。

2. 临床表现

(1)轻型表现:食欲不振,偶有呕吐,大便次数增多。

(2)重型表现:脱水程度(轻、中、重)、脱水性质(等渗、低渗、高渗)、酸中毒(轻、中、重)。

(3)低钾血症。

3. 其他　不同病因所致腹泻的临床特点。

【目标检测】

1. 关于婴儿腹泻的病因,下列哪项是错误的?_____

A.肠道内感染　　　　　　　　B.喂养不当　　　　　　　　　C.消化系统发育不成熟

D.血液中IgG水平偏低　　　　E.肠道外感染

2. 引起小儿秋季腹泻常见的病原体是_____。

A.空肠弯曲菌　　　　　　　　　B.大肠杆菌　　　　　　　　C.埃可病毒

D.轮状病毒　　　　　　　　　　E.柯萨奇病毒

3. 患儿,8 个月,呕吐,腹泻 3 天,大便 15 次/天。皮肤弹性极差,无尿,血清钠 140 mmol/L,患儿脱水的程度和性质是_____。

A.轻度高渗性脱水　　　　　　　B.重度低渗性脱水　　　　　C.轻度等渗性脱水

D.重度等渗性脱水　　　　　　　E.轻度低渗性脱水

4. 低血钾与高钾血症相同的症状是_____。

A.心动过速　　　　　　　　　　B.乏力、软瘫　　　　　　　C.舒张期停搏

D.腹胀、呕吐　　　　　　　　　E.心电图 T 波低平

5. 高渗性脱水早期的主要表现是_____。

A.尿量减少　　　　B.血压下降　　　C.口渴　　　　D.神志淡漠　　　E.烦躁

6. 判断脱水性质最有效的辅助检查是_____。

A.测量体重　　　　B.尿量　　　C.血钠浓度　　　D.血钾浓度　　　E.二氧化碳结合力

7. 代谢性酸中毒的临床表现是_____。

A.呼吸浅而慢　　　　　　　　　B.呼吸深而快　　　　　　　C.血二氧化碳结合力升高

D.尿呈碱性　　　　　　　　　　E.pH 值升高

8. 重型腹泻可导致下列改变中哪项除外?_____

A.代谢性碱中毒　　　　　　　　B.低钠血症　　　　　　　　C.低钾血症

D.低钙血症　　　　　　　　　　E.低铁血症

第四节　小儿液体疗法

一、不同年龄人群的体液分布

体液是人体的重要组成部分,体液平衡是维护生命的重要条件。小儿的水、电解质、酸碱及食物成分按单位体重计算,进出量大(表 9-6),尤其是婴儿在出生后数月内肾功能不如成人健全,常不能抵御及纠正水或酸碱平衡紊乱,其调节功能极易受外界环境的影响而失调。因此,水、电解质、酸碱平衡紊乱在儿科临床上极为常见。

表 9-6　不同年龄人群的体液分布(占体重的百分比)

年龄	总量	细胞外液		细胞内液
		间质液	血浆	
足月新生儿	78	37	6	35
1 岁	70	25	5	40
2~14 岁	65	20	5	40
成人	55~60	10~15	5	40~45

二、常用溶液

(一) 非电解质溶液

常用5%和10%的葡萄糖溶液,其中5%葡萄糖溶液为等渗溶液,10%葡萄糖溶液为高渗溶液。但葡萄糖溶液输入体内后,被迅速氧化代谢为水和二氧化碳,同时提供能量或转变为糖原储存,没有维持血浆渗透压的作用,故葡萄糖溶液被视为无张力溶液,主要用于补充水分和提供部分热量。

(二) 电解质溶液

主要用于补充体液、纠正酸碱平衡失调及补充所需要的电解质。

1. 0.9%氯化钠溶液(即生理盐水) 此溶液每升含 Na^+ 和 Cl^- 各 154 mmol/L,与血浆离子渗透压相似,故为等渗溶液,但氯的含量比血浆高,若大量或长期应用,可造成高氯性酸中毒。

2. 碱性溶液

(1) 1.4%碳酸氢钠溶液:等渗溶液,纠正酸中毒时常为首选。市售成品5%碳酸氢钠溶液为高渗溶液,可加入5%或10%葡萄糖溶液稀释3.5倍即配成等渗溶液。在紧急抢救严重酸中毒患者时可不稀释直接输入,但不宜多用,以免引起细胞外液高渗状态。

(2) 1.87%乳酸钠溶液:等渗溶液。市售成品11.2%乳酸钠溶液为高渗溶液,可加入5%或10%葡萄糖溶液稀释6倍,即可配制成等渗乳酸钠溶液。因乳酸钠需在有氧条件下,经肝脏代谢产生 HCO_3^- 而起作用,显效缓慢,故肝功能不全、缺氧、休克、新生儿以及乳酸潴留性酸中毒时,不宜使用。

(3) 10%或15%氯化钾溶液:用于纠正低钾血症,但不能直接应用,静脉滴注时必须稀释成0.2%~0.3%的浓度,并注意排尿情况(无尿不补),不可直接静脉推注,否则可引起心肌抑制、心搏骤停。

护考链接

1. 关于小儿体液特点,下述正确的是_____。

A.年龄越小,体液占体重的百分比越高　　　　B.年龄越小,细胞内液量相对多

C.年龄越小,每天水的交换量相对少　　　　　D.血清钠含量高于成人

E.需水量同于成人

2. 下列哪项不是电解质溶液?_____

A.葡萄糖溶液　　　　B.生理盐水　　　　C.碳酸氢钠溶液

D.乳酸钠溶液　　　　E.复方氯化钠溶液

3. 下列哪项是等渗溶液?_____

A.10%氯化钠　　　　B.5%碳酸氢钠　　　　C.11.2%乳酸钠

D.10%葡萄糖　　　　E.1.4%碳酸氢钠

(4,5题共用题干)

患儿,男,8个月。体重8 kg,因严重腹泻入院治疗。医嘱:0.9%氯化钠静脉滴注,输液速度为 20 mL/(kg·h)。

4. 护士每小时应为该患儿输入的液体量是_____。

A.140 mL　　　B.160 mL　　　C.180 mL　　　D.200 mL　　　E.240 mL

5. 该患儿情绪稳定后,护士在日常护理过程中,不正确的措施是_____。

A.详细记录液体出入量　　　　B.加强臀部护理

C.腹胀时注意观察有无低钠血症　　D.如再次发作急性腹泻,应尽早使用止泻剂

E.若患儿呕吐,应禁食、补液

（三）混合溶液

为减少或避免单一溶液的缺点，常将各种溶液按不同比例配制成混合溶液。常用混合溶液简便配制见表9-7。

表 9-7　几种常用混合溶液的简便配制

混合溶液	张力	0.9%氯化钠/份	5%或10%葡萄糖/份	1.4%碳酸氢钠或1.87%乳酸钠/份	加入溶液/mL		
					5%或10%葡萄糖	10%氯化钠	5%碳酸氢钠或11.2%乳酸钠
2:1含钠液	1	2	—	1	加至500	30	47（30）
1:1含钠液	1/2	1	1	—	加至500	20	—
1:2含钠液	1/3	1	2	—	加至500	15	—
1:4含钠液	1/5	1	4	—	加至500	10	—
2:3:1含钠液	1/2	2	3	1	加至500	15	24（15）
4:3:2含钠液	2/3	4	3	2	加至500	20	33（20）

（四）口服补液盐（ORS）

2002年，世界卫生组织（WHO）推荐使用的新配方是氯化钠2.6 g，枸橼酸钠2.9 g，氯化钾1.5 g，无水葡萄糖13.5 g，临用前以温开水1000 mL溶解，总渗透压为245 mOsm/L。

护考链接

1. 4:3:2（2/3张）混合溶液的组成是_____。
A.4份10%葡萄糖:3份生理盐水:2份1.4%碳酸氢钠
B.4份生理盐水:3份10%葡萄糖:2份5%碳酸氢钠
C.4份5%葡萄糖:3份生理盐水:2份5%碳酸氢钠
D.4份生理盐水:3份5%葡萄糖盐水:2份11.2%乳酸钠
E.4份生理盐水:3份5%葡萄糖:2份1.4%碳酸氢钠
2. 口服补液盐（ORS）的张力是_____。
A.1/2张　　　B.1/3张　　　C.2/3张　　　D.1/4张　　　E.等张
3. 口服补液盐（ORS）低渗配方张力是_____。
A.1/2张　　　B.1/3张　　　C.2/3张　　　D.1/4张　　　E.等张

三、液体疗法的实施

液体疗法是儿科临床医学的重要组成部分。其目的是纠正水、电解质和酸碱平衡失调，以恢复机体的正常生理功能。补液时应确定补液的总量、性质和速度，同时应遵循"先盐后糖、先浓后淡（指电解质浓度）、先快后慢、见尿补钾、抽搐补钙"的原则。第一天补液总量包括累积损失量、继续损失量及生理需要量三个部分。

1. 累积损失量　发病后至补液时所丧失的体液量。

（1）补液量：根据脱水程度而定，即轻度脱水30~50 mL/kg，中度脱水50~100 mL/kg，重度脱水100~120 mL/kg。

（2）补液种类：根据脱水性质来定，若临床判断脱水性质有困难，可先按等渗性脱水处理。通常对低渗性脱水补给2/3张液体，等渗性脱水补给1/2张液体，高渗性脱水补给1/3~1/5张液体。

（3）补液速度:取决于脱水程度,原则上应先快后慢。对伴有周围循环不良和休克的重度脱水患儿,应快速输入等张含钠液(2∶1等张液或生理盐水),按 20 mL/kg,总量不超过 300 mL,于 30～60 分钟静脉推注或快速滴入。其余累积损失量常在 8～12 小时完成输入,每小时 8～10 mL/kg。在循环改善,出现排尿后,应及时补钾。

案例分析

1 岁小儿因呕吐、腹泻 5 天,4 小时无尿入院。查体:重度脱水貌,四肢凉。首选的措施是
_____。

A.快速滴注 2∶1 等张含钠液 20 mL/kg　　　B.快速滴注生理盐水 20 mL/kg

C.快速滴注 5% 碳酸氢钠 20 mL/kg　　　D.快速滴注 1/2 张含钠液 20 mL/kg

E.快速滴注 5% 葡萄糖溶液 20 mL/kg

2. 继续损失量　补液开始后,因呕吐、腹泻、胃肠引流等继续损失的液体量。此部分应按实际损失量补充,即“丢多少、补多少”。但腹泻患儿的大便量较难准确计算,一般按每天 10～40 mL/kg 估算,适当增减。常用 1/3～1/2 张液体,此部分损失量连同生理需要量于补完累积损失量后 12～16 小时均匀滴入,约每小时 5 mL/kg。

3. 生理需要量　补充基础代谢所需的量,每天为 60～80 mL/kg 。这部分液体应尽量口服补充,不能口服者,补给 1/4～1/5 张液体,补液速度同继续损失量。

综合以上三部分,第 1 天补液总量:轻度脱水者 90～120 mL/kg ,中度脱水者 120～150 mL/kg,重度脱水者 150～180 mL/kg(表 9-8)。第 2 天以后的补液,一般只补继续损失量和生理需要量,于 12～24 小时均匀输入,能口服者应尽量口服。

表 9-8　第一天小儿补液总量

项目		累积损失量	继续损失量	生理需要量	总量
定量	轻度脱水	30～50 mL/kg	10～40 mL/kg （30 mL/kg）	30～50 mL/kg	90～120 mL/kg
	中度脱水	50～100 mL/kg			120～150 mL/kg
	重度脱水	100～120 mL/kg			150～180 mL/kg
定性	低渗性脱水	2/3	1/3～1/2	1/4～1/5	
	等渗性脱水	1/2			
	高渗性脱水	1/3～1/5			
定时		于 12 小时内输入(每小时 8～10 mL/kg)	在补完累积损失量后的 16 小时内输入(每小时 5 mL/kg)		

四、补液护理

1. 补液前的准备阶段　全面了解患儿病史、病情、补液目的及其临床意义;熟悉所输液体的组成、性质、用途、配制及配伍禁忌。向患儿家长解释补液目的,以取得配合;对于年长患儿要做好解释和鼓励工作,以消除其恐惧心理;对于不配合患儿,加以适当约束或给予镇静剂。

2. 做好维持输液的护理　遵医嘱全面安排液体量,严格掌握输液速度,认真数好滴数,有条件者最好使用输液泵,以便更精确地控制输液速度。

3. 密切观察病情变化　密切观察生命体征,警惕心力衰竭和肺水肿的发生。注意有无输液反应,若发现有输液反应,应及时与医生联系,并寻找原因和采取措施。随时观察静脉通道是否通畅,有无堵塞、

肿胀及漏出血管外等。

若补液合理,患儿一般于补液后3~4小时开始排尿,说明血容量已恢复;如补注后24小时皮肤弹性恢复、眼窝凹陷消失、口舌湿润、饮水正常、无口渴,表明脱水已纠正;如补液后眼睑水肿,可能输入钠盐过多;补液后尿量多而脱水未纠正,可能是输入含糖液体过多,宜增加溶液中电解质的比例,并及时报告医生,加以调整。

4. 注意事项 婴幼儿肺炎补液时输液总量不能过多,电解质浓度不能过高,补液速度宜慢,尽量少用碱性溶液。营养不良伴腹泻时,常为低渗性脱水,且脱水程度容易估计过重,因此补液总量应减少1/3,输入的溶液张力应高些,速度宜慢。新生儿电解质溶液应减少。

【本节小结】

小儿液体疗法是临床护理实践和护士执业资格考试重点内容,由于涉及数字、计算较多,学习起来普遍感到比较困难。

(1)掌握常用非电解质溶液(5%、10%葡萄糖)、电解质溶液(生理盐水、1.4%碳酸氢钠、1.87%乳酸钠)。

(2)混合液的简单配制及张力,ORS液的张力及构成。

(3)液体疗法的原则。

(4)定量:累积损失量、继续损失量、生理需要量,还有总量。

(5)定性:低渗、高渗、等渗。

(6)定速:重视扩容内容。

(7)补钾、补钙、补镁。

(8)观察补液情况。

【目标检测】

1. 以下属于等张溶液的是_____。

A.5%碳酸氢钠溶液　　　　　B.0.9%氯化钠溶液　　　　　C.1:1液

D.10%葡萄糖溶液　　　　　E.口服补液盐(ORS)溶液

2. 需配制1:1液200 mL,其配制方法为5%葡萄糖溶液100 mL中加入生理盐水_____。

A.50 mL　　　B.100 mL　　　C.150 mL　　　D.200 mL　　　E.250 mL

3. 静脉补钾的浓度一般不超过_____。

A.0.3%　　　B.0.3‰　　　C.3%　　　D.2‰　　　E.2%

4. 小儿腹泻的脱水性质不明时,第一天补液可选用_____溶液。

A.1/4张　　　B.1/3张　　　C.1/2张　　　D.2/3张　　　E.等张

5. 脱水患儿经补液后血容量已恢复的主要临床表现是_____。

A.皮肤弹性恢复　　　　　B.血压恢复正常　　　　　C.眼眶凹陷恢复

D.口舌湿润,无口渴　　　E.尿量增加

6. 患儿,1岁,腹泻4天,每天大便20余次。现意识不清,血压下降,无尿。诊断为重度低渗性脱水。补液时应首先给予_____。

A.2:1液(等张)　　　　　B.2:3:1液(1/2张)　　　　　C.10%葡萄糖溶液

D.5%葡萄糖溶液　　　　　E.0.9%氯化钠溶液

7. 患儿,男,3个月,母乳喂养,腹泻2个月,大便3~6次/天,稀或糊状,无脓血。食欲好,面部湿疹,体重5.6 kg,考虑该患儿是_____。

A.急性腹泻　　　B.迁延性腹泻　　　C.生理性腹泻　　　D.饮食性腹泻　　　E.感染胜腹泻

(8~12题共用题干)

患儿,女,7个月,吐泻4天,大便10~15次/天,呈蛋花汤样,有腥臭味,尿量极少,皮肤弹性差,可见花纹,前囟、眼窝明显凹陷,四肢厥冷,大便镜检WBC偶见。血清钠135 mmol/L。

8. 该患儿病原学诊断最可能是_____。

A. 金黄色葡萄球菌肠炎　　　　　　B. 梭状芽孢杆菌肠炎　　　　　　C. 空肠弯曲菌肠炎

D. 产毒性大肠杆菌肠炎　　　　　　E. 假丝酵母菌肠炎

9. 该患儿脱水的程度及性质为_____。

A. 中度等渗性脱水　　　　　　B. 中度低渗性脱水　　　　　　C. 重度低渗性脱水

D. 重度等渗性脱水　　　　　　E. 重度高渗性脱水

10. 对该患儿进行液体治疗,首批静脉输液应给予_____。

A. 2∶1 等张含钠液 20 mL/kg　　　　　　B. 2∶1 等张含钠液 100～120 mL/kg

C. 1/2 张含钠液 100～120 mL/kg　　　　　　D. 2/3 张含钠液 50～100 mL/kg

E. 1/2 张含钠液 50～100 mL/kg

11. 该患儿除上述治疗外,哪项处理正确?　_____

A. 暂禁食 4～6 小时　　　　　　B. 立即给予止泻药　　　　　　C. 给予大剂量青霉素

D. 立即口服 ORS　　　　　　E. 立即给予足量的营养,防止发生营养不良

12. 该患儿在输液后出现乏力、腹胀、肠鸣音减弱、双膝腱反射消失、心音低钝,则首先应该考虑的诊断是_____。

A. 低钾血症　　　　B. 低氯血症　　　　C. 低钙血症　　　　D. 低磷血症　　　　E. 低铁血症

13. 如果患儿在输液后出现惊厥,则首先应该做的检查是_____。

A. 测血糖　　　　B. 做血气分析　　　　C. 测血钙、镁　　　　D. 脑电图　　　　E. 脑脊液培养

【目标检测答案】

第一节:1. B　2. E　3. D

第二节:1. D　2. B　3. C

第三节:1. E　2. D　3. D　4. B　5. C　6. C　7. B　8. A

第四节:1. B　2. B　3. A　4. E　5. E　6. A　7. C　8. D　9. D　10. A　11. A　12. A

　　13. C

第十章 呼吸系统疾病患儿的护理

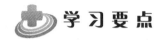

扫码看课件

扫码看视频

呼吸系统疾病是小儿常见系统疾病之一,特别是上呼吸道感染,发病率极高。通过本章的学习,要求掌握急性上呼吸道感染、急性感染性喉炎、急性支气管炎、肺炎的护理评估、护理问题和护理措施;熟悉急性上呼吸道感染、急性感染性喉炎、急性支气管炎和肺炎的病因和健康教育;了解小儿呼吸系统解剖、生理特点和肺炎的发病机制。

第一节 小儿呼吸系统解剖、生理特点

一、解剖特点

小儿呼吸系统的解剖、生理和免疫特点与小儿易患呼吸道疾病密切相关。呼吸系统以环状软骨为界,分为上、下呼吸道。上呼吸道包括鼻、鼻窦、咽、咽鼓管、会厌及喉;下呼吸道包括气管、支气管、毛细支气管及肺泡。小儿呼吸系统解剖特点及临床意义见表10-1。

表 10-1 小儿呼吸系统解剖特点及临床意义

部位	特点	临床意义
鼻	鼻腔相对短小、无鼻毛,鼻道狭窄,黏膜柔嫩,血管丰富	易感染,感染时黏膜肿胀,引起鼻塞而致呼吸困难或张口呼吸,影响吸吮
鼻窦	鼻窦口相对较大,且鼻窦黏膜与鼻腔黏膜相连	鼻腔急性炎症时易致鼻窦炎,以上颌窦及筛窦最易感染
鼻泪管	鼻泪管较短,开口接近内眦,开口处瓣膜发育不全	上呼吸道感染时易致结膜炎
咽	咽部狭窄且垂直,咽鼓管宽、短、直,呈水平位。扁桃体包括腭扁桃体和咽扁桃体,腭扁桃体在1岁内发育差,4~10岁时发育达高峰,14~15岁后逐渐退化,咽扁桃体6个月时已发育	鼻咽感染时易致中耳炎;扁桃体炎多见于年长儿,1岁以内少见
喉	以环状软骨下缘为标志,喉部呈漏斗状,相对狭窄,黏膜柔嫩而富有血管及淋巴组织	炎症时出现局部充血、水肿,易引起呼吸困难和声音嘶哑

续表

部位	特点	临床意义
气管、支气管	短,管腔相对狭窄,黏膜血管丰富,软骨柔软,缺乏弹力组织;黏液腺分泌不足,气道较干燥,纤毛运动差,清除能力弱。右支气管粗短、陡直,为气管的直接延伸	气管、支气管易于感染,并可导致呼吸道阻塞,感染后痰液黏稠不易咳出;发生气管异物时易进入右支气管,引起右肺不张和肺炎
肺	弹力组织发育差,血管丰富,毛细血管及淋巴组织间隙较成人宽,间质发育旺盛;肺泡小,数量少,含血量相对多而含气量少	肺部易感染,易引起间质性炎症、肺不张或肺气肿
胸廓、纵隔	呈桶状,肋骨呈水平位,膈肌位置较高;胸腔较小而肺相对较大,呼吸肌发育差;小儿纵隔相对较大,周围组织松软、富于弹性	肺的扩张受到一定限制,不能充分通气、换气,患病时易发生缺氧发绀;胸水或积气时易致纵隔移位

二、生理特点

1. 呼吸频率和节律　小儿生长发育快,代谢旺盛,耗氧量较高,故年龄越小,呼吸脉搏频率越快(表10-2)。同时,因小儿呼吸中枢发育不完善,易出现呼吸节律不齐,甚至呼吸暂停。

表 10-2　各年龄小儿呼吸频率和脉搏频率比较

年龄	呼吸/(次/分)	脉搏/(次/分)	呼吸：脉搏
新生儿	40～44	120～140	1：3
1个月至1岁	30	110～130	1：(3～4)
1～3岁	24	100～120	1：(3～4)
4～7岁	22	80～100	1：4
8～14岁	20	70～90	1：4

🩺 护考链接

1. 小儿咽鼓管宽、短、直,呈水平位,容易发生_____。
A.支气管炎　　　B.肺炎　　　　C.咽炎　　　　D.喉炎　　　　E.中耳炎
2. 下列说法正确的是_____。
A.小儿生长发育快,代谢旺盛,呼吸规则
B.小儿生长发育快,呼吸规则,脉搏快
C.小儿呼吸中枢发育完善,呼吸规则,脉搏快
D.小儿呼吸中枢不发育完善,呼吸节律不齐
E.小儿呼吸中枢不发育完善,没有呼吸暂停

2. 呼吸型　婴幼儿呼吸肌发育不全,肌纤维较细,故小儿呼吸肌肌力弱,容易疲劳,易发生呼吸衰竭。呼吸时胸廓的活动范围小,而膈肌较肋间肌相对发达,且肋骨呈水平位,肋间隙小,故婴幼儿呈腹式呼吸,所以测量呼吸应观察腹部起伏(一起一伏为一次)。随着年龄增长,呼吸肌发育渐完善,膈肌下降,肋骨由水平逐渐变为斜位,胸廓前后径和横径增大,逐渐出现胸腹式呼吸。

3. 呼吸功能 小儿肺活量、潮气量、每分通气量和气体弥散量均较成人小。肺活量为 50～70 mL/kg，为成人肺活量的 1/3，小儿年龄越小，潮气量越小(6～10 mL/kg)。而且小儿气道管径细小，呼吸道阻力较成人大，发生喘息的机会较多。故小儿呼吸功能的储备能力较低，当患呼吸系统疾病时，易发生呼吸功能不全。

三、免疫特点

小儿呼吸道的非特异性免疫及特异性免疫功能均较差，如咳嗽反射及纤毛运动功能差，不能有效清除吸入的异物颗粒和尘埃。婴幼儿体内免疫球蛋白含量低，尤以分泌型 IgA、IgG，特别是 IgG 亚类含量较低；此外，肺泡巨噬细胞功能不足，乳铁蛋白、溶菌酶、干扰素、补体等数量和活性都不足，故易患呼吸系统感染。

【本节小结】
本节主要掌握上、下呼吸道的划分、咽鼓管的特点、肺组织的生理特点。

【目标检测】
1. 关于婴儿呼吸系统生理特点的叙述错误的是_____。
A.婴儿的呼吸频率较快是正常的　　　B. 婴儿呼吸节律很规整，若不齐，就有严重问题
C.婴儿呈腹式呼吸　　　　　　　　D. 婴儿没有什么呼吸储备，容易出现呼吸衰竭
E. 婴儿气道管径小，容易阻塞
2. 婴儿的呼吸类型是_____。
A.胸式呼吸　　　　　　　　B. 腹式呼吸　　　　　　　C. 胸腹式呼吸
D. 胸式与腹式交替　　　　　E. 男婴胸式呼吸，女婴腹式呼吸
3. 婴幼儿易患呼吸道感染的免疫特点是_____。
A.血清中 IgA 缺乏　　　　　B. 分泌型 IgA 缺乏　　　　C. 血清中 IgG 缺乏
D. 血清中 IgM 缺乏　　　　　E. 细胞免疫功能低下
4. 不能进行气体交换的部位是_____。
A.终末细支气管　　　　　　B. 呼吸性细支气管　　　　C. 肺泡管
D. 肺泡囊　　　　　　　　　E. 肺泡

第二节　急性上呼吸道感染

一、概述

急性上呼吸道感染是由各种病原体引起的上呼吸道急性感染，简称上感，俗称"感冒"，是小儿最常见的疾病。该病主要侵犯鼻、鼻咽和咽部，根据主要感染部位的不同可诊断为急性鼻炎、急性咽炎、急性扁桃体炎等。本病一年四季均可发生，以冬春季和气候骤变时居多，多为散发，偶见流行，主要通过空气飞沫传播。本病的病原体主要是病毒和细菌，但以病毒为主，占 90% 以上，主要有鼻病毒、流感病毒、腺病毒等。病毒感染后可继发细菌感染，常见溶血性链球菌，其次为肺炎球菌等。

婴幼儿上呼吸道的解剖和免疫特点是本病的易感因素，若患有营养不良、先天性心脏病、维生素 D 缺乏性佝偻病、贫血或气候骤变、环境不良、护理不当等，更容易诱发本病。

护考链接

引起小儿急性上呼吸道感染的主要病原体是_____。

A.细菌　　　　B.病毒　　　　C.支原体　　　　D.衣原体　　　　E.原虫

二、护理评估

(一)临床表现

1. 一般类型上呼吸道感染　病情轻重程度相差很大,一般年长儿较轻,婴幼儿则重症较多,常于受凉后1~3天出现症状。

(1)局部症状:主要为鼻咽部的症状,如鼻塞、流涕、打喷嚏、干咳、咽部不适和咽痛等,多于3~4天自然痊愈。新生儿和小婴儿常可因鼻塞而出现张口呼吸或拒乳。

(2)全身症状:发热、头痛、烦躁不安、全身不适、乏力等。部分患儿有食欲不振、呕吐、腹痛、腹泻等消化道症状(称胃肠型感冒),腹痛多为脐周阵发性疼痛,可能为肠痉挛所致;如腹痛持续存在,多为并发急性肠系膜淋巴结炎。

婴幼儿起病较急,以全身症状为主,多有发热,体温可高达39~40℃,甚至可因高热引起惊厥,热程在2天至1周。年长儿以局部症状为主,全身症状较轻,仅轻度发热。

(3)体征:体检可见咽部充血,扁桃体肿大(图10-1),有时可见下颌和颈部淋巴结肿大、触痛。肺部听诊正常。肠病毒感染患儿可出现不同形态的皮疹。

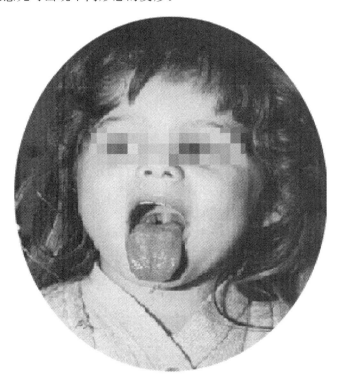

图10-1　扁桃体肿大

2. 特殊类型上呼吸道感染

(1)疱疹性咽峡炎:病原体为柯萨奇A组病毒,好发于夏秋季。表现为急起高热、咽痛、流涎、厌食、呕吐等。体检可见咽部充血,咽峡部(即咽腭弓、软腭、腭垂等)黏膜上有数个2~4mm大小灰白色疱疹,周围有红晕,1~2天后破溃形成小溃疡,病程1周左右。

（2）咽结合膜热：病原体为腺病毒，好发于春夏季，散发或发生小流行。以发热、咽炎、结膜炎为特征。表现为高热、咽痛、眼部刺痛，有时伴消化道症状。体检可见咽部充血、一侧或两侧滤泡性结膜炎，可伴球结膜下出血。结膜充血明显，但分泌物不多，主要是畏光、流泪，颈及耳后淋巴结肿大。病程1～2周。

3. 并发症　常见并发症有中耳炎、鼻窦炎、咽后壁脓肿、扁桃体周围脓肿、颈淋巴结炎、喉炎、支气管炎及肺炎等，其中肺炎是婴幼儿最严重的并发症。如为链球菌感染，可并发急性肾炎、风湿热等。而病毒引起的上呼吸道感染还可引起心肌炎、脑炎等。

（二）辅助检查

病毒感染者白细胞计数正常或偏低。细菌感染者白细胞计数增高，中性粒细胞水平增高。

（三）治疗要点

强调休息，居室通风，多饮水，补充维生素C。主张早期应用抗病毒药物，常选用利巴韦林（病毒唑），疗程3～5天。继发细菌感染或发生并发症者可选用抗生素，常选青霉素类、头孢菌素类或大环内酯类抗生素。确定为链球菌感染或有风湿热、肾炎史者，用青霉素10～14天。

三、护理问题

1. 体温过高　与感染有关。

2. 潜在并发症　高热惊厥。

案例分析

患儿，5个月，发热、咳嗽2天。T 39.5 ℃，P150次/分，R35次/分。该患儿首选的护理诊断是_____。

A.营养缺乏　　　　　　　B.体温过高　　　　　　　C.体液不足
D.气体交换受损　　　　　E.清理呼吸道低效

四、护理措施

1. 维持体温正常

（1）环境要求：保持室内温度18～22℃，湿度50％～60％，空气要新鲜，室内每天至少通风2次。衣被厚薄适度，以利于散热。出汗后及时更换衣服，避免因受凉而使症状加重或反复。

（2）体温观察：当体温超过38.5℃时给予物理降温。常用温水擦浴，也可在头部、腋下及腹股沟处放置冰袋冷敷。每4小时测量体温1次，并准确记录，体温过高或有热性惊厥史者须1～2小时测体温1次。

（3）饮食要求：保证营养和水分摄入，特别是大量出汗后应及时补充水分，给予易消化和富含维生素的清淡饮食。

（4）遵医嘱用药：遵医嘱给予退热剂，如对乙酰氨基酚、布洛芬或安乃近滴鼻溶液等。遵医嘱使用抗病毒药物，合并细菌感染者遵医嘱使用抗生素。

2. 预防高热惊厥　密切观察病情，当体温超过38.5℃时给予降温，特别是既往有热性惊厥史的患儿，更要注意，必要时可遵医嘱预防性使用镇静剂。当高热患儿出现惊跳等惊厥先兆时，立即通知医生并做好抢救准备。如发生惊厥，要就地抢救，保持安静。

护考链接

患儿，男，2岁。因上呼吸道感染出现咳嗽、发热入院。现体温39.3 ℃，半小时前突发抽搐，持续约1分钟后停止，呈嗜睡状。为避免再发抽搐，护理的重点是_____。

A. 多晒太阳　　　　　　　B. 按时预防接种　　　　　　C. 加强体格锻炼

D. 居室定期食醋熏蒸　　　E. 体温过高时应及时降温

五、健康教育

向患儿家长介绍疾病的病因和临床表现，让其对这一常见疾病有所认识，在日常生活中加以防范。指导患儿家长对患儿进行日常护理，如居室要通风、温湿度要适宜、空气要新鲜，还要多饮水；以清淡、富营养、易消化的流质、半流质饮食为主。

宣传不要捏着鼻孔用力擤鼻涕，以防引起鼻窦炎、中耳炎；上呼吸道感染流行季节，增加营养和加强体格锻炼，避免受凉；有流行趋势时不带小儿到公共场所，也可用食醋熏蒸法进行室内空气消毒（每立方米用食醋5～10 mL，加水1～2倍，加热熏蒸到全部汽化）。

【本节小结】

本节学习和护士执业资格考试的重点是上呼吸道感染的主要病原体（病毒）和两种特殊类型上呼吸道感染（疱疹性咽峡炎、咽结合膜热）。

【目标检测】

1. 引起细菌性扁桃体炎最多见的病原体是_____。

A. 溶血性链球菌　　　　　B. 流感嗜血杆菌　　　　　　C. 肺炎链球菌

D. 金黄色葡萄球菌　　　　E. 克雷伯杆菌

2. 引起上呼吸道感染的常见病原体是_____。

A. 溶血性链球菌　　　　　B. 流感嗜血杆菌　　　　　　C. 支原体

D. 原虫　　　　　　　　　E. 病毒

第三节　急性感染性喉炎

一、概述

急性感染性喉炎是指喉部黏膜的急性弥漫性炎症。以犬吠样咳嗽、声嘶、喉鸣、吸气性呼吸困难为特征，严重者可致呼吸道梗阻而危及生命。冬春季节多发，多见于婴幼儿，常见病原体有以下几种。

1. 病毒　流感病毒、副流感病毒和腺病毒。

2. 细菌　金黄色葡萄球菌、链球菌和肺炎链球菌。

二、护理评估

(一) 临床表现

1. 症状和体征　起病急，可有发热、犬吠样咳嗽、声嘶、吸气性喉鸣和三凹征。严重时出现烦躁不安、面色苍白、发绀、心率加快。间接喉镜检查可见喉部、声带有不同程度的充血、水肿，咽部充血。白天症状轻,夜晚入睡后加重,喉梗阻时若不及时抢救,可因窒息死亡。

2. 分度　按吸气性呼吸困难的轻重,临床上将喉梗阻分为 4 度(表 10-3)。

表 10-3　喉梗阻分度

分度	临床表现	体征
Ⅰ度	仅于活动后出现吸气性喉鸣和呼吸困难	呼吸音及心率无改变
Ⅱ度	安静时有喉鸣和吸气性呼吸困难	可闻及喉传导音或管状呼吸音,心率加快
Ⅲ度	喉鸣和吸气性呼吸困难,烦躁不安、口唇及指(趾)发绀、双眼圆睁、惊恐状	呼吸音明显减弱,心音低钝,心率快
Ⅳ度	渐显衰竭,昏睡状态,由于无力呼吸,三凹征可不明显,面色苍白发灰	呼吸音几乎消失,仅有气管传导音,心音低钝,心律不齐

(二)辅助检查

病毒感染者外周血白细胞计数正常或偏低。细菌感染者外周血白细胞计数增高,中性粒细胞水平增高。

(三)治疗要点

保持呼吸道通畅,防止缺氧加重,缺氧者给予吸氧。控制感染,病毒感染者可予利巴韦林等抗病毒,细菌感染者选择敏感抗生素控制感染,一般给予青霉素、头孢菌素类和大环内酯类。应用肾上腺糖皮质激素减轻或消除喉头水肿,缓解喉梗阻。必要时行气管切开术。

三、护理问题

1. 有窒息的危险　与喉梗阻有关。

2. 体温过高　与感染有关。

四、护理措施

1. 改善呼吸功能,预防窒息的发生

(1)环境与休息:空气新鲜,环境温、湿度适宜,减少刺激,减轻呼吸困难。卧床休息,抬高床头以保持舒适体位,减少活动,各项检查、治疗及护理工作尽量集中完成,过于烦躁不安者遵医嘱给予镇静药。缺氧者及时吸氧。

(2)用药:遵医嘱及时给予抗生素、激素等,抗炎及减轻喉头水肿。

(3)密切观察病情:根据患儿的表现正确判断缺氧程度,床边备气管切开包,随时准备气管切开。

2. 维持体温正常　根据患儿发热情况,可给予物理降温、药物降温。

五、健康教育

向患儿家长解释病情的发展和可能采取的治疗方案,指导其正确护理患儿。出院后加强体格锻炼,适当进行户外活动,定期预防接种,减少刺激,积极防治上呼吸道感染及各种呼吸道传染病。

【本节小结】

本节重点是诊断和梗阻分度,一般喉部炎症既使发音改变又使呼吸道狭窄而发生梗阻,引起呼吸困难。

【目标检测】

1. 患儿,女,6 岁,诊断"喉头异物"入院,查体,面色青紫,呼吸费力,伴明显的三凹征,其呼吸类型属于_____。

A. 深度呼吸　　　　　　　　B. 潮式呼吸　　　　　　　　C. 吸气性呼吸困难

D. 呼气性呼吸困难　　　　　　E. 混合性呼吸困难

2. 治疗急性感染性喉炎除控制感染外,还应同时应用何种药物减轻症状? _____

　　A. 止咳药　　　　　　　　　B. 镇静剂　　　　　　　　　C. 肾上腺皮质激素

　　D. 呋塞米　　　　　　　　　E. 异丙嗪

（3～5 题共用题干）

1 岁患儿,突发声音嘶哑,犬吠样咳嗽,吸气性喉鸣和三凹征,烦躁,口周发绀。查体:体温 38.4 ℃ 、咽充血,吸气性呼吸困难,肺部无湿啰音,间接镜声带肿胀,声门下黏膜呈梭形肿胀。

3. 该患儿最可能的临床诊断为_____。

　　A. 急性咽炎　　　　　　　　B. 急性喉炎　　　　　　　　C. 肺炎

　　D. 急性支气管炎　　　　　　E. 支气管哮喘

4. 该患儿最主要的护理问题是_____。

　　A. 体温升高　　　　　　　　B. 气体交换受损　　　　　　C. 活动无耐力

　　D. 低效性呼吸形态　　　　　E. 焦虑

5. 对该患儿的护理措施下列哪项不妥? _____。

　　A. 卧床休息,减少活动,避免哭闹　　　　　B. 保持室内空气新鲜

　　C. 抬高床头以保持体位舒适　　　　　　　 D. 判断缺氧的程度,做好气管切开的准备

　　E. 立即进行气管切开,以防窒息死亡

第四节　急性支气管炎

一、概述

急性支气管炎是指由于各种病原体引起的支气管黏膜感染,因气管常同时受累,故又称为急性气管支气管炎。常继发于上呼吸道感染或为某些急性传染病的早期表现。是小儿时期常见的呼吸道疾病,以婴幼儿多见。

1. 病原体　各种病毒、细菌或混合感染,以病毒为多。

2. 病因　免疫功能低下、特异性体质、营养障碍性疾病、维生素 D 缺乏性佝偻病等均为本病的危险因素;气候变化、空气污染、化学因素的刺激为本病的诱发因素。

二、护理评估

（一）临床表现

1. 症状　一般先有上呼吸道感染症状,随后以咳嗽为主要表现,开始为干咳,以后有痰。婴幼儿症状较重,常有食欲下降、发热、呕吐、腹泻等。

2. 体征　体检双肺呼吸音粗,可闻及不固定散在的干、湿啰音,常在体位改变或咳嗽后减少甚至消失。一般无气促和发绀。

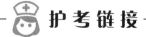 护考链接

下列哪项可用于区分急性支气管炎和支气管肺炎? _____

　　A. 是否咳嗽　　B. 是否咳痰　　C. 是否呼吸困难　　D. 是否高热　　E. 有无固定啰音

3. 哮喘性支气管炎 婴幼儿可发生一种特殊类型的支气管炎,称为哮喘性支气管炎,也称喘息性支气管炎,除上述临床表现外,还有以下特点。

（1）多见于 3 岁以下小儿,有湿疹或过敏史。

（2）有类似哮喘的临床表现,如呼气性呼吸困难,肺部叩诊呈过清音,听诊两肺满布哮鸣音及少量粗湿啰音。

（3）大多病例复发与感染有关。

（4）近期预后大多良好,3 岁后发作次数逐渐减少,大多在 6 岁自愈,少数可发展为支气管哮喘。哮喘性支气管炎与支气管哮喘比较见表 10-4。

表 10-4 哮喘性支气管炎与支气管哮喘比较

项目	哮喘性支气管炎	支气管哮喘
好发年龄	3 岁以下	大多 3 岁以上
病程	急性	慢性
过敏史	有	有
家族史	一般没有	有
哮喘表现	有	有
治疗	平喘、抗炎	平喘、抗炎,可用免疫抑制剂
预后	良好,大多在 6 岁后自愈,少数发展为哮喘	差,常终生反复发作

（二）辅助检查

胸部 X 线检查多无异常改变或有肺纹理增粗。病毒感染患儿白细胞计数正常或偏低;细菌感染患儿,白细胞总数及中性粒细胞水平均增高。

（三）治疗要点

主要是控制感染和对症治疗,如化痰、平喘等。一般不用镇咳剂或镇静剂,以免抑制咳嗽反射,影响痰液咳出。可给予多饮水,使呼吸道分泌物易于咳出。喘息严重者可短期使用糖皮质激素,由于病原体多为病毒,一般不采用抗生素。

三、护理问题

1. 清理呼吸道无效 与分泌物过多、痰液黏稠不易咳出有关。

2. 体温过高 与感染有关。

四、护理措施

（1）保持呼吸道通畅。

①室内要通风,空气要新鲜,温度 18～22℃,湿度 50％～60％。注意休息,减少活动,特别应避免剧烈的活动和游戏,防止咳嗽加重。

②保证充足的水分及营养的供给,多饮水以稀释痰液。

（2）经常变换患儿体位,卧位时可抬高头胸部;教会并鼓励患儿有效咳嗽,定时为患儿拍背以利痰液排出,保持呼吸道通畅。

（3）遵医嘱给予抗生素、止咳化痰、平喘及雾化吸入等,并注意观察药物反应。

（4）对于哮喘性支气管炎患儿,注意有无缺氧症状,必要时给氧。

五、健康教育

向患儿家长介绍急性支气管炎的基本知识及护理要点,阐述哮喘性支气管炎与支气管哮喘的关系,说明哮喘性支气管炎多数是可以痊愈的,树立患儿家长治疗信心,消除恐惧与担忧。使其明白预防上呼吸道感染是减少本病发生的关键。

【本节小结】

支气管炎临床表现与肺炎比较相似,区分的要点是啰音固定与否,一般不固定的考虑急性支气管炎,而固定则考虑肺炎。

【目标检测】

1. 下面哪项不是急性支气管炎的常见病原体? _____

A.肺炎链球菌　　　　　　　　B.肺炎克雷伯杆菌　　　　　　C.葡萄球菌

D.溶血性链球菌　　　　　　　E.流感嗜血杆菌

2. 1 岁小儿,低热、咳嗽 4 天,呼吸 35 次/分,双肺可闻及少量中、粗湿啰音,咳嗽后啰音减少,肺部叩诊正常。初诊为_____。

A.急性支气管炎　　　　　　　B.支气管肺炎　　　　　　　　C.上呼吸道感觉

D.毛细支气管炎　　　　　　　E.支气管哮喘

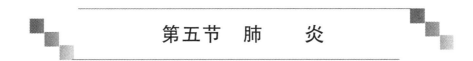

第五节　肺　炎

一、概述

肺炎是指不同病原体或其他因素(如吸入羊水、油类或过敏反应等)所致的肺部炎症。临床以发热、咳嗽、气促、呼吸困难和肺部固定中、细湿啰音为特征。重症患儿可累及循环、消化、神经等系统而出现相应的临床症状,如心力衰竭、心肌炎、中毒性脑病、中毒性肠麻痹等。肺炎是婴幼儿时期的常见病,占我国住院小儿死亡病因的第一位,是我国小儿保健重点防治的"四病"之一。

肺炎一年四季均可发生,以冬春寒冷季节及气候骤变时多见,多由急性上呼吸道感染或急性支气管炎向下蔓延所致。

(一) 分类

1. 按病理分类　可分为支气管肺炎(小叶性)、大叶性肺炎、间质性肺炎等。小儿以支气管肺炎最常见。

2. 按病因分类　可分为感染性肺炎和非感染性肺炎。

(1)感染性肺炎:病毒性肺炎、细菌性肺炎、支原体肺炎、衣原体肺炎、真菌性肺炎、原虫性肺炎等。

(2)非感染性肺炎:吸入性肺炎、过敏性肺炎、坠积性肺炎等。

3. 按病程分类　可分为急性肺炎(病程<1 个月)、迁延性肺炎(病程 1~3 个月)、慢性肺炎(病程>3 个月)。

4. 按病情分类　可分为轻症肺炎、重症肺炎。

5. 按临床表现典型与否分类　可分为典型性肺炎、非典型性肺炎。

6. 按肺炎发生地点分类　可分为社区获得性肺炎、医院获得性肺炎。

(二) 病因

最常见的病原体为细菌和病毒。也可由病毒和细菌混合感染。发达国家以病毒为主,发展中国家以细菌为主,仍以肺炎链球菌多见,近年来肺炎支原体、衣原体和流感嗜血杆菌有增加趋势。营养不良、维生素 D 缺乏症、先天性心脏病、免疫缺陷等小儿易患本病,且病情严重,迁延不愈。

（三）发病机制

主要变化是由于支气管、肺泡炎症引起通气和换气障碍,导致缺氧和二氧化碳潴留,从而产生一系列病理生理改变(图 10-2)。

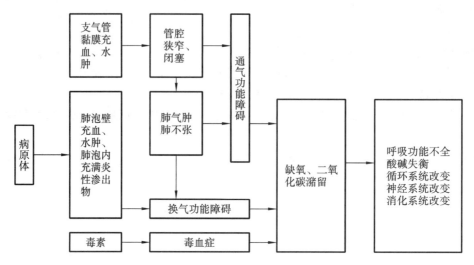

图 10-2　支气管肺炎的病理生理

1. 炎症的产生　病原体多由呼吸道侵入,引起支气管、肺泡、肺间质的炎症,导致毛细支气管壁因充血、水肿而增厚,管腔变小甚至堵塞。

2. 通气和换气障碍、酸中毒　支气管因黏膜水肿而管腔变窄;肺泡壁因充血水肿而增厚,肺泡腔内充满炎性渗出物,从而造成通气和换气功能障碍,导致低氧血症与高碳酸血症。

3. 毒血症　由于病原体毒素的作用,重症患儿常伴有毒血症,引起不同程度的感染中毒症状。

4. 综合作用　缺氧、二氧化碳潴留及毒血症可导致循环系统、消化系统、神经系统的一系列症状及水、电解质与酸碱平衡紊乱,严重时可发生呼吸衰竭。

二、护理评估

（一）临床表现

1. 轻症　以呼吸系统症状为主,大多起病较急,主要表现为发热、咳嗽和气促。

（1）呼吸系统症状。

①咳嗽:较频繁,早期为刺激性干咳,恢复期咳嗽有痰。

②气促:呼吸频率加快,多在发热、咳嗽后出现,严重者点头呼吸、呼吸频率增快,达 40～80 次/分,晚期可出现三凹征(即胸骨上窝、肋间隙和剑突下吸气时凹陷)(图 10-3)。

（2）全身症状:发热,热型不定,多为不规则热,但要注意新生儿、重度营养不良患儿可不发热。患儿精神不振、烦躁不安、食欲减退、轻度腹泻或呕吐。

（3）体征:呼吸增快,鼻翼扇动,三凹征,口周、甲床发绀,肺部可闻及较固定的中、细湿啰音,以背部两肺底部脊柱旁较多,吸气末较为明显。小婴儿症状、体征

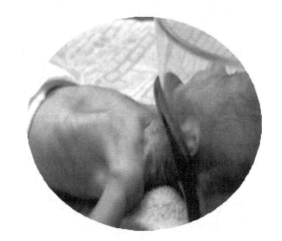

图 10-3　三凹征

可不典型。WHO《儿童急性呼吸道感染防治规划》特别强调呼吸频率增快是肺炎的主要表现。呼吸急促:小婴儿(<2月龄),呼吸频率≥60次/分;2~12月龄,呼吸频率≥50次/分;1~5岁,呼吸频率≥40次/分。

2. 重症　由于严重的缺氧及毒血症,除呼吸系统症状和全身中毒症状加重外,还出现循环、消化、神经系统的功能障碍,及相应的临床表现。

(1)循环系统。

①心肌炎:表现为面色苍白、心动过速、心音低钝、心律不齐,心电图显示 ST 段下移和 T 波低平、倒置。

②心力衰竭:a.安静时,呼吸突然加快(>60次/分);b.安静时心率突然增快,婴儿>180次/分,幼儿>160次/分;c.颈静脉怒张、心音低钝或出现奔马律;d.极度烦躁不安,明显发绀,面色发灰;e.肝迅速增大,达肋下 3 cm 以上;f.尿少或无尿,颜面或下肢水肿等。

案例分析

患儿,8个月,因肺炎入院,现突然烦躁不安,发绀,且进行性加重。体检:呼吸 60 次/分,脉搏 170 次/分,心音低钝,两肺布满细湿啰音,诊断为肺炎合并心力衰竭。

1. 对该患儿首先采取的护理措施是_____。

A.设法让患儿安静　　　　B.清理患儿呼吸道　　　　C.观察病情变化

D.患儿取右侧卧位　　　　E.限制钠水入量

2. 心力衰竭缓解的主要指标是_____。

A.烦躁不安是否缓解　　　B.呼吸困难是否缓解　　　C.心率是否减慢

D.呼吸频率是否减慢　　　E.肺部湿啰音是否消失

3. 若给患儿用强心苷,预防中毒的重要措施是_____。

A.注射前先测心率　　　　B.心率< 90 次/分时报告医生

C.注射速度宜快　　　　　D.可与其他药物混合注射

E.及时补充含钙食品

4. 给予的护理操作不妥的是_____。

A.监测患儿生命体征　　　B.减慢输液速度　　　　　C.及时给氧气吸入

D.给患儿做体位引流以帮助排痰　　　　　　　　　E.遵医嘱给予强心苷药物

(2)消化系统。

①中毒性肠麻痹:出现频繁呕吐、严重腹胀、肠鸣音消失。

②消化道出血:呕吐咖啡样物、便血或大便潜血试验阳性。

(3)神经系统。

①轻度缺氧:表现为烦躁或嗜睡。

②中毒性脑病:意识障碍,昏睡,昏迷,惊厥,前囟隆起,瞳孔对光反射迟钝或消失,呼吸节律不齐甚至停止,脑膜刺激征等。

(4)其他:发生休克及 DIC 时,表现为血压下降、四肢发凉、脉搏细速以及皮肤、黏膜、胃肠道出血。

3. 并发症　若诊断延误或病原体致病力强,则可引起脓胸、脓气胸、肺不张、肺大疱、支气管扩张等并发症。

护考链接

　　患儿，1岁2个月，发热、咳嗽、气促3天。查体：T 39.5 ℃，R 64 次/分，浅表淋巴结不肿大，前囟 0.5 cm×0.5 cm，唇周发绀，鼻扇，双肺闻及细湿啰音，心率 190 次/分，心音低钝。腹平软，肝右肋下 3.5 cm，边缘圆钝。神经反射正常。

　　1. 该患儿最可能的医疗诊断为_____。

　　A. 支气管肺炎　　　　　　　B. 支气管肺炎（重症），心力衰竭　　　C. 中毒性肠麻痹

　　D. 中毒性脑病　　　　　　　E. 支气管炎

　　2. 该患儿应采取的紧急治疗措施是_____。

　　A. 抗感染治疗　　　　　　　B. 抗心力衰竭治疗　　　　　　　C. 药物或物理降温

　　D. 对症治疗　　　　　　　　E. 胸腔穿刺抽液

　　3. 该患儿的护理问题为_____。

　　A. 气体交换受损　　　　　　B. 清理呼吸道无效　　　　　　　C. 体温过高

　　D. 心排血量减少　　　　　　E. 以上均是

　　4. 该患儿的护理措施为_____。

　　A. 保持呼吸道通畅　　　　　B. 镇静、吸氧、降温、雾化　　　　C. 遵医嘱强心、利尿

　　D. 给予有效抗生素控制感染　　E. 以上均是

　　5. 6 个月肺炎患儿，精神不振，食欲差，对该患儿的饮食指导错误的是_____。

　　A. 继续母乳喂养　　　　　　B. 少量多餐　　　　　　　　　　C. 尽量少饮水

　　D. 耐心喂养，防呛咳　　　　E. 给予营养丰富半流质饮食

4. 不同病原体所致肺炎特点　　不同病原体所致肺炎特点见表10-5。

表 10-5　不同病原体所致肺炎的特点

项目	呼吸道合胞病毒肺炎	腺病毒肺炎	金黄色葡萄球菌肺炎	支原体肺炎
病原体	呼吸道合胞病毒，是最常见的病毒性肺炎	腺病毒（3、7型多见）	金黄色葡萄球菌	支原体
好发年龄	婴幼儿，多见于1岁以内	6个月至2岁	新生儿及婴幼儿	学龄期小儿及青少年
临床特点	起病急，发热，喘憋为突出表现，出现明显呼吸困难及缺氧症状	起病急，中毒症状重，高热持续时间长，咳嗽频繁，阵发性喘憋，呼吸困难，发绀。易合并心肌炎和多器官功能障碍	起病急、进展快，全身中毒症状明显，呈弛张热，皮肤常见各种类型皮疹，易并发肺脓肿、脓胸、肺大疱等	起病缓慢，常有发热，可持续1～3周，以刺激性咳嗽为突出表现
肺部体征	肺部听诊以哮鸣音为主，肺底可闻及中、细湿啰音	肺部啰音出现较晚，多在高热3～7天才出现	肺部体征出现较早，可闻及中、细湿啰音	肺部体征不明显。少数可闻及干、湿啰音
X线检查	小点片状、斑片状阴影，可有不同程度的肺气肿	大小不等的片状阴影或融合成大病灶，病灶吸收较慢	小片浸润阴影，迅速出现肺脓肿、肺大疱或脓胸等	①支气管肺炎改变；②间质性肺炎改变；③均一的片状影；④肺门阴影变浓

续表

项目	呼吸道合胞病毒肺炎	腺病毒肺炎	金黄色葡萄球菌肺炎	支原体肺炎
实验室检查	白细胞总数多正常	白细胞总数正常或降低	白细胞总数及中性粒细胞增多,可伴核左移	白细胞数正常或增多,血清冷凝集试验多阳性
治疗	抗病毒药物	抗病毒药物	苯唑西林钠等抗生素	大环内酯类抗生素(如红霉素)

(二) 辅助检查

1. 外周血检查

(1)病毒感染者白细胞计数正常或偏低,淋巴细胞增高或出现异形淋巴细胞;细菌感染者白细胞计数增高,中性粒细胞增高,并有核左移。

(2)C反应蛋白(CRP):细菌感染时CRP水平升高。

2. X线检查　早期肺纹理增粗,透光度减低;后渐出现大小不等的斑片状阴影或融合成片,可伴有肺气肿或肺不张。

3. 病原学检查　取鼻咽拭子或气管分泌物做病毒分离;取气管分泌物、胸水及血液等做细菌培养或用免疫学方法进行细菌抗原检测以明确致病菌。

(三) 治疗要点

采用综合治疗,原则为改善通气、控制炎症、防止和治疗并发症。

(1)根据不同病原体选用敏感抗生素,使用原则为早期、联合、足量、足疗程,抗生素一般持续用至体温正常后5～7天、临床症状基本消失后3天。支原体肺炎至少使用抗菌药物2～3周,金黄色葡萄球菌肺炎在体温正常后2～3周可停药,一般总疗程≥6周。抗病毒可选用利巴韦林(病毒唑)、干扰素、聚肌胞等药物。

(2)保持呼吸道畅通,平喘,必要时止咳(主张化痰)、给氧。及时纠正水、电解质紊乱与酸碱平衡失调。对于中毒性肠麻痹者,应禁食、胃肠减压、注射新斯的明等。

(3)若出现心力衰竭,应积极处理,保持安静,吸氧,给予强心、利尿、血管活性药物。

(4)若有严重憋喘或呼吸衰竭、全身中毒症状明显、脑水肿,可短期使用肾上腺糖皮质激素,常用地塞米松静脉滴注。

(5)脓胸和脓气胸者应及时进行穿刺引流,若脓液黏稠、经反复穿刺抽脓不畅或发生张力性气胸时,宜采用胸腔闭式引流。

三、护理问题

1. 气体交换受损　与肺部炎症有关。

2. 清理呼吸道无效　与呼吸道分泌物过多、黏稠不易咳出有关。

3. 体温过高　与肺部感染有关。

4. 营养失调　与摄入不足、消耗增加有关。

5. 潜在并发症　心力衰竭、中毒性脑病、中毒性肠麻痹、脓胸、脓气胸、肺大疱等。

四、护理措施

1. 改善呼吸功能

(1)环境与休息:病室通风(应避免对流),空气新鲜,室温应控制在18～22℃,湿度在50%～60%。不同病原体所致肺炎患儿应分室收治,防止交叉感染。各种操作尽量集中进行,保持患儿安静,减少耗氧量。

(2)遵医嘱给氧:患儿如有烦躁、口唇发绀等缺氧表现,应及早给氧,以改善低氧血症。一般采用鼻前庭导管给氧,氧流量为 0.5~1 L/min,氧浓度不超过 40%;明显缺氧者用面罩或头罩给氧,氧流量为 2~4 L/min,氧浓度不超过 50%;给氧时氧浓度不宜过高,持续时间不宜过长,以免发生晶体后纤维增生,导致失明。出现呼吸衰竭时,应使用人工呼吸器。

（3）遵医嘱给予抗生素或抗病毒药物,消除肺部炎症,并注意观察疗效及药物副作用。

2. 保持呼吸道通畅

（1）协助患儿更换体位,一般每 2 小时 1 次;协助排痰,用手轻拍患儿背部,具体操作方法五指并拢、掌指关节略屈,由下向上、由外向内轻拍背部,边拍边鼓励患儿咳嗽。若呼吸道分泌物较多而排出不畅时,可行体位引流,使分泌物借助重力和震动排出。

（2）对痰液黏稠不易咳出者,可遵医嘱给予雾化吸入,稀释痰液以利于咳出。雾化吸入器中可遵医嘱加入庆大霉素、利巴韦林、地塞米松、糜蛋白酶等药物,每天 2 次,每次 20 分钟。

（3）必要时吸痰,注意勿损伤黏膜,不能过频和过慢（过频可刺激黏液增多,过慢可妨碍呼吸使缺氧加重）;不宜在哺乳后 1 小时内吸痰,以免引起呕吐;吸痰后宜立即给氧（因吸痰刺激患儿咳嗽、烦躁）。

（4）遵医嘱给予解痉、祛痰等药物,促进排痰。

🩺 护考链接

患儿,女,4 个月。因肺炎入院。遵医嘱给予心电监护,安静状态下患儿生命体征如图所示。护士对监测结果判断正确的是_____。

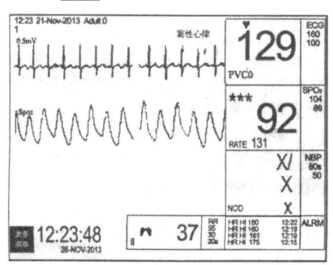

A. 心率、呼吸均正常   B. 心率增快,呼吸增快

C. 心率正常,呼吸增快   D. 心率减慢,呼吸正常

E. 心率减慢,呼吸减慢

---

3. 维持体温正常　　摄入充足水分,当体温超过 38.5℃ 时可给予物理降温或遵医嘱使用退热剂,密切观察患儿体温变化,警惕高热惊厥的发生。

4. 营养及水分的补充

（1）给予患儿营养丰富、易消化的半流质饮食,少量多餐,防止过饱而影响呼吸。

（2）鼓励患儿多饮水,因水能使呼吸道黏膜湿润,有利于痰液的咳出,并有助于黏膜病变的修复及纤毛的运动。

（3）喂食时宜将患儿头部抬高或抱起,防止呛入气管而发生窒息。重症患儿不能进食时,经静脉给予营养,以保证液体的摄入量,避免呼吸道黏膜干燥、分泌物黏稠。

5. 密切观察病情,防治并发症

(1) 当患儿出现烦躁不安、面色苍白、气喘加剧、呼吸>60 次/分、心率>160 次/分、肝在短时间内增大时,应考虑可能发生心力衰竭,立即报告医生,同时减慢输液速度,控制在每小时 5 mL/kg,并做好给氧、强心、利尿等抢救准备。若患儿口吐粉红色泡沫样痰,考虑为肺水肿时,可给患儿吸入 20%~30%乙醇湿化的氧气。

(2) 密切观察意识、呼吸、瞳孔等变化,如患儿出现烦躁不安、嗜睡、昏迷、惊厥、呼吸不规则等,提示颅内压增高,可能发生中毒性脑病,立即报告医生,配合抢救。

(3) 密切观察有无腹胀、肠鸣音减弱或消失,注意有无呕吐、便血等。若腹胀明显伴低血钾,遵医嘱补钾。有中毒性肠麻痹时给予腹部热敷、肛管排气、禁食、胃肠减压等。

(4) 若患儿病情突然加重,出现烦躁不安、剧烈咳嗽、呼吸困难、胸痛、发绀、患侧呼吸运动受限等,可能并发了脓胸或脓气胸,应积极配合医生行胸腔穿刺术或胸腔闭式引流。

护考链接

患儿 5 个月,因发热、咳嗽 2 天,喘息 1 天入院。查体:T 39.5 ℃,P 150 次/分,R 50 次/分,烦躁不安,面色灰白,两肺有细湿啰音。诊断为支气管肺炎。

1. 该患儿首选的护理诊断问题是_____。

A. 体液不足　　　B. 营养缺乏　　　C. 心排血量减少　　D. 体温过高　　　　E. 睡眠形态紊乱

2. 关于该患儿的喂养,下列哪项不妥?_____

A. 少量多次喂养　　　　　　　B. 喂养中可间断休息

C. 给予高营养的软食　　　　　D. 喂奶时可持续高浓度吸氧

E. 喂奶后取右侧半坐卧位

3. 该患儿入院时,护士对其家长进行健康指导时最重要的是_____。

A. 介绍预防肺炎知识　　　　　B. 纠正不良饮食习惯

C. 讲解各种肺炎病因　　　　　D. 按时进行预防接种

E. 保持患儿安静,避免呛咳

五、健康教育

(1) 向患儿家长介绍患儿病情,安慰其不要过于紧张,使其树立治疗的信心,协助观察病情。介绍肺炎治疗要点及药物的副作用,说明抗生素治疗时间长的原因及早期规律服药的重要性。讲解肺炎的护理要点,如更换体位、拍背部助排痰等,同时尽量使患儿保持安静,喂养时应少食多餐,避免呛咳。对年长儿要说明住院治疗对疾病痊愈的重要性,鼓励患儿克服暂时的痛苦,与医护人员合作。

(2) 积极宣传肺炎预防相关知识,如注意家庭卫生、不随地吐痰以及养成良好习惯;冬春季节注意室内通风,尽量避免带小儿到公共场所。

【本节小结】

小儿肺炎是儿科临床护理及护士执业资格考试的重点内容,要高度重视,为方便大家学习,现以大纲式总结如下。

1. 分类　病理分类(大叶性肺炎、间质性肺炎、支气管肺炎)、病程分类(急性、迁延性、慢性)、病情分类(轻症肺炎,重症肺炎),儿童以支气管肺炎最常见。

2. 病因　常见病原体为细菌、病毒。

3. 临床表现　轻症、重症的表现。

4. 并发症　特别是并发症的临床表现。

5. 特点　不同病原体(病毒、细菌、支原体)所致肺炎特点。

6. 治疗原则　氧疗(浓度)、不同病原体所用药物。

【目标检测】

1. 护理肺炎患儿尤应注意的是_____。

A. 保暖　　　　　　　　　B. 适当休息　　　　　　　C. 保持呼吸道通畅

D. 进易消化食物　　　　　E. 加强皮肤护理

2. 小儿患支气管炎、肺炎时室内湿度宜维持在_____。

A. 20%～30%　　B. 30%～40%　　C. 40%～50%　　D. 50%～60%　　E. 60%～70%

3. 关于小儿肺炎的护理，以下哪项不正确？_____

A. 体位采用头高位或半坐卧位　　　　　　B. 经常翻身更换体位以减轻肺部淤血

C. 注意及时吸痰以保持呼吸道畅通　　　　D. 尽量少喂奶、少喂食，以防呛咳及引起窒息

E. 输液时严格控制液量和速度，以防肺水肿

4. 患儿，7岁，发热、咳嗽6天。体温38℃，呼吸24次/分。肺部有少细湿啰音。痰液黏稠，不易咳出。该患儿的主要护理措施是_____。

A. 立即物理降温　　　　　B. 给予适量止咳药　　　　C. 室内湿度应保持40%

D. 嘱患儿勿进食过饱　　　E. 定时雾化吸入、排痰

5. 8个月男婴，因发热、咳嗽2天，气急1天来诊。检查：体温39.8℃，呼吸60次/分，脉搏158次/分，鼻翼扇动，两肺下部可闻中细湿啰音，肝肋下未及，诊断应首先考虑_____。

A. 急性支气管炎　　　　　B. 喘息性支气管炎　　　　C. 支气管肺炎

D. 急性毛细支气管炎　　　E. 腺病毒肺炎

6. 患儿，4个月，支气管肺炎，突然烦躁不安，呼吸急促，三凹征明显。心率188次/分，心音低钝，肝肋下4cm。该患儿可能并发了_____。

A. 急性心力衰竭　　　　　B. 感染性心内膜炎　　　　C. 肺不张

D. 脓胸、脓气胸　　　　　E. 肺大疱

7. 患儿，3个月，急性支气管肺炎。1周来高热持续不退，咳嗽加重，呼吸困难伴口唇发绀。左侧肋间隙饱满，呼吸运动减弱，叩诊呈浊音，听诊呼吸音减弱。该患儿可能并发了_____。

A. 心力衰竭　　B. 呼吸衰竭　　C. 脓胸　　　D. 气胸　　E. 肺大疱

（8～10题共用题干）

患儿，10个月，以发热、咳嗽、气促就诊，体检：T 39.5℃，P 150次/分，R 50次/分，口周发绀，两肺有细湿啰音，诊断为肺炎。

8. 应对该患儿立即采取的护理措施是_____。

A. 调节病室的温、湿度　　B. 取舒适的平卧位　　　　C. 进行雾化吸入

D. 进行物理降温　　　　　E. 翻身、拍背、吸痰

9. 该患儿入院时，对其家长的健康指导特别重要的是_____。

A. 介绍肺炎的病因　　　　B. 指导合理喂养　　　　　C. 说明保持患儿安静的重要性

D. 示范帮助患儿翻身的操作　E. 讲解肺炎的预防

10. 该患儿住院期间护士应重点观察_____。

A. 睡眠状况　　　　　　　B. 进食多少　　　　　　　C. 大小便次数

D. 咳嗽频率及轻重　　　　E. 脉搏、呼吸的改变

【目标检测答案】

第一节：1. B　2. B　3. B　4. A

第二节：1. A　2. E

第三节：1. C　2. C　3. B　4. D　5. E

第四节：1. B　2. A

第五节：1. C　2. D　3. D　4. E　5. C　6. A　7. C　8. D　9. D　10. E

第十一章　循环系统疾病患儿的护理

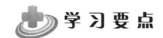 学习要点

扫码看课件

音频

先天性心脏病是小儿常见的心脏病。通过本章的学习,掌握先天性心脏病的分类、护理评估、护理问题和护理措施,熟悉先天性心脏病的病因、健康教育,了解小儿循环系统解剖生理特点;掌握病毒性心肌炎的护理评估、护理问题和护理措施,熟悉病毒性心肌炎的病因和健康教育,了解其发病机制。

第一节　小儿循环系统解剖、生理特点

小儿时期的循环系统疾病以先天性心脏病占多数,对于先天性心脏病若不及时治疗,约 1/3 死于新生儿期,1/2 死于婴儿期,是我国婴儿死亡的主要原因之一。

一、解剖、生理特点

1. 心脏大小和位置　胚胎第 2 周开始形成原始心脏,第 4 周时开始有循环作用,并且心房和心室是共腔的,第 8 周时房室中隔完全形成,成为具有四腔的心脏。因此,心脏发育的关键时期是胚胎 2~8 周,在此期间如受某些理化和生物因素影响,则易引起心血管发育畸形。

小儿心脏体积比成人相对较大,位置随年龄增长而改变。新生儿和小于 2 岁婴幼儿心脏位置较高,呈横位,心尖搏动位于左侧第四肋间锁骨中线外 1~2 cm 处,心尖部分主要为右心室。2 岁以后,小儿心脏由横位逐渐转成斜位,心尖搏动下移至第五肋间隙,心尖部分主要为左心室。

2. 心率　小儿由于新陈代谢旺盛、交感神经兴奋性高,心率相对较快,而心排血量较少,因此只有通过增加心脏搏动的次数才能满足身体的代谢需要。小儿心率易受各种因素的影响,如进食、活动、哭闹、情绪激动等,因此在小儿安静时测量比较准确。

体温升高可使心率明显增快,一般体温每升高 1℃,心率每分钟增快 10~15 次。不同年龄小儿心率见表 11-1。

表 11-1　不同年龄小儿心率

年龄	心率/(次/分)
新生儿	120~140
1 岁以内	110~130
2~3 岁	100~120
4~7 岁	80~100
8~14 岁	70~90

3. 血压 动脉血压的高低主要取决于心排血量和外周血管的阻力。婴儿由于心排血量较少、血管口径相对较大、动脉壁柔软,故血压偏低,但随着年龄的增长而逐渐升高。新生儿收缩压平均 60～70 mmHg(8.0～9.3 kPa),1 岁以内婴儿收缩压 70～80 mmHg(9.3～10.7 kPa)。2 岁以后血压可按公式计算:收缩压(mmHg)=年龄×2 + 80 mmHg(年龄×0.26 + 10.7 kPa),舒张压=收缩压×2/3。若测得血压高于此标准 20 mmHg(2.6 kPa)以上为高血压,低于此标准 20 mmHg(2.6 kPa)以下为低血压,正常情况下,下肢的血压比上肢约高 20 mmHg。测量血压时,血压计袖带应为小儿上臂长度的 1/2～1/3。袖带过宽时,测得的血压偏低;袖带过窄时,测得的血压偏高。

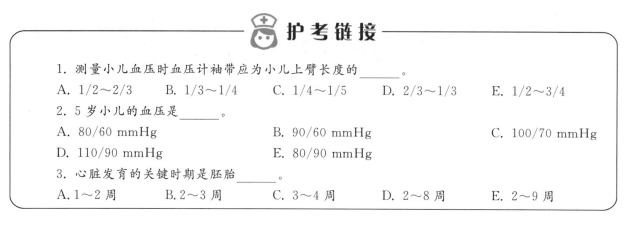

护考链接

1. 测量小儿血压时血压计袖带应为小儿上臂长度的_____。
   A. 1/2～2/3　　　B. 1/3～1/4　　　C. 1/4～1/5　　　D. 2/3～1/3　　　E. 1/2～3/4
2. 5 岁小儿的血压是_____。
   A. 80/60 mmHg　　　　　　　　B. 90/60 mmHg　　　　　　　　C. 100/70 mmHg
   D. 110/90 mmHg　　　　　　　　E. 80/90 mmHg
3. 心脏发育的关键时期是胚胎_____。
   A.1～2 周　　　B.2～3 周　　　C. 3～4 周　　　D. 2～8 周　　　E. 2～9 周

二、胎儿血液循环与出生后的改变

1. 正常胎儿血液循环 胎儿营养物质和气体交换都是经脐血管在胎盘处与母体间通过弥散方式进行交换的。来自胎盘的富含氧气和营养成分的血液,经脐静脉进入胎儿体内,在肝下缘分成两支,一支入肝与门静脉吻合,再由肝静脉汇入下腔静脉;另一支经静脉导管直接流入下腔静脉,与来自下半身的静脉血混合,共同流入右心房。

由于下腔静脉瓣的阻隔,来自下腔静脉的混合血入右心房后,大部分经卵圆孔流入左心房,再经左心室流入主动脉,主要供应心、脑及上肢血液。来自上半身的静脉血经上腔静脉回流入右心房后,绝大部分流入右心室再转至肺动脉,由于胎儿肺未扩张,只有少量血液经肺动脉流入肺,而大部分则经动脉导管进入降主动脉与主动脉的血液相混合,供应腹腔器官、躯干及下肢的血液,最后经脐动脉回流至胎盘,换取营养物质及氧气,完成一次循环(图 11 -1)。

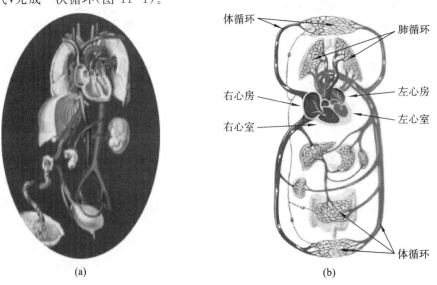

(a)　　　　　　　　　　　　　　　　(b)

图 11-1　胎儿循环、出生后循环

2．胎儿血液循环特点

（1）胎儿的营养与氧气是通过胎盘与脐血管交换来完成的。

（2）胎儿期只有体循环，没有有效的肺循环。

（3）胎儿血液绝大部分是混合血。

（4）静脉导管、卵圆孔及动脉导管是胎儿血液循环的特殊通道。

（5）胎儿时期肝的血氧含量最高，其次为心、脑及上肢，下半身血氧含量最低。

3．出生后血液循环改变

（1）脐血管关闭：出生后脐带结扎，脐血管废用，经 6～8 周完全闭锁，最终形成韧带（即肝圆韧带和膀胱脐韧带）。

（2）卵圆孔关闭：出生后因脐血管断流、肺循环建立，经肺静脉流入左心房的动脉血增多，压力随之逐渐增高，当超过右心房时，卵圆孔发生功能性关闭，至出生后 5～7 个月时形成解剖上关闭，留下卵圆窝。

（3）动脉导管关闭：由于肺循环压力降低，而体循环压力增高，流经动脉导管的血流逐渐减少、停止，形成功能性关闭，绝大部分小儿出生后 1 年内解剖上关闭。若持续不闭，称为动脉导管未闭，属先天性心脏病。

护考链接

1. 胎儿期血氧含量最高的器官是_____。

A.心　　　　　B.肾　　　　　C.脑　　　　　D.肝　　　　　E.胃

2. 动脉导管关闭的时间是_____。

A.3 个月　　　B.6 个月　　　C.9 个月　　　D.12 个月　　　E.18 个月

【本节小结】

本节学习和护士执业资格考试重点非常明确，主要是心率、血压、胎儿血液循环及特殊通道关闭时间。

【目标检测】

1. 5 岁小儿正常心尖位置在_____。

A.左第 4 肋间，锁骨中线外 2 cm　　　　　　B.左第 4 肋间，锁骨中线外 1 cm

C.左第 5 肋间，锁骨中线处　　　　　　　　D.左第 5 肋间，锁骨中线内 0.5 cm

E.左第 5 肋间，锁骨中线内 1 cm

2. 2～3 岁小儿心率为_____。

A.100～120 次/分　　　　B.80～100 次/分　　　　C.120～140 次/分

D.90～100 次/分　　　　E.110～130 次/分

3. 5 岁小儿的收缩压为_____。

A.80 mmHg　　　B.85 mmHg　　　C.90 mmHg　　　D.95 mmHg　　　E.100 mmHg

4. 关于小儿血压及其测量方法，以下提法中哪项错误？_____

A.血压与心排血量及外周血管阻力有关　　　　B.小儿血压较成人低

C.测量血压袖带的宽度应为上臂长度的 1/3　　D.舒张压为收缩压的 2/3

E.下肢血压比上肢高

5. 引起先天性心脏病的最主要因素是_____。

A.宫内病毒感染　　　　B.孕母患妊高征　　　　C.孕母患糖尿病

D.孕母服过某些药物　　E.孕母受过量放射线照射

第二节　先天性心脏病

一、概述

先天性心脏病是胎儿时期心脏及大血管发育异常所致的先天畸形，是小儿最常见的心脏疾病，简称先心病。病因及发病机制至今尚未完全明确，一般认为，在妊娠第 2～8 周心脏发育关键期受各种因素影响，引起心脏、大血管发育畸形。

（一）病因

1. 内因　主要是遗传，特别是染色体易位与畸变。

2. 外因　宫内病毒感染，如风疹、腮腺炎、流行性感冒、柯萨奇病毒感染等；某些药物，如甲苯磺丁脲、抗癌药；放射线；代谢紊乱性疾病，如糖尿病、高钙血症；引起子宫缺氧的慢性病；妊娠早期酗酒、吸毒等。

（二）分类

临床根据心脏左、右两侧及大血管（动脉、静脉）之间有无分流及分流方向，将先天性心脏病分为以下三类。

1. 左向右分流型（潜伏青紫型）　常见的有房间隔缺损、室间隔缺损、动脉导管未闭等（图 11-2 至图 11-4），其中室间隔缺损是最常见的先天性心脏病。

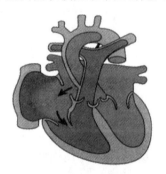 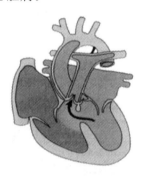 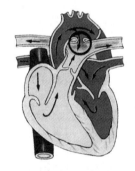

图 11-2　房间隔缺损　　　图 11-3　室间隔缺损　　　图 11-4　动脉导管未闭

正常情况下体循环压力高于肺循环，左心压力高于右心，所以血流从左向右分流，临床上常无青紫；当患儿屏气或患肺炎时，肺动脉或右心压力增高并超过主动脉或左心，血液便由右向左分流，出现暂时青紫（诱因去除后青紫随之消退），故称为潜伏青紫型。随病情进展，肺血流量持续增加致肺小动脉发生痉挛，产生动力型肺动脉高压，日久肺小动脉肌层和内膜层增厚（器质性改变），肺循环阻力进行性增加，形成梗阻型肺动脉高压，产生反向分流而出现持续性青紫，称为艾森曼格综合征（此时已不能手术治疗）。

2. 右向左分流型（青紫型）　先心病中最严重的一类，常见的有法洛四联症（图 11-5）、大血管错位等。在左、右心或大血管间有异常通道，血液从右向左分流或由于大动脉起源异常，大量含氧量低的静脉血流入体循环而出现持续性青紫。

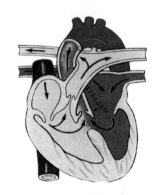

图 11-5　法洛四联症

3. 无分流型（无青紫型）　常见的有肺动脉狭窄、主动脉缩窄、右位心等。左、右心或大血管间无异常通路及分流现象,临床上不出现青紫。

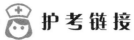

护考链接

下列哪个是右向左分流的先天性心脏病?＿＿＿＿
A.房间隔缺损 B.室间隔缺损 C.动脉导管未闭 D.法洛四联症 E.右位心

二、护理评估

(一)临床表现

1. 左向右分流型先天性心脏病

(1)缺损小,分流量少者,一般无临床症状,只在体格检查时发现心脏杂音;缺损大、分流量多者,可出现临床表现。

(2)并发症:反复呼吸系统感染(如肺炎)、心力衰竭、亚急性细菌性心内膜炎等。

2. 右向左分流型先天性心脏病 主要有法洛四联症。

由四种畸形构成:肺动脉狭窄、室间隔缺损、主动脉骑跨和右心室肥厚。其中最重要的是肺动脉狭窄,是决定患儿病理生理、病情严重程度和预后的主要因素。

(1)青紫:最突出的表现,多见于唇、指(趾)甲床(图11-6)、眼结膜等处。一般出生后3～6个月逐渐出现,重者出生即有。因血氧含量低,活动耐力差,稍活动如吃奶、哭闹、情绪激动等即可出现气急和青紫加重。

(2)阵发性缺氧发作:多见于婴儿,在吃奶、哭闹、情绪激动、贫血、感染等时可出现突然昏厥或抽搐,原因是在肺动脉漏斗部狭窄的基础上突然发生该处肌部痉挛,引起一时性肺动脉梗阻,使脑缺氧加重。

(3)蹲踞现象:患儿行走、游戏时,常主动蹲下片刻(蹲踞时体循环阻力增加,右向左分流减少,缺氧可得到暂时缓解)。

(4)杵状指(趾):长期缺氧使指、趾端毛细血管扩张增生及局部软组织和骨组织增生肥大所致,指(趾)端膨大如鼓槌状(图11 7)。

(5)并发症:脑血栓、脑脓肿及亚急性细菌性心内膜炎等。

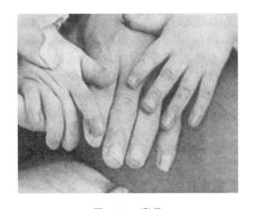

图11-6 青紫

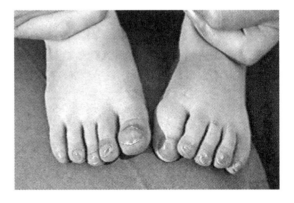

图11-7 杵状趾

护考链接

1. 常伴有杵状指(趾)的先天性心脏病是＿＿＿＿。
A.室间隔缺损 B.房间隔缺损 C.动脉导管形闭 D.法洛四联症 E.风湿性心脏病

2. 患儿,3岁,自1岁时出现活动后气促、乏力,常喜下蹲位,发绀,胸骨左缘 2～4 肋间闻及 III 级收缩期杂音,可见杵状指(趾),首先考虑_____。

A.房间隔缺损　　B.动脉导管未闭　C.法洛四联症　　D.室间隔缺损　　E.右位心

3. 治疗急性心力衰竭使用西地兰静脉推注的时间不少于_____。

A.3 分钟　　　　B.5 分钟　　　　C.8 分钟　　　　D.10 分钟　　　E.15 分钟

4. 患儿,男,3岁。哭闹时出现口唇发绀,听诊闻及胸骨左缘收缩期杂音,考虑为先天性心脏病,最具有诊断价值的检查是_____。

A.心电图　　　　　　　　B.X 线检查　　　　　　　C.超声心动图

D.血常规检查　　　　　　E.心肌标志物检查

5. 患儿,女,3岁。患法洛四联症,心功能Ⅳ级。该患儿最合适的手术时机是_____。

A.立即　　　　　B.择期　　　　　C.学龄前　　　　D.成年后　　　E.心功能改善后

6. 患儿,女,9岁。患先天性心脏病,应用强心苷类药物治疗。护士对其家长进行有关饮食营养的健康教育时,应强调多给该患儿进食_____。

A.富含钠的食物　B.富含钾的食物　C.富含钙的食物　D.富含镁的食物　E.富含铁的食物

7. 患儿,女,6个月。室间隔缺损,哭闹时常有口唇发绀。对其饮食护理正确的是_____。

A.勿边喂哺边吸氧　　　　　　　　　　　　B.每餐宜喂饱,以保证营养

C.提供低蛋白易消化食物　　　　　　　　　D.喂哺后取仰卧位以利消化

E.喂哺过程可暂停,给予休息

(二)辅助检查

1. X 线、心电图检查　详见本节常见先天性心脏病鉴别表(表 11-2)。

2. 超声波检查　一项无痛、非侵入性检查方法,能显示心脏内部结构的精确图像,确定缺损部位。多普勒彩色血流显像可观察到分流的位置、方向,并能估测分流的大小。对某些先天性心脏病可替代心导管及心血管造影检查以帮助确诊。

3. 心导管检查　一般情况不需要。先心病进一步明确诊断和决定手术之前的重要检查方法之一。分左心、右心导管检查两种,临床上以右心导管检查较常用。

4. 心血管造影　经心导管检查仍不能确诊而又需考虑手术治疗的患儿,可做心血管造影。

5. 磁共振成像　为一种非侵入性心脏检查技术,今后有可能替代心导管检查。

(三)常见先天性心脏病的鉴别

通过临床症状、体征、X 线检查对室间隔缺损、房间隔缺损、动脉导管未闭、法洛四联症进行鉴别(表 11-2)。

表 11-2　常见先天性心脏病鉴别

项目		室间隔缺损	房间隔缺损	动脉导管未闭	法洛四联症
	分类		左向右分流		右向左分流
体征	症状	生长发育落后,体格瘦小,面色苍白,乏力,活动后心悸,多汗,喂养困难,当剧哭、屏气、患肺炎或心力衰竭时可有暂时性青紫,晚期形成梗阻型肺动脉高压时可出现持续性青紫(动脉导管未闭患儿表现为差异性青紫)			生长发育落后,活动无耐力,青紫明显,喜欢蹲踞,突发晕厥

续表

	项目	室间隔缺损	房间隔缺损	动脉导管未闭	法洛四联症
体征	杂音部位（胸骨左缘）	3、4 肋间	2、3 肋间	2 肋间	2～4 肋间
	杂音性质	粗糙全收缩期杂音	收缩期喷射性杂音	连续性机器样杂音	喷射性收缩期杂音
	震颤	有	无	有	可有
	P₂	亢进	亢进、固定分裂	亢进	减弱
	其他体征	—	—	周围血管征	杵状指（趾）
X线检查	肺动脉段	凸出	凸出	凸出	凹陷
	肺门舞蹈	有	有	有	无
	肺野	充血	充血	充血	清晰
	肺门阴影	增粗	增粗	增粗	缩小
	房室增大	左心室、右心室、左心房	右心房、右心室	左心房、左心室	右心室大，"靴形"心

（四）治疗要点

1. 房间隔缺损　小型继发孔型缺损在 4 岁内有 15% 的自然闭合率。鉴于成年后发生心力衰竭和肺动脉高压，宜在小儿时期进行修补，如经导管介入封堵。年龄大于 2 岁，缺损边缘至上下腔静脉，冠状静脉窦右上肺静脉之间距离≥5 mm，至房室瓣距离≥7 mm，可以选择介入治疗。

2. 室间隔缺损　有自然闭合的可能，中小型缺损可先在门诊随访至学龄前期。

3. 动脉导管未闭　早产儿可用吲哚美辛治疗（出生后 1 周内），但对足月儿无效，不应使用。首选治疗措施是介入性心导管术，手术治疗宜于 1～6 岁施行。某些病例还可用前列腺素 E₂ 以维持动脉导管开放。

4. 法洛四联症　及时治疗呼吸道感染，防治感染性心内膜炎，预防脱水及并发症。外科以根治手术治疗为主，轻症患者可考虑于 5～9 岁行一期根治手术，但临床症状明显者应在出生后 6 个月后行根治术。

三、护理问题

1. 活动无耐力　与血氧饱和度下降或体循环血量减少有关。

2. 营养失调　与缺氧使喂养困难有关。

3. 有感染的危险　与机体免疫力低下、肺血流量增多有关。

4. 潜在并发症　充血性心力衰竭、急性脑缺氧发作、脑血栓等。

5. 焦虑　与家长担心手术费用和手术效果及患儿喂养困难、体弱多病等因素有关。

四、护理措施

1. 控制和调整活动量

（1）评估患儿活动耐力：安排不同强度的活动（游戏）和活动时间，评估患儿耐受程度。评估方法：活动前测量生命体征，包括呼吸、脉搏、血压；患儿活动时密切观察其缺氧表现；活动后立即测量生命体征；休息 3 分钟后再测生命体征。如呼吸、血压恢复到活动前水平，脉率每分钟增快不超过 6 次，则说明活动适度。如患儿出现面色苍白、精神恍惚、青紫、眩晕、胸闷、心悸等症状，说明活动强度过大或时间过长，应立即停止活动，卧床休息，抬高床头并记录。

（2）制订适合患儿的生活制度：安排好患儿作息时间，保证睡眠和休息，根据病情适当安排活动量，减少心脏负担,活动应在医护人员或患儿家长监护下进行。每天测脉率或心率2~4次,每次测量时间不少于1分钟。避免情绪激动及大哭大闹。重症患儿应卧床休息。

(3)法洛四联症患儿出现蹲踞时不要强行拉起,让患儿自然蹲踞和起立。

2. 合理喂养,满足营养需要

(1)食物选择:提供高蛋白质、高维生素、易消化的食物,给适量蔬菜类粗纤维食品,保证大便通畅;有水肿时应采用低盐饮食。

(2)正确喂养:先天性心脏病患儿的喂养比较困难,常在吸吮时出现气促、青紫或大汗淋漓而被迫停止,有时还出现呕吐,所以喂哺时应抱起,取斜位间歇喂乳。喂哺要细心、耐心,喂哺时间可适当延长,乳头孔可稍大,以免吸吮费力,增加耗氧量,亦可采用滴管滴入口内,必要时喂哺前先吸氧。勿食过饱,应少量多餐。喂乳后取右侧卧位,以免呕吐造成窒息。

3. 密切观察病情,防治并发症

(1)预防感染:注意隔离,保证空气新鲜,温、湿度适宜,避免对流风。根据气候变化随时增减衣服,预防呼吸道感染。做小手术(如拔牙、扁桃体切除术等)时,应给予抗生素防感染。

(2)预防心力衰竭:保持病室和患儿安静,避免哭闹;严格控制输液量和速度(每小时<5 mL/kg)。对并发肺炎的患儿宜取半坐卧位,以免膈肌上抬影响呼吸,同时还能减少静脉回心血量,减轻心脏负荷。若患儿突然出现烦躁不安,呼吸、脉搏明显加快,面色苍白,呼吸困难,青紫加重等心力衰竭表现,立即报告医生,并做好抢救准备。

(3)预防急性脑缺氧发作:因法洛四联症患儿活动过度加重缺氧而诱发肺动脉痉挛,应特别注意患儿在啼哭、喂哺、排便和活动时有无因青紫或呼吸困难加重而发生突然昏迷、惊厥等脑缺氧表现,一旦发生,立即将患儿置于膝胸卧位,给予吸氧,报告医生,同时准备普萘洛尔、吗啡等急救药品。

护考链接

1. 患儿,男,3岁。诊断为法洛四联症。患儿缺氧发作时宜采取的体位是_____。

A. 去枕平卧位 B. 取半坐卧位 C. 膝胸外位

D. 患儿头肩抬高15°~30° E. 侧卧位

2. 患儿,6岁,室间隔缺损,病情较重,平时需用地高辛维持心功能。现在患儿因上呼吸道感染后诱发急性心力衰竭,遵医嘱用西地兰,患儿出现恶心、呕吐、视物模糊。此时你应采取的措施是_____。

A. 调慢输液速度 B. 禁食以减轻胃肠道负担

C. 密切观察患儿心率变化 D. 给患儿吸入乙醇湿化的氧气

E. 暂停使用强心苷并通知医生

---

(4)预防脑血栓形成:为预防法洛四联症患儿脱水引发脑血栓,在夏季多汗、发热或吐泻时应供给足够的液体,并密切观察有无偏瘫等脑栓塞的表现,一旦出现,立即报告医生。

五、健康教育

(1)指导患儿家长合理安排患儿生活,做到劳逸结合,如患儿心脏功能尚好,不严格限制活动,与正常小儿一样对待,以免引起患儿心理负担。如心脏功能较差,应尽量避免高耗氧的体力活动和剧烈哭闹。

(2)指导患儿家长根据患儿不同年龄做好相应家庭护理。

①婴儿期注意正确喂养,喂养时应注意观察呼吸、面色、神志改变和哭声等。

②幼儿期要注意活动情况,若活动后有发绀、呼吸、脉搏明显加快且短期内不能恢复,应限制其活动量(如卧床休息);注意保暖,避免呼吸道感染。心功能好的患儿应按期进行预防接种。

③学龄期要及时与学校、老师取得联系,根据患儿情况,适当限制活动量,可不参加剧烈的体育活动。

④法洛四联症患儿还要注意避免因腹泻、呕吐等引起脱水导致脑血栓,特别是夏天。

【本节小结】

小儿先天性心脏病是护士执业资格考试的重点,几乎每年都考1~2题,因此要高度重视。

(1)病因:内因(遗传)、外因(宫内病毒感染、药物、放射线等)。

(2)分类:根据血流方向分(左向右、右向左、无分流)。每类常见疾病要记住,如左向右(房缺、室缺、动脉导管未闭),右向左(法洛四联症)。

(3)临床表现:要把握青紫出现的时间及前提,如法洛四联症出现比较早,而左向右分流疾病往往出现在哭闹、肺炎等致肺动脉和右心室压力增大时。

(4)心脏杂音部位对疾病的判断很重要。

(5)法洛四联症的畸形结构、蹲踞现象、脑缺氧发作等要特别注意,这也是护士执业资格考试的重点。

【目标检测】

1. 下列先天性心脏病中,哪种属于无分流型? _____

A.房间隔缺损　　B.室间隔缺损　　C.动脉导管未闭　　D.法洛四联症　　E.右位心

2. 胸骨左缘第2、3肋间可听到Ⅱ~Ⅲ级收缩期吹风样杂音,通常无震颤的是_____。

A.房间隔缺损　　B.室间隔缺损　　C.动脉导管未闭　　D.法洛四联症　　E.肺动脉狭窄

3. "肺门舞蹈"最多见于下列哪种疾病? _____

A.室间隔缺损　　B.房间隔缺损　　C.动脉导管未闭　　D.法洛四联症　　E.右位心

4. 胸骨左缘第3、4肋间可听到Ⅲ~Ⅵ级粗糙全收缩期杂音的是_____。

A.房间隔缺损　　B.室间隔缺损　　C.动脉导管未闭　　D.法洛四联症　　E.肺动脉狭窄

5. 室间隔缺损的常见并发症不包括_____。

A.支气管肺炎　　　　　　B.充血性心力衰竭　　　　　　C.肺水肿

D.亚急性细菌性心内膜炎　　E.脑脓肿

6. 患儿,5岁,自幼口唇发绀,生长发育落后,活动后喜蹲踞。今晨突然发生意识障碍,惊厥,可能发生了_____。

A.颅内出血　　　　　　B.化脓性脑膜炎　　　　　　C.高血压脑病

D.法洛四联症脑缺氧发作　　E.低血糖

7. 患儿,1个月。体格检查:左侧心前区有Ⅲ~Ⅳ级收缩期粗糙杂音,以后经多方面检查确诊为室间隔缺损,如缺损自然闭合,一般在_____。

A.出生后3个月内　　　　B.出生后5个月内　　　　C.出生后6个月内

D.出生后9个月内　　　　E.5岁以内

8. 男孩,3岁,自幼青紫,2岁会走路,但不能自己走,走几步即下蹲。查体:胸骨左缘第3肋间可闻及较粗糙收缩期吹风样杂音,肺动脉第二心音减弱,有杵状指(趾),应考虑此患儿最可能为_____。

A.房间隔缺损　　B.室间隔缺损　　C.动脉手管未闭　　D.法洛四联症　　E.肺动脉狭窄

9. 患儿,女,3岁。患法洛四联症,择期手术。患儿入院5天来,不让父母离开身边,见到医护人员及陌生人员靠近会躲避,睡眠中常有惊醒。患儿出现上述表现的主要原因是_____。

A.对黑暗恐惧　　　　　　B.分离性焦虑　　　　　　C.对死亡恐惧

D.对手术焦虑　　　　　　E.对医源性限制的焦虑

(10~12题共用题干)

患儿,3个月,消瘦,气短,因"肺炎"住院治疗,体检中心发现有心脏杂音,经X线、超声心动图等检查诊断为"室间隔缺损"。

10. 该患儿属下列哪一型先天性心脏病? _____

A. 右向左分流型　　　　　　　B. 左向右分流型　　　　　　　C. 无分流型

D. 青紫型　　　　　　　　　　E. 无青紫型

11. 此类心脏病易并发下列哪种疾病除外？_____

A. 支气管肺炎　　　　　　　　　　　　　　　B. 心力衰竭

C. 亚急性细菌性心内膜炎　　　　　　　　　　D. 上呼吸道感染

E. 脑血栓

12. 下列不符合室间隔缺损的说法是_____。

A. 可闻及胸骨左缘 3～4 肋间收缩期杂音　　　B. 杵状指

C. 小型缺损能自然关闭　　　　　　　　　　　D. 护理中应避免过度激动和剧烈哭闹

E. 常发生心力衰竭

第三节　病毒性心肌炎

一、概述

心肌炎是由各种感染或其他原因引起的心肌间质炎症细胞浸润和邻近的心肌细胞坏死,导致心功能障碍和其他系统损害的疾病;其病理特征为心肌细胞的坏死或变性,有时病变也可累及心包或心内膜;最常见的是病毒性心肌炎。临床主要以心脏扩大、心律失常,甚至心力衰竭、心源性休克为特征。本病好发于学龄期小儿,是小儿时期较常见的心脏病之一。

引起小儿心肌炎的常见病毒有柯萨奇病毒(B 组和 A 组)、埃可病毒、腺病毒、流感和副流感病毒、EB 病毒等二十余种,其中以柯萨奇 B 组病毒最常见。

二、护理评估

(一) 临床表现

发病前 1～3 周多有病毒感染史,表现为发热、咽痛、全身酸痛、腹痛、腹泻等,部分病例这些症状轻微,常被忽略,少数病例心脏症状与病毒感染症状同时出现。

1. 急性期　病程＜6 个月。

(1) 轻型:症状轻,以乏力为主,有多汗、苍白、心悸、胸闷、气短、头晕、精神萎靡、食欲不振等。检查见面色苍白、口周发绀、听诊第一心音低钝。

(2) 中型:较为少见,起病急,除上述症状外,乏力为突出表现,年长儿诉心前区疼痛。检查见心动过速或过缓,心律不齐,心脏略大,心音低钝,肝脏增大。

(3) 重型:罕见,呈暴发型,起病急骤,1～2 天出现心功能不全或突发心源性休克。患儿极度乏力、头晕、烦躁、呕吐、心前区疼痛,严重心律失常,病情发展迅速,若不及时抢救,有生命危险。

2. 迁延期　病程多在半年至一年。临床症状反复出现,检查指标迁延不愈。

3. 慢性期　病程一年以上,进行性心脏增大,反复心力衰竭或心律失常,病情时轻时重。

(二) 辅助检查

1. 心电图　可见严重心律失常,包括各种期前收缩,可有部分或完全性房室传导阻滞。多数表现为 ST 段偏移和 T 波低平、双向或倒置,QT 间期延长、QRS 波群低电压。

2. 生化检查　磷酸激酶(CPK)水平在早期多升高,以心肌同工酶(CK-MB)为主。乳酸脱氢酶(SLDH)及其同工酶(LDH_1)水平增高,在心肌炎早期诊断有提示意义。心肌肌钙蛋白的变化对心肌炎有特异性诊断意义。

3. 病毒学诊断　病毒分离结合血清抗体检测有助于明确病因。

4. 超声心动图检查　可显示心房、心室的扩大,心室收缩功能受损程度及探查有无心包积液。

（三）治疗要点

本病为自限性疾病,目前尚无特效治疗,主要是减轻心脏负担,改善心肌代谢和心功能,促进心肌修复。

1. 休息　急性期需卧床休息,减轻心脏负荷。

2. 保护心肌和清除自由基的药物治疗　可应用大量维生素 C 和能量合剂、丙种球蛋白,1,6-二磷酸果糖(FDP)、辅酶 Q、中药制剂生脉饮和黄芪口服液等。

3. 对症治疗　通常不使用,重症可用肾上腺糖皮质激素。发生心力衰竭者应用利尿剂、强心剂及血管扩张剂等.

三、护理问题

1. 活动无耐力　与心肌收缩力下降、组织供氧不足有关。

2. 潜在并发症　与心律失常、心力衰竭、心源性休克有关。

四、护理措施

1. 休息,减轻心脏负荷　急性期应卧床休息至体温稳定后 3~4 周,病情基本稳定后逐渐增加活动量,但休息不得少于 6 个月。重症患儿心脏扩大及心力衰竭者,应延长卧床休息时间,直至心脏大小和心功能恢复正常后(需半年以上),根据具体情况逐渐增加活动量(以不出现心悸为宜)。

2. 严密观察病情,及时发现和处理并发症

（1）防止心律失常:密切观察和记录心率、血压、呼吸、体温及精神状态的变化。对严重心律失常者应持续进行心电监护,发现多源性期前收缩、频发期前收缩、心动过速、心动过缓、完全性房室传导阻滞或扑动、颤动时立即报告医生,并备好抢救药物和器械,以便抢救。

（2）防止心力衰竭:尽量避免呼吸道感染、剧烈运动、情绪激动、受寒、用力排便等;静脉输液时滴速不能太快,以免诱发心力衰竭。严密观察生命体征、意识、皮肤黏膜颜色及尿量等,注意有无咳嗽、呼吸困难、肺部湿啰音、颈静脉怒张、水肿、奔马律等表现,一旦发生,立即报告医生并置患儿于半坐卧位,保持安静,给氧,遵医嘱给予强心苷。使用强心苷时剂量应偏小(因心肌炎时心肌敏感性增高),并注意观察有无心率过慢、新的心律失常及恶心、呕吐等,如有,应暂停用药,及时与医生联系,避免强心苷中毒。

五、健康教育

对患儿及其家长介绍本病的治疗过程和预后,减少患儿及其家长的焦虑和恐惧心理。强调休息对心肌炎恢复的重要性,使其能自觉配合治疗。告知患儿及其家长预防呼吸道和消化道感染的常识,适当锻炼身体,增强抵抗力,注意保暖;疾病流行期间尽量避免去公共场所。

教会患儿家长测脉率,若发现异常或出现心悸、胸闷等不适,要及时复诊。出院后仍需服抗心律失常药物的患儿,让其了解药物的名称、剂量、用药方法及副作用。强调定期门诊复查,如分别在 1 个月、3 个月、6 个月和 1 年时到医院复查。

【本节小结】

本节比较难学,在学习本节时可以先复习内科所学的成人心肌炎,进行对比,可能比较容易理解。护士执业资格考试对小儿病毒性心肌炎不作要求。

【目标检测】

1. 引起小儿病毒性心肌炎的病原体主要是_____。

A.柯萨奇病毒（B组）　　　　　B. 柯萨奇病毒（A组）　　　　　C. 埃可病毒

D.腺病毒　　　　　　　　　　　E. 流感和副流感病毒

2. 患儿，女，2岁，3天前咳嗽、流涕，医院门诊按"上呼吸道感染"处理，今天家长发现患儿精神萎靡，食欲下降，面色苍白，懒动，并有呕吐2次，遂再次就诊。查体：面色苍白，呼吸急促，肺部有湿啰音，心动过速。实验室检查：ECG示室上性心动过速，CPK水平增高，SLDH水平增高，超声心动图示心房、心室扩大。该患儿考虑可能发生了_____。

A.心力衰竭　　　　　　　　　　B. 心肌炎　　　　　　　　　　　C. 肺炎

D.上呼吸道感染　　　　　　　　E. 急性胰腺炎

【目标检测答案】

第一节：1. C　2. A　3. C　4. C　5. A

第二节：1. E　2. A　3. B　4. B　5. E　6. D　7. E　8. D　9. B　10. B　11. E　12. B

第三节：1. A　2. B

第十二章 造血系统疾病患儿的护理

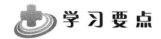

扫码看课件　扫码看视频

通过本章的学习,了解小儿造血和血液特点;掌握贫血的分度,熟悉贫血的诊断标准和贫血的分度;掌握营养性缺铁性贫血的护理评估、护理问题、护理措施,熟悉营养性缺铁性贫血的病因和健康教育,了解其发病机制;掌握营养性巨幼细胞贫血的护理评估、护理问题、护理措施,熟悉营养性巨幼细胞贫血的病因和健康教育,了解其发病机制。

第一节 小儿造血和血液特点

一、小儿造血特点

(一)胚胎期造血

造血是血细胞形成的过程,根据造血组织发育和造血部位发生先后,可将此期分为三个不同阶段(图12-1)。

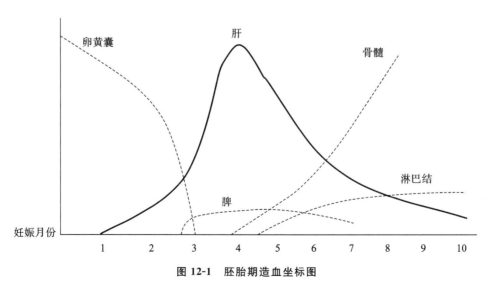

图 12-1 胚胎期造血坐标图

1. 中胚叶造血期 自胚胎第 3 周开始出现卵黄囊造血,之后在中胚叶组织中出现广泛的原始造血成分,主要是原始的有核红细胞;胚胎第 6 周后,中胚叶造血开始减退。

2. 肝脾造血期　自胚胎第6～8周开始,肝脏出现活动的造血组织,并成为胎儿中期主要造血部位,4～5个月时达高峰,以后逐渐减退。

脾脏大约于胚胎第8周开始造血,稍后粒系造血也相当活跃,至12周时出现淋巴细胞和单核细胞。胎儿5个月后,脾脏造红细胞和粒细胞的功能逐渐减退,至出生时成为终生造血淋巴器官。

3. 骨髓造血期　自胚胎第6周开始出现骨髓,但到胎儿4个月时才开始造血,并迅速成为主要造血器官,直至出生2～5周后成为唯一造血场所。

（二）出生后造血

1. 骨髓造血　出生后主要是骨髓造血。婴儿期所有骨髓均为红骨髓,全部参与造血,以满足生长发育需要。幼儿期起,长骨干中就出现脂肪细胞(黄骨髓),到5～7岁时,脂肪细胞(黄骨髓)开始逐渐增多,而红骨髓相应减少。因此年长儿和成人红骨髓仅分布于肋骨、胸骨、骨盆、脊椎、颅骨、锁骨、肩胛骨及长骨近端。黄骨髓具有潜在造血功能,当造血需要增加时,它可转变成红骨髓参与造血。小儿在出生后头几年缺少黄骨髓,因此造血代偿潜力小,如果造血需要增加,就会出现骨髓外造血。

2. 骨髓外造血　骨髓外造血是小儿造血器官的一种特殊反应,在正常情况下,骨髓外造血极少。婴幼儿因缺少黄骨髓,造血代偿潜力低下,当发生贫血或感染等造血需要增加时,肝、脾和淋巴结可恢复到胎儿期造血状态,故出现肝、脾、淋巴结肿大,同时外周血中可出现有核红细胞和(或)幼稚中性粒细胞,当感染及贫血纠正后即恢复正常。

二、小儿血液特点

1. 红细胞数和血红蛋白量　由于胎儿处于相对缺氧状态,故红细胞数和血红蛋白量均较高,出生时红细胞数为$(5.0～7.0)×10^{12}/L$,血红蛋白量为150～220 g/L,早产儿与足月儿基本相等,少数可稍低。随着自主呼吸的建立,血氧含量增加,红细胞破坏较多(生理性溶血),而红细胞生成素不足,骨髓暂时性造血功能低下,以及婴儿生长发育迅速、循环血量迅速增多等因素,红细胞数和血红蛋白量逐渐降低,至出生后2～3个月时红细胞数降至$3.0×10^{12}/L$左右,血红蛋白量降至100 g/L,出现轻度贫血,称为"生理性贫血"。3个月后随着红细胞生成素增加,红细胞数和血红蛋白量逐渐上升,约12岁时达成人水平。

2. 白细胞计数与分类　出生时白细胞总数为$(15～20)×10^9/L$,出生后6～12小时达$(21～28)×10^9/L$,然后逐渐下降,1周时平均为$12×10^9/L$,婴儿期维持在$10×10^9/L$左右,而8岁后接近成人水平。

白细胞分类主要是指中性粒细胞(N)与淋巴细胞(L)比例的变化。出生时中性粒细胞约占0.65,淋巴细胞约占0.30。随着白细胞总数的下降,中性粒细胞比例也相应下降,而淋巴细胞比例上升,至出生后4～6天时两者比例约相等;以后继续变化,至1～2岁时淋巴细胞比例上升达0.6,中性粒细胞降至0.35,以后中性粒细胞比例上升,淋巴细胞比例下降,至4～6岁时两者又相等,7岁后白细胞分类与成人相似。

护考链接

1. 最先出现的造血器官是_____。
A.肝　　　　　　B.脾　　　　　　C.骨髓　　　　　　D.淋巴结　　　　　　E.卵黄囊

2. 生理性贫血出现的时间是_____。
A.1～2月　　　　B.2～3月　　　　C.3～4月　　　　D.4～5月　　　　E.5～6月

3. 血小板数　血小板数与成人相似,为$(150～300)×10^9/L$。

4. 血容量　小儿血容量相对较成人多,新生儿约占体重的10%,平均300 mL;年长儿占体重的8%～10%;成人占体重的6%～8%。

【本节小结】

本节主要介绍小儿造血和血液特点,护士执业资格考试出题不多,但最初出现造血的器官、生理性贫血、中性粒细胞和淋巴细胞的两次交叉是考试重点,要引起注意。

【目标检测】

1. 正常成人的主要造血器官是_____。

A. 肝　　　　　B. 脾　　　　　C. 骨髓　　　　　D. 淋巴结　　　　　E. 卵黄囊

2. 小儿白细胞计数接近成人水平的年龄是_____。

A. 6 岁　　　　　B. 7 岁　　　　　C. 8 岁以前　　　　　D. 8 岁以后　　　　　E. 12 岁

3. 小儿白细胞分类中性粒细胞和淋巴细胞的两次交叉的时间是_____。

A. 4~6 天,4~6 周　　　　　　B. 2~3 天,2~3 岁　　　　　　C. 3~4 天,3~4 岁

D. 4~5 天,4~5 岁　　　　　　E. 4~6 天,4~6 岁

第二节　小儿贫血概述

贫血是指末梢血中单位容积内红细胞数、血红蛋白量或红细胞比容低于正常。小儿红细胞数与血红蛋白量随年龄不同而有差异。根据世界卫生组织的资料,血红蛋白(Hb)的低限值在6~59 个月者为110 g/L,5~11 岁为115 g/L,以后与成人相仿,为120 g/L,海拔每升高 1000 米,血红蛋白浓度上升 4%;低于此值为贫血。

6 个月以下婴儿由于生理性贫血等因素,血红蛋白值变化较大,目前国际尚无统一标准。我国小儿血液会议(1989 年)建议:新生儿期 Hb<145 g/L,1~4 个月时 Hb<90 g/L,5~6 个月时 Hb<100 g/L 者为贫血。

一、贫血的分度

根据末梢血中血红蛋白量和红细胞数可将贫血分为轻度、中度、重度、极重度四度(表 12-1)。血红蛋白从正常下限到 90 g/L 者为轻度;60~89 g/L 者为中度;30~59 g/L 者为重度;<30 g/L 者为极重度。新生儿血红蛋白 121~144 g/L 者为轻度,91~120 g/L 为中度,60~90 g/L 为重度,低于 60 g/L 为极重度。

表 12-1　贫血分度

项目	极重度	重度	中度	轻度
血红蛋白量/(g/L)	<30	30~59	60~89	90~120
红细胞数/($\times 10^{12}$/L)	<1	1~2	2~3	3~4

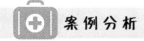 案例分析

患儿,女,8 个月。母乳喂养,未加辅食,约 2 个月前发现患儿活动少,表情呆滞,面色苍白。检查发现肝、脾、淋巴结肿大,血红细胞 1.2×10^{12}/L,血红蛋白 57 g/L。该患儿可能为_____。

A. 轻度贫血　　B. 中度贫血　　C. 重度贫血　　D. 极重度贫血　　E. 溶血性贫血

二、贫血的分类

1. 病因分类 按病因来分,可分为红细胞或血红蛋白生成不足、溶血性贫血和失血性贫血 3 类。

(1) 红细胞或血红蛋白生成不足。

①缺乏造血物质:铁、维生素 B_{12}、维生素 B_6、叶酸、铜、维生素 C、蛋白质缺乏引起的贫血,如营养性缺铁性贫血、营养性巨幼细胞贫血。

②骨髓造血功能障碍:再生障碍性贫血或各种原因如放射线、化学物质、药物等所致的骨髓抑制。

③其他:感染性贫血、慢性肾疾病所致的贫血。

(2) 溶血性贫血。

①红细胞内在异常:红细胞酶缺陷如葡萄糖-6-磷酸脱氢酶(G-6-PD)缺陷病、红细胞膜结构缺陷如遗传性球形红细胞增多症、血红蛋白合成与结构异常如血红蛋白病等。

②红细胞外在因素:感染因素如细菌或疟原虫对红细胞破坏;免疫因素如新生儿溶血症、自身免疫或药物所致的溶血性贫血等;理化因素如烧伤、苯中毒、蛇毒等可直接破坏红细胞;其他如脾功能亢进、弥散性血管内凝血等。

(3) 失血性贫血。

①急性失血:如创伤性大出血、出血性疾病等。

②慢性失血:如溃疡病、钩虫病、肠息肉、鲜牛奶过敏等引起的贫血。

2. 形态分类 根据平均红细胞体积(MCV)、平均红细胞血红蛋白含量(MCH)和平均红细胞血红蛋白浓度(MCHC)的值,将贫血分为 4 类(表 12-2)。

表 12-2 贫血的细胞形态分类

项目	MCV/fL	MCH/pg	MCHC/(%)
正常值	80～94	28～32	32～38
大细胞性	>94	>32	32～38
正细胞性	80～94	28～32	32～38
单纯小细胞性	<80	<28	32～38
小细胞低色素性	<80	<28	<32

【本节小结】

本节主要讲述了贫血的定义及分类、分度,护士执业资格考试出题量不多,但贫血的分度偶有出现,因此要引起注意。

【目标检测】

1. 新生儿贫血时血红蛋白量为_____。

A. <145 g/L   B. <130 g/L   C. <120 g/L   D. <110 g/L   E. <90 g/L

2. 一小儿血红细胞 2.5×10^{12}/L,血红蛋白 71 g/L,该小儿可能是_____。

A. 正常血常规   B. 轻度贫血   C. 中度贫血   D. 重度贫血   E. 极重度贫血

第三节　营养性缺铁性贫血

一、概述

营养性缺铁性贫血(NIDA)是体内铁缺乏导致血红蛋白合成减少,临床以小细胞低色素性贫血、血清铁蛋白减少和铁剂治疗有效为特点的贫血症,在小儿贫血中最常见。任何年龄均可发病,以 6 个月至 2 岁婴幼儿发病率最高,严重危害小儿健康,是我国重点防治的小儿常见病之一。

该病以铁摄入不足为主要病因,以皮肤黏膜苍白、食欲减退、异食癖、注意力不集中、反甲、常合并感染等为临床表现,并可出现肝、脾、淋巴结肿大等骨髓外造血现象。实验室检查以小细胞低色素性、血清铁蛋白(SF)水平降低、血清铁(SI)水平降低及总铁结合力(TIBC)升高为特征。铁剂是治疗本病的特效药,因此,以铁剂的应用及注意事项为主要护理措施。常见病因如下。

1. 铁摄入不足　铁摄入不足是缺铁性贫血的主要原因。人乳、牛乳、谷物中含铁量均较低,不及时添加含铁丰富的辅食,则易发生。此外,由挑食、偏食或摄入动物性食物过少所致也不少见。

2. 先天储铁不足　胎儿孕期最后 3 个月从母体获得的铁最多,平均每天可获得 4 mg 铁,足以满足其出生后 4～5 个月造血所需。而早产、双胎、多胎、胎儿失血和孕母缺铁等可致胎儿储铁减少。

3. 生长发育快　小儿在婴儿期、青春期生长发育迅速,血容量增加快,需铁量增加,如不及时添加含铁丰富的辅食,就很容易造成缺铁。而早产儿和低出生体重儿生长发育更快,缺铁更易发生。

4. 铁吸收减少　食物搭配不当可使铁吸收减少,如维生素 C、果糖、氨基酸等还原性物质可促进铁的吸收,而植物纤维、茶、牛乳、蛋、咖啡、钙剂等可妨碍铁的吸收。此外,胃肠炎、消化道畸形、慢性腹泻等也可减少铁的吸收。

5. 铁丢失过多　用未经加热鲜牛奶喂养婴儿,可因对蛋白质过敏而发生肠出血、溃疡病、肠息肉、钩虫病、膈疝、鼻出血等慢性失血;初潮后少女月经量过多也可引起铁丢失过多。每 1 mL 人血约含 0.5 mg 铁。

二、护理评估

(一) 临床表现

起病缓慢,任何年龄均可发病,以 6 个月至 2 岁最多见。

1. 一般贫血表现　皮肤黏膜苍白,以口唇、口腔黏膜及甲床最为明显。易疲乏无力,懒动,体重不增或增加缓慢。年长儿可诉头晕、耳鸣、眼前发黑等。

2. 骨髓外造血表现　肝、脾、淋巴结可轻度肿大。年龄越小、病程越久,贫血越重,越明显。

3. 非造血系统表现

(1) 消化系统:食欲减退,少数有异食癖,如喜食泥土、煤渣、墙皮等;可有呕吐、腹泻;可出现口腔炎、舌炎或舌乳头萎缩;严重者可出现萎缩性胃炎或吸收不良综合征等。

(2) 神经系统:婴幼儿表现为烦躁不安、易激惹或萎靡不振;年长儿常有注意力不能集中、记忆力减退、学习成绩下降、多动等,智力多较同龄儿低,因语言、思维活动能力受影响而影响心理的正常发育。

(3) 循环系统:贫血较重时心率增快、心脏扩大,严重者可发生心力衰竭。

(4) 其他:常合并感染(因细胞免疫功能低下),可因上皮组织异常而出现指甲薄脆、不光滑甚至反甲(匙状指)。

🩺 **案例分析**

患儿,9 个月,牛乳喂养,未加辅食,近 1 个月来常腹泻,食欲减退,喜吃纸屑,皮肤、黏膜苍白,肝肋下 2 cm,脾肋下 0.5 cm,血红蛋白 70 g/L,血涂片:红细胞大小不等,以小细胞为主。

1. 该患儿应考虑下列哪种疾病?　_____

　A. 生理性贫血　　　　　　　　　　　　B. 营养性巨幼红细胞性贫血

　C. 营养性缺铁性贫血　　　　　　　　　D. 营养性混合性贫血

　E. 再生障碍性贫血

2. 下列哪项检查可能对辅助本病的诊断意义不大?　_____

　A. SI　　　B. 血清叶酸量　　　C. TIBC　　　D. 骨髓常规　　　E. 血红蛋白量

3. 对该患儿的护理,以下哪项措施不妥? _____

A. 及时添加辅食

B. 遵医嘱给予胃蛋白酶、胰酶等药物

C. 注意保护性隔离,以免交叉感染

D. 如需服用铁剂,应少饮用含有维生素 C 的果汁

E. 适当活动,避免疲劳

(二) 辅助检查

1. 血常规 末梢血红细胞数、血红蛋白量均低于正常,血红蛋白降低比红细胞数减少更明显,呈小细胞低色素性贫血。MCV、MCH、MCHC 水平均降低。涂片可见红细胞大小不等,以小细胞为主,中央淡染区扩大(图 12-2)。网织红细胞数正常或轻度减少。白细胞、血小板一般无特殊改变。

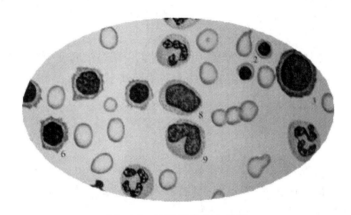

图 12-2 缺铁性贫血血常规

2. 骨髓象 可见红细胞增生活跃,以中、晚幼红细胞增生为主。各期红细胞均较小,染色偏蓝,细胞质成熟程度落后于细胞核;粒细胞系、巨核细胞系无明显改变。

3. 铁代谢的检查 血清铁(SD)<10.7 μmol/L,血清铁蛋白(SF)<12 μg/L,较敏感地反映体内储存铁的情况;转铁蛋白饱和度(TS)水平降低(<15%),红细胞游离原卟啉(FEP)>0.9 μmol/L 时提示红细胞内缺铁;总铁结合力(TIBC)升高至大于 62.7 μmol/L。

护考链接

哪项化验可确诊缺铁性贫血? _____

A. 骨髓细胞外铁消失   B. 骨髓细胞内铁消失   C. 血清铁减少

D. 铁蛋白减少   E. 总铁结合力减少

(三) 治疗要点

治疗原则为去除病因,补充铁剂,必要时输血。

三、护理问题

1. 活动无耐力 与贫血致组织、器官缺氧有关。

2. 有感染的危险 与细胞免疫功能降低有关。

3. 营养失调:低于机体需要量　与食欲下降和铁的摄入不足、吸收不良、丢失过多或消耗增加有关。

4. 潜在并发症　心力衰竭。

四、护理措施

1. 注意休息,适量活动

(1) 轻、中度贫血患儿不必严格限制日常活动,但生活应有规律,在保证充分休息的前提下,可适当参与运动,如散步、做体操等。

(2) 重度贫血患儿如有心悸、气短等,应卧床休息、必要时给氧;协助患儿日常生活,定时测量心率。

(3) 对易烦躁、激动的患儿,护士应耐心细致看护、抚慰,使其保持安静,避免因哭闹而加重缺氧。

2. 合理安排饮食　向患儿家长及年长患儿解释不良饮食习惯会引起本病,协助其纠正不良饮食习惯。

(1) 指导母乳喂养,按时添加含铁丰富的辅食;人工喂养儿及时补充铁强化食品;鲜牛乳必须经加热处理后再喂养。

(2) 在营养师指导下制订饮食计划,提供含铁丰富的食物,如瘦肉、肝、血、豆类、海带、紫菜、黑木耳等,注意食物搭配。

(3) 纠正不良饮食习惯,避免挑食、偏食等。经常更换饮食品种,食物应做到色、香、味俱全;必要时遵医嘱给患儿服用助消化药如胃蛋白酶、多酶片等。

(4) 创造良好的进食环境,保持患儿心情愉快。不在进餐时批评、教育小儿,进食前不做引起疲劳的活动,不做引起疼痛、不愉快或不舒适的检查、治疗及护理。

3. 遵医嘱应用铁剂

(1) 口服铁剂:铁剂可致胃肠道反应如恶心、呕吐、厌食、腹泻或便秘、胃部不适及疼痛等,且铁剂吸收易受多种因素影响。故服用铁剂应注意以下几点。

①宜从小剂量开始,1~2 天加至足量,并在两餐间服用,以减少对胃肠道的刺激,有利于铁的吸收。

②铁剂可与维生素 C、果汁、稀盐酸等同服,有利于吸收。

③忌与抑制铁吸收的食物如牛奶、茶、钙片、咖啡等同服。

④液体铁剂可使牙齿染黑,应用吸管或滴管服用,直接将药液送到舌根部。

⑤服用铁剂后大便可变黑或呈柏油样,停药后恢复,应向患儿家长说明,消除其紧张情绪。

(2) 注射铁剂:可致局部疼痛、静脉痉挛、静脉炎等不良反应,一般不主张使用,仅在不能口服铁剂的情况下使用,可用右旋糖酐铁、山梨醇枸橼酸铁复合物等,用药时应注意以下几点。

①须深部肌内注射,最好分层注药,以利吸收、减轻疼痛、避免硬结形成。

②注射前更换新针头(即抽药与注药不用同一针头)或注射器内留微量(约 0.1 mL)气体,以防药液漏入皮下组织致局部坏死。

③每次注射须更换部位。

④首次注射后应严密观察 1 小时,警惕过敏现象发生。注射铁剂可引起过敏如面红、发热、荨麻疹、关节痛、头痛或局部淋巴结肿大等,个别可发生过敏性休克。

(3) 疗效观察。

①疗效:服用铁剂后 12~24 小时临床症状好转,烦躁减轻,食欲增加。2~3 天网织红细胞升高,5~7 天达高峰,以后逐渐下降,2~3 周后下降至正常;1~2 周后血红蛋白开始上升,一般 3~4 周后达正常。如 3 周内血红蛋白水平上升不足 20 g/L,应注意寻找原因。

②疗程:铁剂用至血红蛋白达正常水平后再用 6~8 周,以补充铁的储存量。

4. 预防感染　缺铁造成患儿细胞免疫功能缺陷,易发生感染;而感染影响铁的吸收,又加重贫血。因此,应注意隔离,防交互感染;鼓励多饮水,防口腔感染;勤洗澡,勤换内衣,保持皮肤清洁;对重症贫血卧床休息的患儿,要注意勤翻身、及时更换体位、按摩受压部位,防止发生压疮。

5. 观察病情,防止并发症

(1) 观察病情变化。

①在自然光线下仔细观察口唇、口腔黏膜、眼结膜及甲床等皮肤黏膜的苍白情况,了解病情变化。

②注意有无头晕、眼花、昏厥等脑缺氧的表现。

③对重症患儿应及时测脉搏、血压,仔细观察面色、呼吸的变化,如有异常,应及时报告医生。

(2) 防止发生并发症:重度贫血患儿应卧床休息以减少氧耗,取半坐卧位,降低横膈,减少回心血量,必要时给氧。对重症贫血患儿输血时应注意:贫血越重,一次输血量越小,速度越慢,并密切观察呼吸、脉搏、尿量变化,若出现心悸、气促、发绀、肝大等表现,及时通知医生。

五、健康教育

(1) 指导正确和全疗程用药,详细告诉患儿家长口服铁剂的注意事项、服药时间及服药后的反应,以便正确应对。

(2) 告诫患儿家长应重视对患儿的心理疏导。对因贫血导致智力减退、成绩下降者,要加强教育与训练,减轻自卑心理。对有异食癖患儿不要过多责备,要细心看护与引导,并纠正偏食、挑食等不良饮食习惯。

(3) 做好贫血预防宣教工作。

①大力宣传科学育儿知识,强调母孕期及哺乳期营养的重要性,指导孕妇及哺乳期母亲增加含铁丰富的食物。提倡母乳喂养,按时添加含铁丰富的辅食,如早产儿和低体重儿宜从 2 个月左右开始给予铁剂;足月儿 4 个月后应加维生素 C 及含铁丰富的绿色蔬菜汤、水果汁,也可在粥、米糊内加蛋黄、肝泥、鱼泥、动物血等含铁多且易消化吸收的食物。

②人工喂养儿除喂强化铁的配方乳外,还要及时添加辅食;喂鲜牛乳时必须加热,以减少牛乳过敏所致的肠道失血。此外,贫血纠正后仍要坚持合理的膳食安排,培养良好饮食习惯,纠正挑食、偏食等不良饮食行为。

【本节小结】

营养性缺铁性贫血在小儿贫血中最常见,是我国小儿保健重点防治的"四病"之一。以铁的摄入不足为主要病因,以小细胞低色素性贫血、血清铁蛋白减少和铁剂治疗有效为临床特点;以调整饮食、补充含铁丰富食物及正确使用铁剂为护理要点。

【目标检测】

1. 关于小儿营养性缺铁性贫血的病因,下列哪种说法不妥? _____
A. 先天储铁不足　　　B. 铁的摄入不足　　　C. 铁需要量增加
D. 红细胞破坏过多　　　E. 铁的丢失过多

2. 下列哪项是缺铁性贫血的临床表现? _____
A. 牙龈出血　　　B. 发热伴大量出汗　　　C. 骨质疏松
D. 毛发无光泽及"反甲"　　　E. 皮肤紫癜

3. 营养性缺铁性贫血时,肝、脾、淋巴结肿大的原因是_____。
A. 心力衰竭　　　B. 铁剂缺乏　　　C 维生素 B_{12} 缺乏
D. 蛋白质缺乏　　　E. 骨髓外造血

4. 下列哪项实验室检查最能反映贫血? _____
A. 红细胞计数　　　B. 红细胞沉降率　　　C. 网织红细胞计数
D. 血红蛋白定量　　　E. 血清蛋白总量

5. 缺铁性贫血最主要的治疗方法是_____。
A. 补充铁剂　　　B. 病因治疗　　　C. 脾切除
D. 少量输血　　　E. 肌内注射维生素 B_{12}

6. 口服铁剂治疗营养性缺铁性贫血时,哪项不妥?_____

A. 宜在两餐之间服用　　　　B. 同时给含铁丰富的食物　　　　C. 可用鲜牛奶送服

D. 与胃蛋白酶合剂同服　　　　E. 从小剂量开始

7. 营养性缺铁性贫血口服铁剂治疗至_____。

A. 血红蛋白达正常水平　　　　B. 血红蛋白达正常水平后再服 2 周

C. 血红蛋白达正常水平后再服 3 个月

D. 血红蛋白达正常水平,临床症状消失,实验室检查正常

E. 血红蛋白达正常水平后再服 2 个月左右

8. 下列哪项是营养性缺铁性贫血铁剂治疗有效的指标?_____

A. 血红蛋白量迅速上升　　　　B. 红细胞数迅速上升

C. 网织红细胞数迅速上升　　　　D. 临床症状迅速好转

E. 血红蛋白量与红细胞数迅速上升

9. 8 个月小儿,面色苍白来诊,诊断为营养性贫血,下列处理哪项是不必要的?_____

A. 口服铁剂　　　　B. 增进食欲　　　　C. 口服维生素 C

D. 肌内注射维生素 B_{12}　　　　E. 预防发生心功能不全

(10、11 题共用题干)

患儿,女,1 岁。母乳喂养,未加辅食,约 3 个月前发现患儿活动少,不哭、不笑,表情呆滞,面色蜡黄,手及下肢颤抖。检查发现肝、脾、淋巴结肿大,血红细胞 $1 \times 10^{12}/L$,血红蛋白 54 g/L。

10. 该患儿可能为_____。

A. 轻度贫血　　　B. 中度贫血　　　C. 重度贫血　　　D. 极重度贫血　　　E. 溶血性贫血

11. 对该患儿,下列哪项处理不妥?_____

A. 主要用铁剂治疗　　　　B. 主要用维生素 B_{12} 治疗　　　　C. 预防交叉感染

D. 必要时可少量输血　　　　E. 可同时服维生素 C

第四节　营养性巨幼细胞贫血

一、概述

营养性巨幼细胞贫血(NMA)是缺乏维生素 B_{12} 和(或)叶酸所引起的一种大细胞性贫血,临床以贫血、神经精神症状、红细胞的胞体变大、骨髓中出现巨幼细胞、用维生素 B_{12} 和(或)叶酸治疗有效为特征。本病多见于婴幼儿,2 岁以下居多。

1. 维生素 B_{12} 缺乏的原因

(1) 储存不足:胎儿能从母体获得维生素 B_{12},并储存于肝内供出生后利用。如孕母缺乏维生素 B_{12},可致婴儿维生素 B_{12} 储存不足。

(2) 摄入不足:婴儿如单纯母乳喂养而未及时添加辅食,可致维生素 B_{12} 摄入不足;年长儿常因偏食、素食引起。

(3) 吸收和运送障碍:食物中的维生素 B_{12} 与胃底壁细胞分泌的糖蛋白结合成复合物后经回肠末端黏膜吸收入血,再与转钴蛋白结合运送至肝脏储存,以上任何环节发生异常均可致维生素 B_{12} 缺乏。

(4) 需要量增加：婴幼儿生长发育迅速，特别是早产儿，对维生素 B_{12} 和叶酸的需要量增加。

2. 叶酸缺乏的原因

(1) 摄入不足：单纯牛奶或羊奶喂养而未及时添加辅食的婴儿可因摄入不足而致叶酸缺乏。

(2) 吸收不良：慢性腹泻、小肠疾病、小肠切除等使叶酸吸收障碍。

(3) 药物影响：长期或大量应用广谱抗生素可抑制肠道细菌合成叶酸，抗叶酸制剂（氨甲蝶呤、嘌呤等）及某些抗癫痫药（苯妥英钠、苯巴比妥、扑米酮等）也可致叶酸缺乏。

(4) 代谢障碍：遗传性叶酸代谢障碍、某些参与叶酸代谢的酶缺陷可引起叶酸缺乏。

🩺 护考链接

患儿，5 个月，体重 7.5 kg，羊乳喂养，未加辅食。近来其家长发现患儿面色苍黄，表情呆滞，不哭，不笑，少动，该患儿可能患_____。

A. 呆小症　　　　　　　B. 佝偻病　　　　　　　C. 营养不良

D. 缺铁性贫血　　　　　E. 营养性巨幼细胞贫血

二、护理评估

（一）临床表现

小儿营养性巨幼细胞贫血发病年龄常以 6 个月至 2 岁多见，起病缓慢。

1. 一般表现　颜面虚胖或伴轻度水肿，毛发稀、黄、纤细。

2. 贫血表现　皮肤常呈蜡黄色，口唇、结膜、指甲苍白，乏力，常有肝、脾大。

3. 精神神经症状　患儿烦躁、易怒。维生素 B_{12} 缺乏者，智力及动作发育常有落后甚至倒退现象；表情呆滞、嗜睡、少哭不笑、反应迟钝；严重者可见肢体、躯干、头部或全身震颤，甚至抽搐、共济失调、踝阵挛及感觉异常。叶酸缺乏者不发生神经系统症状，但可导致神经精神异常。

4. 消化道症状　出现较早，常有厌食、恶心、呕吐、腹泻、舌炎、口腔及舌下溃疡等。

5. 其他　易发生感染，可有出血点或淤斑；重症者心脏扩大或心力衰竭。

（二）辅助检查

1. 血常规　末梢血红细胞数、血红蛋白量均低于正常，红细胞数减少比血红蛋白量减少更明显，呈大细胞性贫血。MCV、MCH 水平升高，而 MCHC 水平正常。血涂片可见红细胞大小不等，以大细胞为多，中央淡染区不明显（图 12-3），中性粒细胞有分叶过多现象。网织红细胞、白细胞、血小板计数常减少。

2. 骨髓象　红细胞系统增生明显活跃，粒、红细胞系均出现巨幼变，表现为胞体变大、胞核的发育落后于细胞质。中性粒细胞的细胞质空泡形成，核分叶过多。巨核细胞的核有过度分叶现象。

3. 血清维生素 B_{12} 和叶酸测定　血清维生素 $B_{12} < 100$ ng/L（正常值 $200 \sim 800$ ng/L），血清叶酸

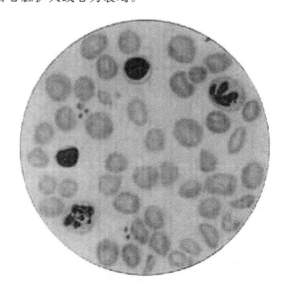

图 12-3　营养性巨幼细胞贫血血常规

<3 μg/L(正常值 $5\sim6$ μg/L)。

（三）治疗要点

治疗原则是去除病因,加强营养,防治感染,补充叶酸和维生素 B_{12} 。

案例分析

13 个月小儿,母乳喂养,未加辅食,近 2 个月来嗜睡,反应差,手、足、头震颤,面色蜡黄,智力倒退,Hb 70 g/L,RBC 3×10^{12} /L。下列哪项措施正确?_____

　A.急症输血　　　　　　　B.供氧　　　　　　　C.口服铁剂

　D.使用维生素 B_{12} 、叶酸　　E.使用兴奋剂

三、护理问题

1. 营养失调　与维生素 B_{12} 和(或)叶酸摄入不足、吸收不良等有关。

2. 活动无耐力　与贫血致组织、器官缺氧有关。

3. 有受伤的危险　与肢体或全身震颤及抽搐有关。

4. 生长发育迟缓　与营养不足、贫血及维生素 B_{12} 缺乏影响生长发育有关。

四、护理措施

1. 注意休息,适当活动　根据患儿耐受情况安排休息与活动,一般不需严格卧床,严重贫血者可适当限制活动,协助满足其日常生活所需。有烦躁、震颤、抽搐者应限制活动,必要时遵医嘱用镇静剂。

2. 补充维生素 B_{12} 和(或)叶酸

（1）改善乳母营养,及时添加富含维生素 B_{12} 的食物,如肝、肾、肉类、蛋类、海产品等;给予富含叶酸的食物,如绿叶蔬菜、水果、酵母、谷类和动物肝、肾等。患儿食物应合理搭配,防止年长儿偏食、挑食,养成良好饮食习惯;对年幼儿要耐心喂养,少量多餐,改变烹调方法,注意食物色、香、味、形的调配,以提高患儿食欲。而对震颤严重不能吞咽者可改用鼻饲。

（2）遵医嘱合理用药,并观察疗效。一般用药 $2\sim4$ 天患儿精神症状好转、食欲增加,网织红细胞上升,$2\sim6$ 周红细胞数和血红蛋白量恢复正常,但神经精神症状恢复较慢。单纯维生素 B_{12} 缺乏者,不宜加用叶酸治疗,以免加重神经精神症状。维生素 C 有助叶酸的吸收,同时服用可提高疗效。恢复期应加用铁剂,防止红细胞增加过快而出现缺铁的情况。

护考链接

1. 患儿,女,6 岁,因头晕、心悸、气短、面色苍白入院,诊断为营养性巨幼细胞贫血,应多补充的食物不包括_____。

　A.谷类　　　B.动物肝、肾　　C.新鲜水果　　D.绿叶蔬菜　　E. 木耳、香菇、紫菜

2. 患儿,男,1 岁。近来出现厌食、呕吐、反应低下、少哭不笑,查体见患儿额面虚胖、皮肤苍白、表情呆滞,肢体及头部震颤。遵医嘱应用维生素 B_{12} 治疗,若治疗有效,该患儿最先出现的改变是_____。

　A.网织红细胞上升　　　　B.血红蛋白上升　　　　　C.精神、食欲好转

　D.震颤缓解　　　　　　E.面色转红

3. 防止受伤　维生素 B_{12} 缺乏患儿可出现全身震颤、抽搐、感觉异常、共济失调等,应严密观察患儿病情进展,及时发现及时处理,如震颤严重,应遵医嘱给予镇静剂、维生素 B_{12} 等;上下门齿间可垫缠有纱布的压舌板,以防咬破口唇、舌尖;此外,还应限制患儿活动,防止发生外伤等。

五、健康教育

(1) 向患儿家长介绍本病发病原因、临床特点、治疗方法及预后,指出维生素 B_{12} 和(或)叶酸缺乏不仅造成贫血,还会引起小儿智力与动作发育落后,如及时治疗和正确教养,可改善神经精神症状。

(2) 指导患儿家长做好生长发育监测和评估;针对患儿动作、智力发育落后、倒退现象,告诫患儿家长要有足够的爱心和耐心,加强对患儿的教养和训练,如多给患儿拥抱、触摸、亲吻等爱抚;指导做被动体操,逐渐训练坐、立、行等运动功能,以促进动作和智力发育。

(3) 向患儿家长宣传本病的预防,强调从孕期补充维生素 B_{12} 和叶酸,增加胎儿体内储存量。告知患儿家长无论是母乳喂养还是人工喂养都应按时添加含维生素 B_{12} 和叶酸丰富的辅食;强调饮食要多样化,不能挑食、偏食,特别要注意动物性食物的摄入。尽量避免使用造成维生素 B_{12} 和叶酸缺乏的药物。

【本节小结】

营养性巨幼细胞贫血多见于 2 岁以下婴幼儿,主要是缺乏维生素 B_{12} 和(或)叶酸,属大细胞性贫血;临床表现以神经、精神症状为重,可出现表情呆滞、抽搐、震颤,甚至智力落后、倒退等;以补充含维生素 B_{12} 和叶酸丰富的食物为护理要点。

【目标检测】

1. 营养性巨幼红细胞贫血较突出的临床特征是＿＿＿＿＿＿。

A. 神经、精神症状　　　　　　　B. 肝大　　　　　　　　　　　C. 脾大

D. 淋巴结肿大　　　　　　　　　E. 异食癖

2. 诊断营养性巨幼细胞贫血的重要指标是＿＿＿＿＿＿。

A. 内因子抗体测定　　　　　　　B. 骨髓象　　　　　　　　　　C. 胃液分析

D. 血常规　　　　　　　　　　　E. 叶酸和维生素 B_{12} 测定

3. 治疗有神经、精神症状的营养性巨幼细胞贫血时首选的药物是＿＿＿＿＿＿。

A. 铁剂　　　　B. 维生素 B_{12}　　　C. 输血　　　　D. 叶酸　　　　　E. 维生素 C

4. 护理营养性巨幼细胞贫血患儿时,下列哪项措施不妥?　＿＿＿＿＿＿

A. 设法添加各种辅食　　　　　　B. 尽可能延长母乳喂养时间

C. 治疗首选维生素 B_{12} 和叶酸　　D. 恢复期加服铁剂

E. 严重病例可输血

5. 患儿,男,7 个月,面色苍黄,手有震颤,血红细胞 3.0×10^{12}/L,血红蛋白 80 g/L。血片中红细胞形态大小不等。以大红细胞为多。首先考虑为＿＿＿＿＿＿。

A. 营养性缺铁性贫血　　　　　　B. 营养性巨幼细胞贫血　　　　C. 营养性混合性贫血

D. 生理性贫血　　　　　　　　　E. 溶血性贫血

6. 患儿,16 个月,母乳喂养。面色苍黄,毛发稀疏,诊断为营养性巨幼细胞贫血。此患儿应添加的食物是＿＿＿＿＿＿。

A. 饼干　　　　B. 蛋糕　　　　C. 水果　　　　D. 瘦肉　　　　E. 乳类

【目标检测答案】

第一节:1. C　2. B　3. E

第二节:1. A　2. C

第三节:1. D　2. D　3. E　4. D　5. B　6. C　7. E　8. C　9. D　10. C　11. B

第四节:1. A　2. E　3. B　4. B　5. B　6. D

第十三章 泌尿系统疾病患儿的护理

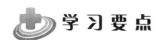 学习要点

扫码看课件

通过本章的学习,熟悉小儿泌尿系统解剖、生理特点;掌握急性肾小球肾炎和原发性肾病综合征的护理评估、护理问题、护理措施,熟悉急性肾小球肾炎和原发性肾病综合征的病因和健康教育,了解急性肾小球肾炎和原发性肾病综合征的发病机制。

第一节 小儿泌尿系统解剖、生理特点

一、解剖特点

1. 肾 小儿年龄越小,肾脏相对越重;位置较低,下端可至髂嵴以下第 4 腰椎水平,2 岁以后才达髂嵴以上,故 2 岁以下小儿腹部触诊时容易触到肾。

2. 输尿管 婴幼儿输尿管长而弯曲,管壁肌肉和弹力组织发育不全,易被压扁或扭转而引起梗阻,发生尿潴留从而诱发感染。

3. 膀胱 婴幼儿膀胱位置比年长儿高,尿液充盈时,膀胱顶部常在耻骨联合之上,故腹部触诊时易触到充盈的膀胱。随着年龄增长,膀胱逐渐降入盆腔内。

4. 尿道 女婴尿道较短,仅 1 cm(性成熟期 3~5 cm)而且外口既暴露又靠近肛门,易受污染,引起上行感染。男婴尿道虽长(5~6 cm),但常有包茎,易有污垢积聚,引起上行感染。

二、生理特点

1. 肾功能 婴儿肾小球滤过率低,出生后 3~6 个月时仅为成人的 1/2,6~12 个月时为成人的 3/4,因此不能有效排出过多的水分和溶质。肾小管的重吸收、排泄、浓缩和稀释功能不成熟,对水、电解质平衡的调节能力较差,易发生水、电解质紊乱及酸中毒。小儿肾功能 12~24 个月才接近成人。

2. 排尿特点

(1)排尿次数:93%的新生儿在 24 小时内、99%新生儿在 48 小时内排尿,出生后最初几天每天排尿 4~5 次,1 周后排尿逐渐增至每天 20~25 次,1 岁时每天排尿 15~16 次,学龄前期和学龄期每天6~7 次。

(2)尿量:小儿尿量个体差异较大,正常婴儿每昼夜排尿量为 400~500 mL,幼儿 500~600 mL,学龄前期小儿 600~800 mL,学龄期小儿 800~1400 mL。当学龄期小儿每天尿量<400 mL、学龄前期小儿<300 mL、婴幼儿<200 mL 时,即为少尿;每天尿量<50 mL 为无尿。

护考链接

小儿每天尿量少于多少时为无尿？_____

A. 50 mL   B. 100 mL   C. 150 mL   D. 200 mL   E. 250 mL

3. 尿液特点

(1) 外观：出生后 2～3 天尿液颜色较深，稍混浊，放置后有红褐色沉淀，为尿酸盐结晶。正常婴幼儿尿液淡黄透明，但在寒冷季节放置后可有盐类结晶析出，呈乳白色，属生理现象。

(2) 尿比重：新生儿较低，为 1.006～1.008，以后逐渐增高，1 岁后接近成人。

(3) 酸碱度：在出生后几天因尿酸盐较多而酸性较强，以后接近中性或弱酸性，pH 多为 5～7。

(4) 尿蛋白：主要来自血浆蛋白，2/3 为清蛋白，其余为 Tamm-Horsfall 蛋白和球蛋白。正常小儿尿中含微量蛋白质，蛋白质定性为阴性。

(5) 尿细胞和管型：12 小时尿沉渣计数 (Addis 计数)：红细胞 < 50 万，白细胞 < 100 万，管型 < 5000 个。正常新鲜尿液离心后沉渣显微镜下检查，红细胞 < 3 个/高倍视野 (HP)，白细胞 < 5 个/高倍视野 (HP)，偶见透明管型。

护考链接

正常新鲜尿液离心后沉渣显微镜下检查，下列说法正确的是_____。

A. 红细胞 < 1 个/高倍视野 (HP)，白细胞 < 3 个/高倍视野 (HP)

B. 红细胞 < 2 个/高倍视野 (HP)，白细胞 < 3 个/高倍视野 (HP)

C. 红细胞 < 3 个/高倍视野 (HP)，白细胞 < 5 个/高倍视野 (HP)

D. 红细胞 < 3 个/高倍视野 (HP)，白细胞 < 3 个/高倍视野 (HP)

E. 红细胞 < 5 个/高倍视野 (HP)，白细胞 < 5 个/高倍视野 (HP)

【本节小结】

本节少尿、无尿及正常新鲜尿离心后沉渣显微镜下检查红细胞和白细胞数量是护士执业资格考试常考内容，应引起注意。

【目标检测】

1. 下列说法不正确的是_____。

A. 正常婴儿每昼夜排尿量为 400～500 mL

B. 正常幼儿每昼夜排尿量为 500～600 mL

C. 正常学龄前期小儿每昼夜排尿量为 600～800 mL

D. 正常学龄期小儿每昼夜排尿量为 800～1400 mL

E. 婴儿每天尿量 < 100 mL 为无尿

2. 下列说法不正确的是_____。

A. 新生儿出生后头 2～3 天尿液颜色较深，稍混浊

B. 正常婴幼儿尿液淡黄色，不透明

C. 尿蛋白主要来自血浆蛋白

D. 新生儿在出生后头几天因尿酸盐较多而酸性较强

E. 小儿尿液在寒冷季节放置后可有盐类结晶析出，呈乳白色，属生理现象

第二节　急性肾小球肾炎

一、概述

急性肾小球肾炎(简称急性肾炎),是一组由不同病原体所致感染后免疫反应造成的急性弥漫性肾小球损害的疾病。最常见的病原体是 A 组乙型溶血性链球菌(A 组 β-溶血性链球菌)中的"致肾炎菌株"。本病多见于 5～14 岁小儿,2 岁以下小儿少见,男女之比为 2：1。临床多有前驱感染,急性起病,以血尿、水肿、少尿、高血压为特点。

临床可分为急性链球菌感染后肾小球肾炎和非链球菌感染后肾小球肾炎,以前者多见,本节重点介绍链球菌感染后肾小球肾炎。

二、护理评估

(一) 临床表现

1. 前驱感染　发病前 1～2 周多有呼吸道感染,如为皮肤感染,见于发病前 14～28 天(平均 20 天)。

2. 典型表现

(1) 水肿、少尿:约 70％患儿以水肿为就诊的主要原因。常表现为晨起眼睑及颜面水肿(图 13-1),严重者 2～3 天遍及全身。多为轻、中度,呈非凹陷性。水肿同时伴少尿,一般在 1～2 周随着尿量增多水肿逐渐消退。

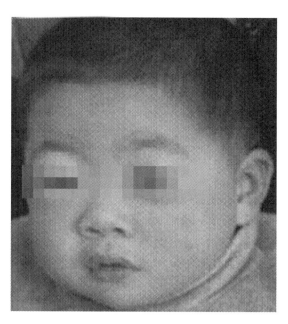

图 13-1　面部水肿

(2) 血尿:50％～70％患儿有肉眼血尿。尿色因尿液的酸碱度不同而不同,酸性尿时呈浓茶色或烟灰水样,中性或碱性尿时呈红色或洗肉水样。一般 1～2 周转为镜下血尿,镜下血尿持续 1～3 个月或更长时间。

（3）高血压：30%～80%患儿有血压增高，学龄前期小儿＞120/80 mmHg，学龄期小儿＞130/90 mmHg。一般在 2 周内随尿量增多而降至正常。

 护考链接

1. 急性肾小球肾炎患儿尿液呈浓茶样，是由于_____。
A. 酸性尿中红细胞破坏　　　　B. 尿比重增高　　　　C. 尿酸盐结晶
D. 尿碱性改变　　　　E. 大量蛋白尿
2. 引起小儿肾小球肾炎的主要病原体是_____。
A. 肺炎链球菌　　　　B. 金黄色葡萄球菌　　　　C. 乙肝病毒
D. A 组乙型溶血性链球菌　　　　E. 流感嗜血杆菌

3. 严重表现　少数患儿在疾病早期（2 周内），可出现下列严重表现而危及生命。

（1）严重循环充血：常发生在起病 1 周内，因水、钠潴留，血浆容量增加所致。主要表现为呼吸急促、肺部出现湿啰音，严重者出现呼吸困难、端坐呼吸、频繁咳嗽、咯粉红色泡沫样痰、双肺满布湿啰音、颈静脉怒张、心脏扩大甚至出现奔马律、肝大、水肿加剧等。

（2）高血压脑病：病初由于血压骤升引起脑血管痉挛，导致脑缺血、缺氧，血管渗透性增高而发生脑水肿。血压常在 150/100 mmHg 以上，患儿出现剧烈头痛、恶心呕吐、复视或一过性失明，严重者突然出现惊厥、昏迷。

（3）急性肾功能不全：常发生于疾病初期，出现尿少、尿闭等症状，引起暂时性氮质血症、代谢性酸中毒及电解质紊乱等，若出现高钾血症，有导致心搏骤停的危险。一般持续 3～5 天，不超过 10 天。

（二）辅助检查

1. 尿液检查　尿沉渣镜检可见较多红细胞，早期可见白细胞（并非感染），有透明、颗粒、红细胞等多种管型。尿蛋白（＋～＋＋＋），且与血尿的程度相平行。

2. 血液检查　外周血白细胞一般轻度升高或正常，血沉增快，补体 C_3 水平下降，ASO（抗链球菌溶血素 O）水平大多增高。少尿期有轻度氮质血症，尿素氮、肌酐水平暂时升高，肾小管功能正常。

（三）治疗要点

本病无特异治疗，主要是休息、控制水钠摄入、对症处理及防严重表现。常用药物有以下几种。

1. 利尿剂　轻者选用氢氯噻嗪口服，重者呋塞米静脉注射或口服。

2. 降压药　用于经休息、限制水钠摄入及利尿后血压仍高者，给予如硝苯地平和卡托普利口服，高血压脑病者首选硝普钠。

3. 抗感染药　常用青霉素，主要是清除感染灶。

三、护理问题

1. 体液过多　与肾小球滤过减少引起水、钠潴留有关。
2. 营养失调　与水肿、限盐致食欲下降有关。
3. 活动无耐力　与水肿、高血压有关。
4. 潜在并发症　严重循环充血、高血压脑病、急性肾衰竭。

四、护理措施

1. 协助减轻及消除水肿

（1）限制水、钠摄入：少尿和水肿期间，水的摄入量以不显性失水加前一天的尿量计算。无发热患儿的不显性失水量按每天 300 mL/m² 计算,体温每升高 1℃ 增加 75 mL/m²。钠盐摄入量以每天 60～120 mg/kg 计算为宜。

（2）准确记录 24 小时液体出入量:正确测量液体出入量,对无法留尿的患儿,可通过测量尿布重量在排尿前后的差别估计尿量。

（3）评估并记录患儿水肿变化情况:每天或隔天测体重 1 次,每次测量要在同一时间、用同一体重计测量,最好在早餐前测量。

（4）遵医嘱用利尿剂:常用氢氯噻嗪和呋塞米,用药后注意观察并记录用药前后患儿尿量及水肿的变化,观察药物起效的时间和不良反应;如氢氯噻嗪口服 60 分钟后开始利尿,呋塞米静脉注射 15 分钟（口服 30 分钟）后开始利尿。由于口服氢氯噻嗪对胃肠道有刺激,应餐后服用。呋塞米静脉注射后要注意观察有无水、电解质紊乱,如低钾血症、低钠血症等。

2. 调整饮食 早期要低盐饮食,供给高糖、高维生素、适量脂肪;除对少尿或无尿患儿控制蛋白质入量外,一般不必严格控制蛋白质摄入,同时限制含钾多的食物如柑橘、香蕉、马铃薯等。尿量增加、水肿消退、血压正常后逐渐过渡到正常饮食。

3. 控制活动量 急性期需卧床 2～3 周,直到肉眼血尿消失,水肿消退,血压正常,可下床轻微活动或户外散步。尿内红细胞减少（<10 个/HP）及血沉正常后方可上学,但应避免剧烈活动。Addis 计数正常后可恢复正常活动。

4. 密切观察病情变化

（1）注意观察尿量、尿色及水肿变化情况,遵医嘱准确留取尿标本送检。若持续少尿甚至无尿,提示可能发生急性肾衰竭,及时报告医生。

（2）监测血压变化,如血压突然升高、剧烈头痛、呕吐、一过性失明或惊厥、昏迷等,提示可能发生高血压脑病,立即报告医生并配合救治;用硝普钠时,要新鲜配制,放置 4 小时后不能再用;整个输液系统须用黑纸或铝箔包裹遮光,以免药物遇光失效;药液不要漏到血管外,以避免引起组织坏死。用药时应严密监测血压,随时调整滴注速度,每分钟不宜超过 8 μg/kg,以防发生低血压。

（3）观察患儿精神状态、呼吸、心率、肝脏大小,如患儿出现呼吸困难、不能平卧等,应警惕发生严重循环充血,立即报告医生。

🩺 **护考链接**

1. 患儿,8 岁,因面部水肿、头痛、头晕就诊。尿液检查:蛋白（＋＋）,红细胞 20 个/HP,诊断为急性肾小球肾炎。对其处理应是_____。

    A.给镇痛药　　　　　　　　　　　　B.适当下床活动,防止血栓形成

    C.给大剂量青霉素　　　　　　　　　D.低盐、高糖、高蛋白质饮食

    E.低盐、高糖、低蛋白质、高维生素饮食

（2、3 题共用题干）

患儿,8 岁,患上呼吸道感染 2 周后,出现食欲减退、乏力、尿少、水肿。体温 37.5 ℃,血压增高,尿蛋白、红细胞均（＋）,补体 C_3 水平降低。诊断为急性肾小球肾炎。

2. 其首选的护理问题是_____。

    A.体温升高　　　B.体液过多　　　C.营养不足　　　D.排尿异常　　　E.活动无耐力

3. 关于该患儿的护理措施,哪项正确?_____

    A.严格卧床休息 1～2 周　　　　　B.给予易消化的普食

    C.血尿消失后可加强锻炼　　　　　D.每天留取晨尿送培养

    E.严格控制蛋白质摄入量

五、健康教育

根据患儿及其家长的认知水平,介绍急性肾炎的护理要点和估计预后,说明本病 95%以上能痊愈,树立治疗信心。强调限制患儿活动和饮食的重要性,以前 2 周最关键。做好出院指导,强调出院后要按要求限制患儿活动,每周到医院查尿常规 1 次,病程 2 个月后改为每月 1 次,随访时间为 6 个月。强调预防本病的关键是防治链球菌感染,一旦发生扁桃体炎、皮肤脓疱疮等,要及早用抗生素彻底治疗。

【本节小结】

尽管近年来护士执业资格考试中急性肾小球肾炎占分不多,往往 1 分左右,但本病在临床上比较常见,因此,加强对本节的学习仍然必要。

(1) 病原体:A 组乙型溶血性链球菌(A 组 β-溶血性链球菌)。

(2) 临床特点:水肿、血尿、高血压。

(3) 并发症:心力衰竭、高血压脑病、急性肾衰竭。

(4) 辅助检查:ASO,血沉。

(5) 护理措施:休息的注意事项。

【目标检测】

1. 8 岁男孩因水肿入院,尿蛋白(++),血压 16/11 kPa(120/83 mmHg),头痛,头晕,考虑为急性肾小球肾炎。下述哪项处理最重要? _____

    A.无盐饮食   B.低蛋白饮食   C.利尿、消肿、降压

    D.记液体出入量   E.肌内注射青霉素

2. 患儿,4 岁,急性肾炎,现病情加重,呼吸困难,不能平卧,咳泡沫样痰,尿量减少。该患儿最可能发生了_____。

    A.肺部感染   B.呼吸衰竭   C.急性溶血   D.肺气肿   E.严重循环充血

3. 8 岁患儿,因面部水肿、头痛、头晕就诊,尿液检查:蛋白(++),红细胞 25 个/HP,诊断为急性肾小球肾炎。对其处理应是_____。

    A.给镇痛药   B.适当下床活动,防止血栓形成

    C.给大剂量青霉素   D.低盐、高糖、高蛋白质饮食

    E.无盐、高糖、低蛋白质饮食

4. 患儿因急性肾小球肾炎入院。2 天后尿少、水肿加重,伴呼吸困难,两肺有湿啰音,心律奔马律,肝脏增大,可能并发了_____。

    A.支气管肺炎   B.急性肾衰竭   C.高血压脑病   D.急性心力衰竭   E.电解质紊乱

(5~7 题共用题干)

患儿,9 岁,因眼睑水肿、少尿 3 天入院。精神差,眼睑及面部水肿,指压凹陷不明显。血压 120/90 mmHg,24 小时尿量<400 mL,诊断为急性肾小球肾炎。

5. 该患儿属于_____。

    A.多尿   B.尿频   C.尿急   D.少尿   E.无尿

6. 经治疗两周后,该患儿水肿消退,血压正常,肉眼血尿消失,其活动的强度和范围是_____。

    A.应当绝对卧床休息   B.可恢复正常活动   C.可在室内做轻微活动

    D.可在室内做剧烈活动   E.可恢复正常上学

(7~10 题共用题干)

患儿,女,7 岁,2 周前患急性扁桃体炎已愈,近 3 天来尿量明显减少,尿色似洗肉水,伴有恶心、头痛,入院后测血压 20/14 kPa(150/105 mmHg),眼睑水肿,心肺(—),双下肢轻度水肿。尿常规检查:尿蛋白(+~++),大量红细胞。

7. 该患儿最可能的诊断是_____。

A.肾炎性肾病　　B.单纯性肾病　　　　C.急性肾小球肾炎 D.慢性肾炎　　　　E.急进性肾炎

8. 该患儿目前最可能并发_____。

A.急性肾功能不全　　　　　　B.水、电解质紊乱　　　　　C.高血压脑病

D.心功能衰竭　　　　　　　　E.重度贫血

9. 如果该患儿并发急性肾功能不全,下列哪项不符合?_____

A.严重少尿、尿闭　　　　　　B.暂时性氮质血症　　　　　C.低钾血症

D.头晕、头痛　　　　　　　　E.代谢性酸中毒

10. 护理该患儿时下列哪项措施不妥?_____

A.定期查尿常规　　　　　　　B.严密监测血压变化　　　　C.限制钠、水入量

D.严密观察尿量　　　　　　　E.观察有无脑膜刺激征

第三节　原发性肾病综合征

一、概述

肾病综合征(NS)是一组由多种原因引起的以肾小球基底膜通透性增高为主要病变,导致血浆内大量蛋白质从尿中丢失的临床综合征。临床表现有大量蛋白尿、低蛋白血症、明显水肿和高胆固醇血症,即"三高一低"四大特征。其中,大量蛋白尿和低蛋白血症为必备条件。本病的病因尚未明确,多认为与机体免疫功能异常有关。

1. 分类　肾病综合征分原发性、继发性及先天性三大类,小儿时期绝大多数是原发性肾病综合征,男孩多于女孩。

2. 分型　原发性肾病综合征根据临床表现,又分单纯性肾病和肾炎性肾病两型,临床以单纯性肾病最多见,多在 2～7 岁起病;肾炎性肾病较少,常在 7 岁以后起病。

 护考链接

肾病综合征最根本的病理生理改变是_____。

A.水肿　　　B.高血压　　　C.低蛋白血症　　　D.大量蛋白尿　　　E.高胆固醇血症

二、护理评估

(一) 临床表现

1. 单纯性肾病　常无明显诱因,起病缓慢,水肿是最突出的表现,呈凹陷性,往往是就诊的主要原因。开始于眼睑,逐渐遍及全身,严重时两眼难以睁开,且出现胸水、腹水和阴囊水肿(图 13-2)。病初患儿一般状态尚好,继之出现面色苍白、乏力、食欲不振、易激惹、嗜睡等。

2. 肾炎性肾病　发病年龄多在学龄期,水肿一般不严重,除"三高一低"表现外还有血尿、高血压、氮质血症及补体 C_3 水平降低四项中的一项或多项。

3. 并发症

(1)感染:本病最常见的并发症及引起死亡的主要原因,以上呼吸道感染最多见,感染可使病情加重

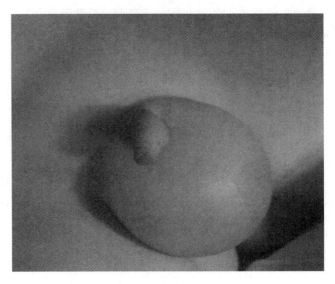

图 13-2 阴囊水肿

或复发。

（2）电解质紊乱：常见低钠、低钾、低钙血症。

（3）血栓形成：以肾静脉血栓最常见，还可出现下肢深静脉血栓、下肢动脉血栓、肺栓塞、脑栓塞等。

（4）低血容量性休克：大量应用利尿剂后易出现。

（二）辅助检查

1. 血液检查 血浆总蛋白及清蛋白明显减少，胆固醇增多，血沉增快。肾炎性肾病者可有血清补体 C_3 减少，有不同程度的肾功能障碍及氮质血症。

2. 尿液检查 蛋白定性多为（＋＋＋～＋＋＋＋），24 小时尿蛋白定量＞50 mg/（kg·d）。肾炎性肾病患儿尿内红细胞可增多。

（三）治疗要点

1. 肾上腺糖皮质激素治疗 常为本病的首选药物，如泼尼松等。

2. 免疫抑制剂治疗 对于复发和激素耐药、依赖的患儿常加用免疫抑制剂，如环磷酰胺。

3. 一般治疗及对症治疗 休息、饮食管理及利尿、抗感染等。

三、护理问题

1. 体液过多 与血浆蛋白减少及钠、水潴留有关。

2. 有感染的危险 与水肿及免疫力低下有关。

3. 营养失调 与蛋白质丢失、消化功能降低致食欲下降有关。

4. 潜在并发症 感染、电解质紊乱、低血容量、血栓形成、急性肾衰竭、肾小管功能障碍。

四、护理措施

1. 协助减轻水肿

（1）适当休息：除重度水肿者需卧床外，一般不必严格限制活动；每天可定时下床轻微活动，既可保持正常的生活规律，也可促进血液循环、防止血栓形成，但要避免劳累过度，以免复发。

（2）调整钠、水入量：重度水肿者应适当限制钠、水摄入，一般不必过分限制。因患儿水肿的主要原因是血浆胶体渗透压下降，限制钠、水的摄入对减轻水肿无明显作用，过分限制易造成电解质紊乱及食欲下降。

（3）评估水肿变化情况：每天测体重1次或观察水肿按压情况，有腹水者每天测腹围1次，同时记录24 小时液体出入量。

（4）遵医嘱用药：常用利尿剂、糖皮质激素、免疫抑制剂、低分子右旋糖酐及清蛋白等，并观察患儿用药前、后尿量及水肿变化情况。

2. 调整饮食

（1）一般不需特别限制饮食，给予易消化的食物，如优质的动物蛋白、少量脂肪、足量碳水化合物及高维生素饮食。

（2）大量蛋白尿期间蛋白质摄入量不宜过多，以控制在每天 $1.5\sim2$ g/kg 为宜，恢复期可适当增加。

（3）用环磷酰胺期间要让患儿多饮水，并同时碱化尿液，防止发生出血性膀胱炎。

（4）脂肪：以植物性脂肪为宜，少食动物性脂肪；同时增加富含可溶性纤维的饮食如燕麦、米糠及豆类等，以控制脂类的吸收。

（5）补充富含钾的食物：因糖皮质激素有排钾作用，长期应用可引起机体缺钾，应鼓励患儿多进食富含钾的食物如香蕉、橘子等。

（6）补充含钙及维生素 D 的食物：大量蛋白尿及使用肾上腺糖皮质激素均可使钙减少，造成缺钙，引起骨质疏松。

3. 预防感染

（1）保护性隔离：有条件者安排单人房间，应与感染性疾病患儿分住。严格执行探视管理制度，拒绝有明显感染的探视者进入病室，病室应定期消毒；此外，还应避免患儿到人多的公共场所。

（2）加强皮肤护理：由于高度水肿，皮肤张力增加，皮下血液循环不良，加之营养不良及使用激素等，皮肤易受损伤并继发感染，应注意保持皮肤清洁、干燥；及时更换内衣，保持床铺清洁、整齐，被褥松软；为患儿提供减轻局部压力的方法，如在外踝、足跟、肘部等受压部位衬棉垫，帮助患儿每 $1\sim2$ 小时翻身一次。阴囊水肿时可用丁字带托起（图 13-3），保持局部干燥，防止皮肤破损。

静脉穿刺要求一次成功，注射后按压局部直至不渗液为止。因严重水肿时皮肤张力较高，注射处易发生渗液引起局部潮湿、糜烂及感染，应尽量少用肌内注射。

4. 观察糖皮质激素的副作用

（1）注意观察血压变化，因糖皮质激素有保钠作用，长期应用可造成水、钠潴留，引起血压升高。每天测血压 $1\sim2$ 次，若发现异常，及时报告医生。

（2）因糖皮质激素可诱发溃疡甚至消化道出血，应注意观察患儿大便颜色，若有黑便，及时报告医生。

（3）注意库欣综合征如满月脸、多毛、向心性肥胖、皮肤紫纹等表现（图 13-4）。

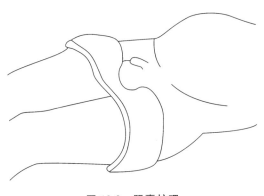

图 13-3 阴囊护理

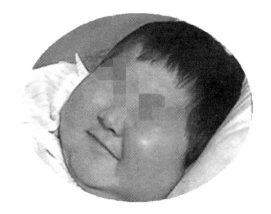

图 13-4 库欣综合征外貌特征

五、健康教育

（1）向患儿家长说明本病病程长，用激素长期治疗可能出现的副作用是暂时的，使患儿及其家长树立信心，配合治疗和护理。

（2）讲解本病患儿活动及饮食要求,说明不能剧烈活动,否则病情可加重或复发;饮食虽不过分限制,但要遵医嘱调整,否则易发生并发症。

（3）讲解如何自我观察并发症的早期表现,如咽部不适(上呼吸道感染)、厌食、乏力(低钠)、肌肉无力及腹胀(低钾)等,早发现、早处理。

（4）出院时指导患儿家长做好家庭护理,强调遵医嘱继续按时服用激素,不可随便停药,需按要求缓慢减量至最后停药;每半个月随访1次,对药物减量方法进行指导,以免造成复发。向患儿及其家长说明感染和劳累是造成复发的主要诱因,讲解预防的注意事项,如避免到人多的公共场所,病情缓解后虽可上学,但不能参加剧烈活动等。另外,应注意患儿预防接种要待停药1年后方可进行,否则可能引起本病复发。

【本节小结】

学习本病的重点是掌握四大临床特点(大量蛋白尿、低蛋白血症、水肿、高胆固醇血症)和治疗首选药物(激素)。护士执业资格考试出题方向也是这两点,因此要重点掌握。

【目标检测】

1.患儿,男,5岁,因"肾病综合征"以肾上腺皮质激素治疗5个月,出现水肿减轻、食欲增加、双下肢疼痛,最应关注的药物副作用是_____。

A.高血压　　　B.骨质疏松　　　C.白细胞减少　　　D.消化道溃疡　　　E.库欣综合征

2.患儿,8岁,因高度水肿,尿蛋白(＋＋＋＋)入院,诊断为肾病综合征,治疗首选_____。

A.青霉素　　　　　　B.肾上腺皮质激素　　　　　　C.环磷酰胺

D.清蛋白　　　　　　E.利尿剂

3.患儿,男,5岁,全身水肿,少尿6天,以"原发性肾病综合征"入院,护士进行健康评估时,最重要的评估内容是_____。

A.饮食情况　　　B.大便情况　　　C.尿量情况　　　D.睡眠情况　　　E.水肿情况

4.患儿,男,6岁,因面部水肿2周,拟诊"肾病综合征"收住院,现患儿阴囊皮肤薄而透明,水肿明显,对其处理应是_____。

A.绝对卧床休息　　　　　　B.高蛋白质饮食　　　　　　C.严格限制水的入量

D.保持床铺清洁、柔软　　　　　　E.用丁字带托起阴囊,并保持干燥

（5、6共用题干）

患儿,男,8岁,双眼睑水肿、少尿3天,以肾病综合征收入院。查体:双下肢水肿明显。实验室检查:血浆清蛋白27 g/L,尿蛋白定性(＋＋＋)。

5.目前患儿最主要的护理问题是_____。

A.焦虑　　　　　　B.知识缺乏　　　　　　C.体液过多

D.有感染的危险　　　　　　E.有皮肤完整性受损的危险

6.最常见的并发症是_____。

A.感染　　　B.电解质紊乱　　　C.血栓形成　　　D.急性肾衰竭　　　E.生长延迟

第四节　泌尿道感染

一、概述

泌尿道感染是指病原体直接侵入尿路,在尿液中生长繁殖,并侵犯尿路黏膜或组织而引起损伤。本

病可发生于任何年龄,2 岁以下小儿发生率较高,女孩多于男孩。

1. 分类　上尿路感染(肾盂肾炎);下尿路感染(膀胱炎和尿道炎)。因小儿时期炎症很少局限于某一部位,故统称为泌尿道感染。

2. 病原体　侵犯尿路的病原体有多种,但以细菌感染为多,绝大多数是革兰阴性杆菌,其中以大肠埃希菌最为多见。

3. 感染途径　多为上行感染,也有经血行、淋巴或直接蔓延感染者,有泌尿道畸形者易反复感染。

二、护理评估

(一) 临床表现

1. 急性泌尿道

(1) 新生儿:临床表现极不典型,多以全身症状为主,如发热或体温不升、面色苍白、不吃、呕吐等,症状轻重不一,可为无症状性菌尿或呈严重的败血症表现。

(2) 婴幼儿:临床表现也不典型,常以发热最突出。部分患儿可有膀胱刺激征如尿线中断、排尿哭闹、夜间遗尿等,还可出现尿布有臭味和顽固性尿布皮炎。

(3) 年长儿:表现与成人相似,下尿路感染以膀胱刺激症状如尿频、尿急、尿痛为主,全身症状轻微。上尿路感染多有发热、寒战、腰痛、肾区叩击痛及肋脊角压痛等。

2. 慢性泌尿道感染　病程在 6 个月以上,或反复发作。主要是间歇出现上述表现,反复发作者可有贫血、发育迟缓、重症者肾实质损害,出现肾衰竭及高血压。

(二) 辅助检查

1. 尿常规检查　取清洁中段尿离心后镜检,白细胞≥10 个/HP,即可怀疑为泌尿道感染;有时脓细胞成堆或有白细胞管型。膀胱炎者可有较多红细胞。

2. 尿细菌学检查　尿细菌培养及菌落计数时取中段尿培养,菌落计数超过 10^5/mL 可确诊,菌落计数在 $10^4 \sim 10^5$/mL 可疑,菌落计数少于 10^4/mL 为污染。

3. 肾功能　慢性感染者可有不同程度损伤,以尿浓缩功能受损为主,尿比重低、量多,晚期出现血尿、尿素氮及肌酐水平升高。

护考链接

1. 急性肾盂肾炎患者取中段尿进行细菌培养,有诊断意义的结果是_____。

A. 细菌数大于 10^4/mL　　　　　　B. 细菌数大于 10^5/mL

C. 细菌数大于 10^2/mL　　　　　　D. 细菌数小于 10^5/mL

E. 细菌数在 $10^2 \sim 10^5$/mL

2. 判断泌尿道感染的主要检查是_____。

A. CT　　　　B. 尿常规　　　　C. 血常规　　　　D. 中段尿培养　　　　E. B 超

(三) 治疗要点

治疗关键是去除病因、控制感染、缓解症状、防止复发和保护肾功能。主要使用有效抗菌药,如为上行感染,首选磺胺类药;全身症状重或血行感染时多选用青霉素类、氨基糖苷类或头孢菌素类等,疗程共 10~14 天。开始治疗后应连续 3 天行尿细菌培养,若 24 小时后尿培养阴性,表示所用药物有效,否则应按尿培养药敏试验的结果调整用药。停药 1 周后再做尿培养 1 次。

三、护理问题

1. 体温过高　与感染有关。

2. 排尿障碍 与泌尿道炎症刺激有关。

四、护理措施

（1）急性期应注意休息，鼓励多饮水，增加尿量以冲洗尿路，减少细菌在尿道的停留时间，并促进细菌毒素和炎症分泌物排出。给予易消化、富营养的流质或半流质饮食，对于高热者给予物理降温。

（2）遵医嘱取尿培养标本时，要无菌操作，无论男孩、女孩，均先用肥皂将外阴清洗干净，然后用0.1%的苯扎溴铵冲洗2次方可取尿。若30分钟未留到尿液，需再次消毒。

五、健康教育

特别强调勤换尿布，尿布用开水烫洗、晒干。便后清洗臀部时要自前向后擦洗，以减少尿道口的污染。每天冲洗会阴部1～2次，保持会阴部清洁、干燥。指导患儿家长配合取尿，解释取中段尿培养时洗净外阴并消毒的目的是防止细菌污染尿液而干扰检查结果。

介绍本病的预防要点，如加强营养、增强体质、保持会阴部清洁、尽早穿合裆裤等。出院时对患儿及其家长说明出院后随访时间和次数：一般急性感染患者治疗疗程结束后每月随访1次，做中段尿培养，连续3个月，如无复发，可认为治愈；反复发作者每3～6个月复查1次，共2年或更长时间。

【本节小结】

本节重点是掌握泌尿道感染的致病菌、典型临床表现、实验室检查及取尿培养标本的要求，护士执业资格考试一般也从这几个方面出题。

【目标检测】

1. 下列对泌尿道感染患者的健康教育中，错误的是_____。

A. 鼓励患者多饮水　　　　B. 长期预防性服用抗生素　　　　C. 及时治疗尿路结石

D. 及时治疗尿路损伤　　　　E. 保持会阴部清洁

2. 小儿泌尿道感染最常见的途径是_____。

A. 血源性传染　　　　B. 淋巴感染　　　　C. 上行感染

D. 邻近组织蔓延　　　　E. 胎盘垂直传播

3. 下列选项中不是预防小儿泌尿道感染措施的是_____。

A. 婴幼儿的尿布应用阳光暴晒或开水烫洗、晒干

B. 便后擦拭的顺序为由前向后

C. 及时处理男孩的包茎、女孩的处女膜伞

D. 婴幼儿穿开裆裤，应自己控制排尿

E. 减少导尿或泌尿道器械检查

4. 泌尿道感染最常见的致病菌是_____。

A. 克雷伯杆菌　　　　B. 大肠埃希菌　　　　C. 变形杆菌

D. 金黄色葡萄球菌　　　　E. A组β-溶血性链球菌

【目标检测答案】

第一节：1. E　2. B

第二节：1. C　2. E　3. D　4. D　5. D　6. C　7. C　8. C　9. C　10. E

第三节：1. B　2. B　3. E　4. E　5. C　6. A

第四节：1. B　2. C　3. D　4. B

第十四章 神经系统疾病患儿的护理

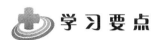

扫码看课件

通过本章的学习,熟悉神经反射检查,了解脑、脊髓、脑脊液的特点;掌握化脓性脑膜炎和病毒性脑膜炎、脑炎的护理评估、护理问题和护理措施,熟悉其病因、感染途径和健康教育。

第一节 小儿神经系统解剖、生理特点

一、脑、脊髓

(一)脑

脑是中枢神经系统的核心,小儿脑的发育是一个连续动态的成熟过程。出生时脑皮质细胞数已与成人相同,以后随着年龄的增长,主要是细胞体积增大和突触增多,功能逐渐成熟和复杂。新生儿大脑重量约370 g,占体重的10%~12%;3岁时脑细胞的分化基本完成,8岁时已与成人无明显区别。

脑神经髓鞘出生后3个月形成,周围神经髓鞘3岁后形成,故婴幼儿在接受外来刺激时易于泛化,表现出肌肉张力较高,常出现无意识的手足徐动;遇强刺激时易发生昏睡或惊厥。

(二)脊髓

出生时脊髓末端位于第3、4腰椎水平,4岁时上移到第1、2腰椎之间,故给婴幼儿做腰椎穿刺时位置要低(第4、5腰椎间隙,图14-1),以免损伤脊神经,4岁以后同成人。

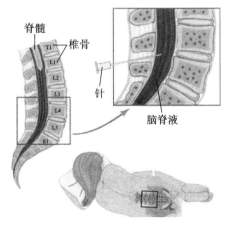

图 14-1 小儿腰椎穿刺部位

二、脑脊液

新生儿脑脊液(CSF)量少(约 50 mL),压力低,抽取脑脊液较困难,以后随着年龄的增长和脑室的发育逐渐增多,压力渐升。正常脑脊液外观透明,细胞数不超过 $10\times10^6/L$(新生儿可达 $20\times10^6/L$),糖含量 2.8~4.5 mmol/L,氯化物 117~127 mmol/L,蛋白质不超过 400 mg/L。

三、神经反射

1. 出生时已存在的永久反射　角膜反射、结膜反射、瞳孔反射、咽反射及吞咽反射等。这些反射减弱或消失提示神经系统有病变。

2. 出生时存在而以后逐渐消失的反射　出生后最初数月婴儿存在许多暂时性反射(原始反射),若这些反射出生后缺乏或短期存在后又消失或到消失时间仍存在则为异常(表 14-1)。

表 14-1　正常小儿暂时性反射的出现和消失年龄

反射	出现年龄	消失年龄
拥抱反射	初生	3~6 个月
吸吮反射	初生	4~7 个月
觅食反射	初生	4~7 个月
握持反射	初生	3~4 个月
迈步反射	初生	2 个月
颈拨正反射	初生	6 个月
颈肢反射	2 个月	6 个月

3. 出生时不存在而以后逐渐出现的永久反射　腹壁反射、提睾反射及各种腱反射等,若这些反射该出现时引不出或减弱则为异常。

4. 病理反射　有些病理反射如巴宾斯基征 2 岁以内可呈现双侧征阳性,若该反射恒定不对称或 2 岁后继续阳性,提示锥体束损害。布鲁津斯基征、凯尔尼格征在新生儿期可为弱阳性。

护考链接

1. 小儿脑脊液检查时,腰椎穿刺部位往往是_____。
A. 第 1、2 腰椎间隙　　　　　　B. 第 2、3 腰椎间隙
C. 第 3、4 腰椎间隙　　　　　　D. 第 4、5 腰椎间隙
E. 以上均不对
2. 下列不属于原始反射的是_____。
A. 吸吮反射　　B. 握持反射　　C. 颈肢反射　　D. 腹壁反射　　E. 拥抱反射
3. 下列反射出生后出现并永不消失的是_____。
A. 吸吮反射　　B. 握持反射　　C. 角膜反射　　D. 腹壁反射　　E. 拥抱反射

【本节小结】
脑脊液外观、神经反射是重点,特别是原始反射,常为护士执业资格考试出题点,应引起注意。
【目标检测】
1. 新生儿出生时存在,以后逐渐消失的神经反射是_____。
A. 角膜反射　　B. 拥抱反射　　C. 结膜反射　　D. 瞳孔反射　　E. 吞咽反射
2. 小儿出生时脊髓的末端位于_____。

A. 第 1 腰椎水平　　　　　　B. 第 2 腰椎水平　　　　　　C. 第 3 腰椎水平

D. 第 4 腰椎水平　　　　　　E. 第 5 腰椎水平

3. 婴幼儿腰椎穿刺部位是_____。

A. 第 1、2 腰椎间隙　　　　　B. 第 2、3 腰椎间隙　　　　　C. 第 3、4 腰椎间隙

D. 与成人相同　　　　　　　E. 以上均不对

第二节　化脓性脑膜炎

一、概述

化脓性脑膜炎是各种化脓性细菌感染引起的脑膜炎症，部分患者病变累及脑实质。可出现在任何季节，特别是冬季。多见于婴幼儿。本病的死亡率为 5％～15％，部分患儿可留有神经系统后遗症。

（一）病原体

（1）新生儿及 2 个月以下的小婴儿，致病菌多为革兰阴性杆菌和金黄色葡萄球菌，最常见的是大肠埃希菌。

（2）3 个月至 3 岁小儿多由流感嗜血杆菌引起。

（3）年长儿由脑膜炎奈瑟菌、肺炎链球菌引起的化脓性脑膜炎最为常见。

护考链接

1. 2 个月以下小婴儿化脓性脑膜炎最常见的病原体是_____。

A. 水痘病毒　　　　　　　　B. 肺炎双球菌　　　　　　　C. 大肠埃希菌

D. 溶血性链球菌　　　　　　E. 流感嗜血杆菌

2. 年长儿化脓性脑膜炎最常见的细菌是_____。

A. 肺炎链球菌　　　　　　　B. 大肠埃希菌　　　　　　　C. 金黄色葡萄球菌

D. 溶血性链球菌　　　　　　E. 绿脓杆菌

3. 2 岁小儿化脓性脑膜炎常由以下哪个病原体引起？_____

A. 肺炎链球菌　　　　　　　B. 大肠埃希菌　　　　　　　C. 金黄色葡萄球菌

D. 溶血性链球菌　　　　　　E. 流感嗜血杆菌

（二）感染途径

致病菌可通过多种途径侵入脑膜，多经呼吸道；新生儿的皮肤、胃肠道黏膜或脐部也常是感染的门户；当小儿防御功能降低时，细菌通过血行传播；此外，细菌还可从其他途径如中耳（中耳炎）、颅骨（颅骨骨折）、皮肤窦道等直接侵入。

二、护理评估

（一）临床表现

1. 典型表现

（1）全身中毒症状：发热，意识逐渐改变，烦躁或精神萎靡、嗜睡直至惊厥、昏迷。

（2）颅内压增高：剧烈头痛,喷射性呕吐,婴儿可有前囟饱满或紧张、隆起,头围增大等。严重者发生脑疝,出现呼吸不规则、突然意识障碍加重、双侧瞳孔不等大、对光反应迟钝等。

（3）脑膜刺激征：颈项强直、布鲁津斯基征阳性、凯尔尼格征阳性,以颈项强直最常见。

2. 非典型表现　3个月以下患儿起病隐匿,常因缺乏典型的症状和体征而被忽略,主要差异为如下几个方面。

（1）体温升高或降低或不发热,甚至体温不升。

（2）颅内压增高表现可不明显,可能仅有吐奶、尖叫、前囟饱满或颅骨缝裂开。

（3）惊厥可不典型,如仅见面部、肢体局灶或多灶性抽动、局部或全身性肌阵挛。

（4）脑膜刺激征不明显。

脑膜炎球菌和流感嗜血杆菌引起的化脓性脑膜炎有时伴有关节痛。

3. 并发症　硬脑膜下积液、脑积水(图 14-2)、脑性低钠血症、脑室管膜炎及脑实质或脑神经损伤如肢体瘫痪、眼球运动障碍、耳聋、失明、面瘫等。

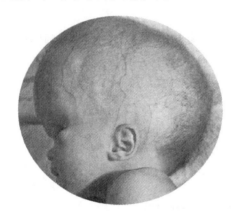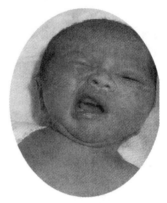

图 14-2　脑积水、面瘫

护考链接

1. 化脓性脑膜炎的最常见并发症是_____。

A. 脑积水　　　B. 脑脓肿　　　　　C. 硬脑膜下积液

D. 偏瘫　　　　E. 亚急性硬化性全脑炎

2. 患儿,2岁,化脓性脑膜炎。入院后出现意识不清,呼吸不规则,两侧瞳孔不等大,对光反射迟钝。该患儿可能出现的并发症是_____。

A. 脑疝　　　　B. 脑脓肿　　　　　C. 脑积水

D. 脑室管膜炎　E. 颅神经损伤

（二）辅助检查

1. 血常规　白细胞明显增多,可达$(20\sim40)\times10^9/L$,以中性粒细胞为主。

2. 头颅CT　可确定脑水肿、脑膜炎、脑室扩大、硬脑膜下积液等病理改变。

3. 脑脊液检查　外观混浊,压力升高;白细胞显著增多,$\geq1000\times10^6/L$,但有 20% 的病例可能在 $250\times10^6/L$ 以下;以中性粒细胞为主;糖含量明显降低;蛋白质显著增多;涂片或细菌培养可找到致病菌。不同病原体感染所致脑膜炎的脑脊液的鉴别见表 14-2。

表 14-2　不同病原体所致脑膜炎的脑脊液的鉴别

类型	外观	压力/kPa	白细胞数/(×10⁶/L)	蛋白质含量/(g/L)	糖含量/(mmol/L)	氯化物/(mmol/L)	其他
正常	清亮透明	正常	0~10 婴儿 0~20	0.2~0.4 新生儿 0.2~1.2	2.8~4.4 婴儿 3.9~5.0	118~128	
化脓性脑膜炎	混浊、脓性（似米汤样）	增高	数百至数千，以中性粒细胞为主	显著增高	明显降低	降低	培养可见致病菌
结核性脑膜炎	微混（毛玻璃样）	增高	数十至数百（<500），以淋巴细胞为主	明显增高	明显降低	降低	通过抗酸染色或培养找结核杆菌
病毒性脑膜炎	清亮或微混	正常或轻度增高	正常至数百	正常和稍增高	正常	正常	病毒抗体阳性
隐球菌性脑膜炎	微混	增高	数十至数百，以淋巴细胞为主	增高或明显增高	明显降低	降低	通过墨汁染色和培养找隐球菌

护考链接

1. 确诊化脓性脑膜炎的主要依据是_____。
A. 病史   B. 临床表现   C. 脑脊液病原学检查
D. 脑超声波检查   E. 头部 CT

2. 典型的化脓性脑膜炎脑脊液改变是_____。
A. 细胞数增高、蛋白质含量增高、糖含量增高
B. 细胞数增高、蛋白质含量增高、糖含量正常
C. 细胞数增高、蛋白质含量正常、糖含量增高
D. 细胞数正常、蛋白质含量增高、糖含量下降
E. 细胞数增高、蛋白质含量增高、糖含量下降

3. 化脓性脑膜炎的脑脊液与结核性脑膜炎的脑脊液最主要的不同点是_____。
A. 细胞数增高   B. 蛋白质含量增高   C. 糖含量降低
D. 外观混浊甚至呈脓样   E. 可以检出细菌

（三）治疗要点

1. 抗生素治疗　化脓性脑膜炎预后严重,应力求用药 24 小时内杀灭脑脊液中的致病菌,故应选择敏感、可通过血脑屏障及毒性低的抗生素,急性期要静脉用药,做到联合、早期、足量、足疗程。对明确诊断而致病菌尚不详者,目前主张选用第三代头孢菌素,如头孢曲松或头孢噻肟,疗效不理想时可联合使用万古霉素。病原体明确后可按照药物敏感试验的结果选用敏感的抗生素。

抗生素治疗的疗程依病原体种类而定:对于肺炎链球菌、流感嗜血杆菌脑膜炎,应经静脉点滴给药 10~14 天;脑膜炎球菌用药 7 天;金黄色葡萄球菌和革兰阴性杆菌疗程应在 21 天以上。有并发症者应适当延长给药时间。

2. 肾上腺糖皮质激素治疗 肾上腺糖皮质激素对多种炎症因子的产生有抑制作用,还可降低血管通透性,减轻脑水肿和颅内高压。一般选用地塞米松,连续 2～3 天。

3. 并发症治疗

(1) 硬脑膜下积液:对于少量积液,无须处理。积液量多且引起颅内高压时,采取硬膜下反复穿刺将积液放出的方法(放液量每次每侧 15 mL 以内),大多数患儿的积液逐渐减少而治愈。

(2) 脑室管膜炎:采取侧脑室穿刺引流以缓解症状,同时应用适宜抗生素行脑室内注入。

(3) 脑积水:主要依赖手术治疗。可行正中孔粘连松解、导水管扩张及脑脊液分流手术进行治疗。

4. 对症及支持治疗 密切观察生命体征、意识、瞳孔等变化;及时处理颅内高压以及高热、惊厥等情况;保证能量摄入,适当限制液体入量;维持水、电解质及酸碱平衡。

三、护理问题

1. 潜在并发症 硬脑膜下积液、脑室管膜炎、脑积水、脑疝。

2. 体温过高 与细菌感染有关。

3. 有受伤的危险 与抽搐有关。

四、护理措施

1. 协助降低颅内压

(1) 防止颅内压增高:保持病室安静、清洁、空气新鲜,室温 18～20 ℃,湿度 50％～60％。避免光线刺激,让患儿采取舒适体位,侧卧位并将床头轻轻抬高 15°～30°,以减轻头部疼痛。各种操作最好集中进行,避免多次刺激。

(2) 遵医嘱用药:用甘露醇降颅压,静脉推注时不能漏到血管外,以免引起局部刺激和水肿。由于本病静脉给药疗程较长,必须有计划地选择和保护静脉,保证药物按时、准确输入。

(3) 密切观察病情变化:密切观察患儿的生命体征及面色、神志、瞳孔、囟门等变化,及早采取应对措施。如出现呼吸节律深而慢或不规则、瞳孔忽大忽小或两侧不等大、对光反应迟钝、血压升高等,及时报告医生,警惕脑疝的发生。

案例分析

患儿,男,2 岁,诊断为化脓性脑膜炎,经抗生素治疗仍高热不退,反复惊厥,呼吸节律不整,前囟隆起,张力明显增高,以下处理中哪项不当? _____

A. 物理降温 　　　　　　　　　　B. 立即腰椎穿刺放脑脊液

C. 地西泮缓慢静脉注射 　　　　　D. 地塞米松静脉注射

E. 甘露醇静脉注射

2. 维持正常体温 高热患儿应卧床休息,并及时监测体温,必要时给予物理降温或药物降温,如使用冰袋或对乙酰氨基酚等,以减少大脑耗氧量,防止发生惊厥。

3. 加强安全保护 惊厥发作时,将患儿头偏向一侧,保护口腔以免舌咬伤,拉好床挡,避免躁动及惊厥时受伤或坠床。保持呼吸道通畅,及时清理呕吐物,避免窒息,必要时应给予镇静剂。

五、健康教育

(1) 指导昏迷患儿家长观察呼吸、脉搏、神志等情况,讲解并示范帮助患儿翻身、清洁皮肤、清理口腔和鼻腔分泌物及鼻饲的操作,让患儿家长能协助患儿做好生活护理。

(2) 需做腰椎穿刺的患儿,在穿刺前先向其家长说明检查脑脊液的目的,强调检查的必要性和安全性,消除恐惧心理以取得患儿及其家长的配合。穿刺后嘱患儿家长让患儿去枕平卧 6 小时,以防头痛发生。向并发硬脑膜下积液的患儿家长解释穿刺放液的目的及安全性,以免患儿家长过度紧张,强调穿刺后用无菌纱布覆盖穿刺部位以防感染,让患儿平卧 1 小时,同时观察术后反应。

(3)出院时指导患儿家长继续观察患儿是否发生并发症及后遗症,如每天测婴儿头围 1 次,观察前囟紧张度,判断是否发生脑积水;通过"游戏"的方式观察患儿的反应和肢体活动情况,及时发现有无肢体瘫痪、智力障碍等,以便及早处理。指导、示范瘫痪患儿家长协助患儿进行肢体运动功能锻炼的方法;讲解护理注意事项,如每 2～3 小时翻身 1 次、做肢体按摩和被动运动等,并指导进一步治疗。

【本节小结】

本病是护士执业资格考试神经系统考点之一,应高度重视。通过对近年考题的研究,发现其出题方向大致如下。

(1)病原体。

(2)脑脊液。

(3)常见并发症。

(4)护理措施侧重于颅内压增高的护理。

【目标检测】

1. 患儿,3 岁,考虑是化脓性脑膜炎。化脓性脑膜炎的脑脊液与结核性脑膜炎的脑脊液最主要的不同点是_____。

A. 细胞数增高　　　　　　　　B. 蛋白质含量增高　　　　　　　　C. 糖含量降低

D. 外观混浊甚至脓样　　　　　　E. 可以检出细菌

2. 对化脓性脑膜炎患儿的处理,正确的是_____。

A. 保持安静,头侧位以防窒息　　　　B. 硬脑膜下穿刺时应侧卧位,固定头部

C. 重症患儿输液速度宜快,防止休克　　D. 颅内压高时应适量放出脑脊液

E. 硬脑膜下积液者可穿刺放液,每次不少于 30 mL

3. 患儿,女,3 个月。因发热 2 天,抽搐 1 天入院。体温 39.3 ℃,出现抽搐并伴有喷射性呕吐。体检:前囟饱满,双侧瞳孔反射不对称。脑膜刺激征阳性。实验室检查:白细胞 $2000 \times 10^6/L$,以中性粒细胞为主,该患儿可能的诊断为_____。

A. 高热惊厥　　B. 电解质紊乱　　C. 低钙惊厥　　　D. 癫痫发作　　　E. 化脓性脑膜炎

(4、5 题共用题干)

患儿,7 个月,发热、咳嗽 5 天,近 2 天出现呕吐,3 次/天,呈喷射性,惊厥 2 次,曾肌内注射青霉素 5 天,接种过卡介苗。查体:嗜睡,前囟饱满,颈无抵抗感。脑脊液:外观混浊,白细胞 $800 \times 10^6/L$,中性粒细胞 50%,蛋白质 2 g/L,糖 1.2 mmol/L。

4. 此患儿最可能的诊断是_____。

A. 中毒性脑病　　B. 病毒性脑炎　　C. 结核性脑膜炎　　D. 化脓性脑膜炎　　E. 高热惊厥

5. 为明确诊断,应做哪项检查?_____

A. 胸片　　　　B. 脑脊液检查　　　C. 脑电图　　　　D. 血培养　　　　E. 头部 CT

第三节　病毒性脑膜炎、脑炎

一、概述

病毒性脑膜炎、脑炎是指由多种病毒引起的颅内急性炎症。若病变主要累及脑膜,临床表现为病毒

性脑膜炎;如病变主要影响大脑实质,则以病毒性脑炎为临床特征。解剖上两者相邻近,若脑膜和脑实质同时受累,则称为病毒性脑膜脑炎。

多种病毒均可引起,但80%为肠道病毒如柯萨奇病毒、埃可病毒,其次为单纯疱疹病毒、腮腺炎病毒和虫媒病毒。本病多为散发,暴发流行罕见,大多数患者病程呈自限性。

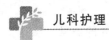

护考链接

患儿,女,9岁。患病毒性脑膜脑炎入院,入院当天患儿突然出现全身抽搐,喷射性呕吐,口腔及气管内有大量呕吐物,护士应立即采取的措施是_____。

A. 给予氧气吸入　　　　　　　　B. 约束四肢,制止抽搐

C. 吸引器吸出呼吸道内异物　　　D. 应用镇静药物,控制抽搐

E. 开通静脉通道,应用脱水药物

二、护理评估

(一)临床表现

病情轻重差异很大,取决于脑膜或脑实质受累的相对程度。一般来说,病毒性脑炎的临床经过较脑膜炎严重。

1. 病毒性脑膜炎　急性起病,病前多有上呼吸道或消化道感染史,主要表现为发热、恶心、呕吐、软弱、嗜睡。婴儿常有烦躁不安,易激惹,一般很少有严重意识障碍、惊厥。年长儿诉头痛,脑膜刺激征阳性。但无局限性神经系统体征。病程多在2周内。

2. 病毒性脑炎　主要表现为发热、惊厥、意识障碍及颅内压增高。一般病程2~3周,多数病例可完全恢复,少数患儿可留有后遗症,如听力障碍、癫痫、肢体瘫痪及不同程度的智力低下等。

(1)前驱症状:全身感染症状如发热、头痛、呕吐、腹泻等。

(2)中枢神经系统表现。

①惊厥:多表现为全身性发作,反复发作,严重者可呈惊厥持续状态。

②意识障碍:轻者反应淡漠、迟钝、嗜睡或烦躁,重者谵妄、昏迷。

③颅内压增高:头痛、呕吐,婴儿前囟饱满,严重者发生脑疝。

④运动功能障碍:根据受损部位不同,可出现偏瘫、单瘫、不自主运动、面瘫、吞咽障碍等。

⑤精神情绪:病变累及额叶底部、颞叶边缘系统,可发生幻觉、失语、躁狂、定向力及记忆力障碍等。

(二)辅助检查

1. 脑脊液检查　外观清亮,压力正常或增加。白细胞总数正常或轻度增多,早期以多核细胞为主,后期以淋巴细胞为主。糖和氯化物含量在正常范围,蛋白质含量轻度升高。

2. 病毒学检查　部分患儿取脑脊液进行病毒分离及特异性抗体检测均为阳性。

3. 脑电图　以弥漫性或局限性异常慢波为特征,某些患儿也可正常。

4. 神经影像学检查　MRI显示病变比CT更有优势。

(三)治疗要点

本病无特异性治疗。以支持、对症治疗为主。注意卧床休息,供给充足的营养,控制惊厥、脑水肿、颅内压增高等。阿昔洛韦为高效广谱抗病毒药,可阻止病毒DNA的合成,是治疗单纯疱疹病毒、水痘-带状疱疹病毒的首选药物。也可给予胞磷胆碱、维生素B$_6$、维生素E、泛酸等促进脑细胞代谢的药物。

三、护理问题

1. 体温过高　与病毒血症有关。

2. 躯体活动障碍　与昏迷、瘫痪有关。

3. 潜在并发症　颅内压增高。

四、护理措施

1. 维持正常体温　保持安静及适宜的温、湿度,舒适体位,避免光线过强。监测体温,观察热型及伴随症状,高热时给予降温处理。

2. 降低颅内压　见本章第二节相关内容。

3. 积极促进功能恢复

(1) 细心的生活护理:创造良好的环境,给有幻觉、定向力障碍的患儿提供保护性照顾。昏迷患儿保持侧卧位,定时翻身及按摩皮肤,以促进血液循环,防止出现压疮。帮助患儿翻身,并轻拍背部,促其排痰,减少坠积性肺炎的发生。

(2) 肢体功能恢复:保持肢体呈功能位置,病情稳定后及早帮助患儿进行肢体的被动或主动功能锻炼。在改变锻炼方式时应注意循序渐进,加强指导,及时给予帮助和鼓励。

(3) 遵医嘱给予抗病毒、降颅压、促进脑代谢等药物。

案例分析

患儿,男,4岁,以病毒性脑膜脑炎入院,经积极治疗。除右侧肢体仍活动不利外,其他临床症状明显好转,家长要求回家休养,护士为其进行出院指导,不妥的是_____。

A. 给予高热量、高蛋白质、高维生素饮食　　B. 患侧肢体保持功能位,尽量减少活动

C. 指导用药的注意事项　　D. 保持患儿心情舒畅

E. 指导定期随访

五、健康教育

向患儿及其家长介绍病情、治疗及预后情况,说明本病大多在几周内可以恢复,帮助患儿树立战胜疾病的信心。可出现后遗症,如偏瘫、幻觉、失语、学习障碍和癫痫发作等,一般年龄越小,病情越严重。强调注意个人卫生,饭前、便后、打喷嚏和咳嗽后用肥皂洗手。注意避免蚊子叮咬,夏天尽量让小儿在室内活动,如有外出,应使用防蚊虫叮咬的制剂喷洒暴露的皮肤,以防发生本病。

【本节小结】

临床表现与化脓性脑膜炎相似,重点要记得脑脊液的鉴别。护士执业资格考试对脑脊液的考查较多。

【目标检测】

1. 小儿病毒性脑炎最常见的病原体是_____。

A. 肠道病毒　　　B. 虫媒病毒　　　C. 疱疹病毒　　　D. 腮腺炎病毒　　　E. 副流感病毒

2. 病毒性脑膜炎患儿的脑脊液检查结果中可出现_____。

A. 外现混浊　　　B. 压力降低　　　C. 细胞数减少　　　D. 蛋白质含量正常

E. 糖和氯化物含量正常

3. 关于病毒性脑膜脑炎患儿的护理措施,错误的是_____。

A. 保持患儿呼吸道通畅

B. 给予清淡、易消化的食物

C. 昏迷的患儿应取平卧位,头偏向一侧,抬高床头 40°

D. 对高热患儿进行物理降温

E. 及早对患儿进行功能康复训练

4. 预防病毒性脑炎的重要措施是_____。

A. 流行季节少去公共场所　　　　B. 搞好环境卫生,加强卫生宣教

C. 体格锻炼,增强体质　　　　　D. 肌内注射丙种球蛋白

E. 注射减毒病毒活疫苗

【目标检测答案】

第一节:1. B　2. B　3. E

第二节:1. D　2. C　3. E　4. D　5. B

第三节:1. A　2. E　3. C　4. C

第十五章　传染病患儿的护理

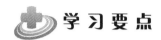

扫码看课件

由于小儿机体抵抗力低,传染病易发生,特别是出疹性疾病。通过本章的学习,掌握麻疹、水痘、猩红热、流行性腮腺炎、中毒性细菌性痢疾、手足口病的护理评估、护理问题、护理措施,熟悉其病原学、流行病学和健康教育。

第一节　麻　　疹

一、概述

麻疹是由麻疹病毒感染所致的具有高度传染性的急性出疹性呼吸道传染病。临床以发热、上呼吸道感染(咳嗽、流涕)、结膜炎、口腔麻疹黏膜斑(又称柯氏斑)及全身皮肤特殊斑丘疹及疹退后遗留色素沉着伴糠麸样脱屑为特征。任何季节均可发病,以冬春季节多见。好发于6个月至5岁的小儿。

自麻疹疫苗普遍接种以来,发病的周期性消失,发病年龄后移,青少年及成人发病率相对上升,育龄期妇女患麻疹增多,导致先天性麻疹和新生儿麻疹发病率上升。病后大多可获得终生免疫。

1. 病原体　麻疹病毒为 RNA 病毒,属副黏病毒科,呈圆颗粒状,抗原性稳定。病毒不耐热,对日光和消毒剂均敏感,但在低温下能长期存活。

2. 传染源　麻疹患者是唯一的传染源。病毒存在于前驱期和出疹期患儿的眼结膜、口、咽及气管等分泌物中。该病传染性极强,人群普遍易感,易感者接触后 90% 以上发病,但病后能获终生免疫。患儿自出疹前、后 5 天均有传染性,如合并肺炎,传染性可延长至出疹后 10 天。

3. 传播途径　飞沫经呼吸道吸入为主要传播途径,污染的生活用品、玩具、衣服等有可能间接地传播麻疹病毒。

二、护理评估

(一) 临床表现

1. 潜伏期　大多为 6~18 天,平均为 10 天左右。在潜伏期末可有轻度发热、精神差、全身不适等。

2. 前驱期　也称出疹前期,一般为 3~4 天。主要表现有发热、上呼吸道感染和麻疹黏膜斑。

(1) 发热:首发症状,热型不一,多为中度以上发热。发热同时出现咳嗽、流涕、打喷嚏、咽部充血等卡他症状,眼结膜充血、流泪、畏光及眼睑水肿是本病的特点。

（2）麻疹黏膜斑：麻疹早期的特异性体征。在出疹前24～48小时，在下臼齿相对应的颊黏膜上可出现直径0.5～1.0 mm大小的灰白色小点，周围有红晕（出疹后1～2天逐渐消失）。同时常伴有精神萎靡、食欲下降、呕吐及腹泻等（图15-1）。

3. 出疹期 皮疹多在发热3天后按一定顺序出现。皮疹初见耳后发际，2～3天渐延及面部、颈部、躯干、四肢，最后达手掌与足底，2～5天遍及全身。皮疹呈充血性，开始为淡红色的斑丘疹，压之褪色，直径2～4 mm，散在分布，痒，疹间皮肤正常。出疹高峰期皮疹增多，部分融合，呈暗红色。此时全身中毒症状加重，高热（体温可达40～40.5℃）、精神萎靡、嗜睡，重者有谵妄、抽搐，咳嗽加剧，肺部可闻及湿啰音（图15-2）。

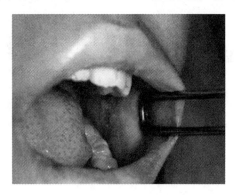

图15-1　麻疹黏膜斑

图15-2　麻疹

4. 恢复期 若无并发症，出疹3天后发热开始减退。皮疹按出疹顺序消退，并有米糠样脱屑及棕褐色色素沉着，一般7天后消退。

5. 并发症 肺炎（最常见）、喉炎、中耳炎、气管及支气管炎、心肌炎、脑炎、营养不良和维生素A缺乏，并可使原有的结核病恶化。

护考链接

关于麻疹的叙述，以下哪项不正确？_____
A. 麻疹患者是唯一的传染源
B. 只通过呼吸道传染
C. 凡未患过麻疹或未接种过麻疹疫苗者均为易感者
D. 感染后可终生免疫
E. 潜伏期末2天至出疹后5天有传染性

（二）麻疹与其他出疹性传染病相鉴别

麻疹与其他出疹性传染病相鉴别见表15-1。

表15-1　出疹性传染病鉴别表

疾病	病原体	临床特征	皮疹特点	发热与皮疹关系
麻疹	麻疹病毒	发热、咳嗽、畏光、卡他，有结膜炎，出疹前24～48小时口腔出现麻疹黏膜斑	红色斑丘疹，自耳后发际→面部→颈→躯干→四肢，退疹后有色素沉着及米糠样脱屑	发热3～4天出疹，出疹期热更高，热退疹渐退
风疹	风疹病毒	全身症状轻，耳后、枕部淋巴结肿大并触痛	淡红色斑丘疹，面颈部→躯干→四肢，2～3天消退，无色素沉着及脱屑	发热后半天至1天出疹

续表

疾病	病原体	临床特征	皮疹特点	发热与皮疹关系
幼儿急疹	人疱疹病毒6型	全身症状轻,高热时可有惊厥,耳后、枕部淋巴结亦可肿大,常伴有轻度腹泻	红色细小密集斑丘疹,颈、躯干部多见,1天出齐,第2天消退	高热3~5天,热退疹出
猩红热	乙型溶血性链球菌	全身症状明显,高热,有明显咽痛、头痛、杨梅舌、口周苍白圈	皮肤弥漫充血,上有密集针尖大小丘疹,持续3~5天退疹,1周后全身大片脱皮	发热1~2天出疹,出疹时高热
水痘	水痘-带状疱疹病毒	典型水痘全身症状轻,表现为发热、全身不适、食欲不振等。重症水痘可出现高热及全身中毒症状	皮疹分批出现,按红色斑疹、丘疹、疱疹(感染时为脓疱)、结痂的顺序演变。上述几种皮疹常同时存在	发热第1天可出疹

（三）辅助检查

1. 血常规　血白细胞总数正常或减少,淋巴细胞相对增多。

2. 病原学检查　从呼吸道分泌物中分离出麻疹病毒或检测到麻疹病毒均可做出特异性诊断。

3. 血清学检查　酶联免疫吸附试验(ELISA法)检测血清中麻疹病毒特异性IgM抗体,有早期诊断价值。

（四）治疗要点

目前尚无特异性抗病毒疗法,主要是对症治疗和预防感染。注意补充维生素,尤其是维生素A和维生素D;保持水、电解质及酸碱平衡,必要时静脉补液。鼓励多饮水,体温超过40℃者酌情给予小剂量(常用量的1/3~1/2)退热剂,但应避免急骤退热,特别是在出疹期。伴有烦躁不安或惊厥者给予镇静剂。

三、护理问题

1. 有传播感染的危险　与呼吸道排出病毒有关。

2. 体温过高　与病毒血症、继发感染有关。

3. 皮肤完整性受损　与皮肤出疹、痒有关。

4. 潜在并发症　肺炎、喉炎、脑炎。

四、护理措施

1. 预防感染的传播

（1）控制传染源:患儿隔离至出疹后5天,如有并发症,则延长至10天。接触过患儿的易感儿须隔离观察3周,若接触后接受过被动免疫者则延长至4周。

（2）切断传播途径:病室要通风换气、清洁消毒,患儿衣被及玩具需暴晒2小时以上。医护人员接触患儿后,须在日光下或流动空气中停留30分钟以上,才能接触其他患儿。减少不必要的探视,预防继发感染。

（3）保护易感儿:易感儿接触麻疹患者后5天内注射血清免疫球蛋白可预防发病。8个月以上未患过麻疹的小儿应接种麻疹减毒活疫苗。

2. 维持体温正常　卧床休息至皮疹消退、体温正常为止。室温保持在18~22℃,湿度50%~60%。衣被厚薄适宜,忌捂汗,出汗后及时擦干并更换衣被。处理麻疹高热时需兼顾透疹,不宜用药物及物理方法强行降温,尤其禁用冷敷及乙醇擦浴,以免因体温骤降引起末梢循环障碍而使皮疹突然隐退。如体温升至40℃以上,可用小剂量退热剂或温水擦浴,使体温稍降以免发生惊厥。发热期间给予清淡、易消化的流质饮食,鼓励患儿多饮水,以利排毒、退热、透疹。

3. 加强皮肤护理　勤换内衣,保持皮肤清洁、干燥。在保暖的情况下,每天用温水擦浴、更衣1次(忌用肥皂),腹泻患儿注意臀部清洁,勤剪指甲以防抓伤皮肤而继发感染。

4. 观察病情,及时发现并发症　麻疹并发症较多,护理时应注意密切观察病情,及早发现、及时处理。出疹期如透疹不畅、疹色暗紫、持续高热、咳嗽加剧、发绀、肺部湿啰音增多等,可能并发了肺炎,重症肺炎可致心力衰竭;患儿如出现频咳、声嘶、吸气性呼吸困难、三凹征等,可能并发了喉炎;患儿如出现嗜睡、惊厥、昏迷等,可能并发脑炎。如出现上述并发症,应及时报告医生并配合急救。

五、健康教育

由于麻疹传染性强,为控制疾病的流行,应向患儿家长介绍麻疹的流行特点、病程、隔离时间、早期症状、并发症和预后,使其有充分的心理准备,积极配合隔离、消毒、治疗和护理。指导患儿家长做好患儿口、眼、鼻部的护理,多喂白开水,可用生理盐水或2‰硼酸溶液洗漱,保持口腔清洁、舒适。常用生理盐水清洗双眼,再滴入抗生素滴眼液或眼膏,可服用维生素A预防干眼症。麻疹流行期间尽量避免易感儿去公共场所,8个月以上未患过麻疹的小儿应及时接种麻疹减毒活疫苗。

【本节小结】

麻疹在护士执业资格考试中出题频率较高,是考试重点内容,应高度重视,但其出题方向较为明确,主要是以下几个方面。

(1)病原体和传染源。

(2)出疹与发热的关系,皮疹的特点及最先出现的部位,出疹前的麻疹黏膜斑。

(3)皮疹消退后皮肤的色素沉着情况。

(4)几种皮疹鉴别。

(5)隔离、观察时间。

【目标检测】

1. 关于麻疹病毒,下列错误的是_____。

A.属副黏液病毒　　　　　　　　B.麻疹是一种RNA

C.有多个血清型　　　　　　　　D.在人体外低传染性

E.56 ℃,30分钟可杀灭

2. 典型麻疹的皮疹特点是_____。

A.皮疹普遍充血,有红色粟粒疹　　B.疹间无正常皮肤

C.玫瑰色斑丘疹　　　　　　　　D.红色斑丘疹,疹退后有色素沉着及脱屑

E.出血性皮疹

3. 典型麻疹出疹的顺序是_____。

A.四肢→躯干→面部→颈部　　　B.躯干→四肢→手心→足心

C.上肢→前胸→下肢→背部　　　D.面部→躯干→四肢

E.耳后发际→面部→躯干→四肢→手心→足心

4. 护士门诊分诊,早期发现麻疹的最有价值的依据是_____。

A.发热、呼吸道卡他症状及结膜充血　　　B.口腔黏膜柯氏斑　　　C.颈部淋巴结肿大

D.1周前有麻疹接触史　　　　　　　　E.身上有皮疹

5. 麻疹常见并发症是_____。

A.脑炎　　　　　B.肺炎　　　　　C.喉炎　　　　　D.心肌炎　　　　　E.结核

(6、7题共用题干)

患儿,2岁,高热4天,皮疹1天,伴畏光、流泪而就诊。查体:体温39℃,精神差,眼结膜充血,面部、胸背部可见密集的红色斑丘疹,压之褪色,疹间皮肤正常。

6. 该患儿最可能的诊断是_____。

A. 麻疹　　　　B. 风疹　　　　C. 幼儿急疹　　　D. 猩红热　　　E. 水痘

7. 病程第 7 天患儿高热 39.5 ℃，咳嗽加剧，有鼻扇，轻度发绀，最可能发生的并发症是_____。

A. 心肌炎　　　B. 肺炎　　　　C. 喉炎　　　　D. 脑炎　　　　E. 中耳炎

第二节　水　　痘

一、概述

水痘是由水痘-带状疱疹病毒引起的传染性极强的小儿出疹性疾病。以全身症状轻微和分批出现的皮肤黏膜斑疹、丘疹、疱疹和结痂并存为临床特征。患儿感染后可获得持久免疫，但以后可以发生带状疱疹。一年四季均可发病，以冬春季高发。

1. 病原体　水痘-带状疱疹病毒，即人类疱疹病毒 3 型，外界抵抗力弱，不耐热和酸，对乙醚敏感，在痂皮中不能存活。

2. 传染源　水痘患者是唯一传染源。

3. 传播途径　主要通过空气飞沫传播，也可直接接触传播。病毒存在于患儿上呼吸道分泌物及疱疹液中，出疹前 1～2 天至疱疹结痂为止均有很强的传染性。易感儿接触后几乎均可发病。孕妇分娩前 6 天患水痘可传染给胎儿，常于出生后 10 天内发病。

二、护理评估

（一）临床表现

1. 典型水痘　出疹前可出现前驱症状，如发热、不适和厌食等。24～48 小时出现皮疹。

（1）皮疹最初出现于头、面和躯干，继而到四肢。

（2）皮疹初为红色斑疹、丘疹，继之变为透明饱满的水疱，24 小时后水疱混浊并呈中央凹陷，疱壁薄、易破，瘙痒感重，2～3 天开始干枯结痂，愈后多不留瘢痕。

（3）皮疹分批出现，同一时间内可见斑疹、丘疹、疱疹和结痂同存，这是水痘皮疹的重要特征（图 15-3）。

（4）皮疹呈向心性分布。躯干多，四肢少，这是水痘皮疹的又一特征。

（5）黏膜皮疹可出现在口腔、咽、眼结膜、生殖器等处，破溃后形成溃疡。

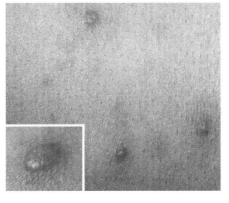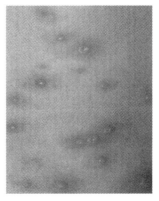

图 15-3　水痘

2. 重症水痘　多发生在恶性疾病或免疫功能低下患儿。持续高热、全身中毒症状明显,皮疹分布广泛,可融合形成大疱型疱疹或出血性皮疹。

3. 先天性水痘　母亲在妊娠早期感染水痘,可引起胎儿畸形;若母亲临近产期感染水痘,新生儿病情多严重,病死率高。

4. 并发症　最常见并发症为皮肤继发感染,其他还有肺炎、脑炎、面神经瘫痪、Reye 综合征等,少数病例可发生心肌炎、肝炎等。

(二)辅助检查

1. 血常规　白细胞总数大多正常,继发细菌感染时可增高。

2. 疱疹刮片检查　可发现多核巨细胞及核内包涵体,通过荧光抗体染色直接查疱疹液病毒抗原简捷、有效。

3. 血清学检查　血清特异性抗体 IgM 抗体检查,可帮助早期诊断;抗体在出疹 1 天即出现,2 周后滴度增高 4 倍以上即可确诊。

(三)治疗要点

水痘是自限性疾病,无并发症时以一般对症处理为主。皮肤瘙痒时可局部应用炉甘石洗剂及口服抗组胺药,高热时给予退热剂。抗病毒药物首选阿昔洛韦,治疗越早越好,一般在水痘发病后 48 小时内应用才有效。皮质激素有导致病毒播散的可能,不宜使用。

护考链接

1. 无并发症的水痘患儿应隔离至_____。
A.体温正常　　　B.发病后 1 周　　C.出疹后 3 天　　D.疱疹开始结痂　　E.疱疹全部结痂
2. 水痘皮肤病变的病理特征是_____。
A.仅限黏膜　　　　　　　B.仅限表皮　　　　　　　C.仅限真皮
D.可侵及皮下组织　　　　E.可侵及肌层
3. 患儿,女性,2 岁。高热 1 天后全身出现红色斑丘疹,随后相继出现疱疹,疱疹破溃后形成结痂。护理中应采取的隔离措施有_____。
A.呼吸道隔离　　B.消化道隔离　　C.血液隔离　　　D.保护隔离　　　E.虫媒隔离

三、护理问题

1. 有传播感染的危险　与呼吸道及疱疹液排出病毒有关。

2. 皮肤完整性受损　与水痘病毒引起的皮疹及继发感染有关。

3. 体温过高　与病毒血症有关。

4. 潜在并发症　继发感染、肺炎、脑炎等。

四、护理措施

1. 预防感染的传播　大多数无并发症患儿多在家隔离治疗,隔离至疱疹全部结痂。易感儿接触后应隔离观察 3 周。避免易感者与患儿接触,特别是体弱儿、孕妇或免疫缺陷者。保持室内空气新鲜,托幼机构宜采用紫外线消毒。对已接触水痘病毒者,在 72 小时内给予水痘-带状疱疹免疫球蛋白或恢复期血清肌内注射,可起到预防或减轻症状的作用。

2. 加强皮肤护理　室温、衣被适宜,勤换内衣。剪短指甲,婴幼儿可戴并指手套,以免抓伤皮肤继发感染或留下瘢痕。皮肤瘙痒时,用温水洗浴或设法分散患儿注意力;疱疹无破溃,可涂炉甘石洗剂或 5%碳酸氢钠溶液,也可遵医嘱口服抗组胺药物。疱疹已破溃或继发感染时,遵医嘱局部涂抗生素软膏,或给予抗生素。

3. 维持体温正常　中、低度发热时,不必用药物降温。如有高热,可用物理降温或适量退热剂,忌用阿司匹林,以免诱发 Reye 综合征。

4. 观察病情　水痘是自限性疾病,临床过程一般顺利。但如出现发热、咳嗽、肺部湿啰音等,可能并发肺炎;若患儿出现剧烈呕吐、嗜睡、昏迷、惊厥等,可能发生脑炎,要及时报告医生。

五、健康教育

水痘传染性强,皮疹瘙痒明显,所以应向患儿及其家长介绍水痘皮疹特点,并指导患儿家长做好患儿皮肤护理。向患儿家长、保育人员及社区居民讲解水痘的预防知识,水痘流行期间避免易感儿去公共场所。

【本节小结】

发热与出疹时间、皮疹特点、并发症、首选药物及保护易感者是重点。护士执业资格考试出题少。

【目标检测】

1. 关于水痘的叙述,以下哪项不正确? _____

A. 水痘是由水痘-带状疱疹病毒引起的疾病　　　　B. 以全身出现水痘疹为特征

C. 感染水痘后一般可获持久免疫,但可发生带状疱疹　　D. 水痘只通过飞沫传播

E. 四季可发病,以冬春季为高

2. 3 岁幼儿,未患过水痘。现该幼儿班里出现水痘患儿,该幼儿应在家里隔离观察的时间是 _____。

A. 1 周　　　　　B. 2 周　　　　　C. 3 周　　　　　D. 4 周　　　　　E. 5 周

3. 肾上腺皮质激素禁止用于 _____。

A. 水痘患儿　　　　　　B. 过敏性疾病患儿　　　　　　C. 血液病患儿

D. 重症感染患儿　　　　E. 肾病患儿

4. 患儿,女,2 岁,诊断为水痘,在家隔离治疗,因皮疹痒,哭闹不安,护士应给予其家长正确的指导是 _____。

A. 局部涂 2％碘酊　　　　　　B. 局部涂液体石蜡　　　　　　C. 局部涂地塞米松霜

D. 局部涂炉甘石洗剂　　　　　E. 局部涂金霉素鱼肝油

第三节　猩　红　热

一、概述

猩红热是一种由 A 组乙型溶血性链球菌(A 组 β 型链球菌)引起的急性呼吸道传染病。临床以发热、咽峡炎、全身弥漫性红色皮疹和疹后脱屑为特征,以 3～7 岁小儿多见。少数小儿由于变态反应可出现心、肾损害。本病全年均可发病,冬春季发病较多。

1. 病原体　A 组乙型溶血性链球菌为本病的主要病原体。该菌对热及干燥的抵抗力较弱,加热 55 ℃30 分钟或用一般消毒剂均可将其杀灭,但在痰及脓液中可生存数周。

2. 传染源　患者和带菌者是主要的传染源。

3. 传播途径　飞沫传播为主要途径,偶尔经被污染的日用品及食物等间接传播,另外,细菌可经皮肤伤口侵入。皮肤脱屑本身没有传染性,人群普遍易感,冬春季为发病高峰。

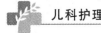

护考链接

引起猩红热的病原体是＿＿＿＿。

A.金黄色葡萄球菌　　　　B.A 组 β 型链球菌　　　　C.B 组链球菌

D.C 组链球菌　　　　　　E.肺炎链球菌

二、护理评估

（一）临床表现

1. 发热　多为持续性，可达 39℃ 左右，伴有头痛、全身不适、食欲不振等。

2. 咽峡炎　表现有咽痛、吞咽痛，局部充血，并可覆脓性分泌物和形成假膜。

3. 皮疹　多于发病后 1~2 天出疹，皮疹始于耳后、颈部及上胸部，24 小时内迅速蔓及全身，并具备如下特征。

（1）特殊皮疹：针尖大小的丘疹（图 15-4），高出皮面，压之褪色，触之有"砂纸感"，痒，少数患儿可见带黄白色脓头且不易破溃的皮疹，称"粟粒疹"。还可出现贫血性皮肤划痕现象。

（2）帕氏线：在皮肤皱褶处，皮疹密集或因摩擦出血而呈紫红色线状，称为"线状疹"（Pastia 线）（图 15-5）。

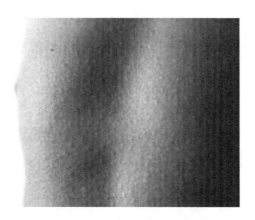
图 15-4　皮疹

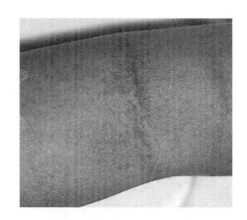
图 15-5　帕氏线

（3）口周苍白圈：颜面仅有充血而无皮疹，口鼻周围充血不明显，与面部充血相比显得发白（图15-6）。

（4）草莓舌：出疹同时出现舌乳头肿胀，初覆白苔，称草莓舌（图 15-7），白苔脱落后称杨梅舌（图15-8）。

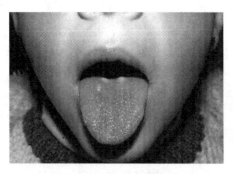
图 15-6　口周苍白圈

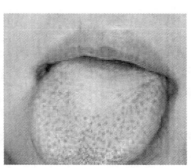
图 15-7　草莓舌

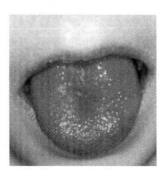
图 15-8　杨梅舌

（5）脱皮：躯干为糠皮样脱屑，手掌、足底可见大片脱皮，以指（趾）部明显，故呈"手套""袜套"状。

（二）辅助检查

1. 血常规　白细胞总数增高，多为$(10\sim20)\times10^9/L$，以中性粒细胞为主，严重患者可出现中毒颗粒。

2. 细菌培养　咽拭子或其他病灶分泌物培养提示有乙型溶血性链球菌生长。

3. 免疫荧光检查　可用免疫荧光法检测咽拭子涂片进行快速诊断。

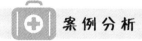 **案例分析**

患儿，男，6岁。1天前突发高热，体温达39℃，并伴有咽痛、吞咽痛。今晨发现耳后、颈部及上胸部出现分布均匀的丘疹，舌头肿胀，呈杨梅舌。考虑可能的疾病是_____。

A. 麻疹　　B. 水痘　　　　C. 幼儿急疹　　　D. 猩红热　　　　E. 风湿热

三、治疗要点

青霉素为首选药物，每天10万～20万U/kg，2～4次。根据病情选择肌内注射或静脉给药，疗程5～7天。对青霉素过敏者可选用红霉素，每天20～40 mg/kg，分3次给药，疗程同青霉素。

四、护理问题

1. 有传播感染的危险　与呼吸道排出病原体有关。

2. 体温过高　与链球菌感染有关。

3. 有皮肤完整性受损的危险　与猩红热皮疹有关。

4. 潜在并发症　化脓性感染、风湿热、肾小球肾炎等。

五、护理措施

1. 预防感染的传播　隔离至临床症状消失后1周，咽拭子培养连续3次阴性，对接触者进行医学观察7天；一旦有咽痛、扁桃体炎表现，给予隔离观察治疗。

2. 维持正常体温　病室空气新鲜，温湿度适宜，一般室温维持在16～18℃，湿度以60%左右为宜。卧床休息，给予高热量、高蛋白质、高维生素、易消化的流质或半流质饮食，注意补充足够的液体；有高热者，可采用物理降温，禁用乙醇擦浴，以避免对皮肤的刺激，持续高热用物理降温，效果不明显时可遵医嘱使用药物降温。

3. 维持皮肤完整性　勤换衣服，皮肤瘙痒者，可涂炉甘石洗剂。疹退后皮肤脱屑，应让其自然脱落，嘱患儿忌用手剥皮屑，以免撕伤；有大片脱皮时需用剪刀剪掉，脱皮时可涂凡士林或液体石蜡。

4. 观察病情变化　应注意观察体温变化、咽痛症状、咽部分泌物及皮疹变化。警惕并发症的发生，注意有无其他化脓性病灶，要定时检查尿常规，及时发现肾损害。

六、健康教育

为防止猩红热引起肾炎、心肌炎，告诫患儿及其家长急性期应严格卧床休息；嘱患儿脱皮时不要用手强行剥皮，以免造成皮肤损伤引起感染。提示患儿家长在病程第2～3周时要特别注意患儿尿液颜色的变化，并定期到医院化验检查，及时发现肾炎等并发症。

【本节小结】

本节内容多，临床症状比较特殊，容易理解。护士执业资格考试出题不多，但仍需引起注意，特别是以下几点。

（1）病原体。

（2）典型皮疹：针尖大小、砂纸感、线状疹、口周苍白圈、草莓舌、杨梅舌、片状脱皮。

（3）首选治疗药物。

【目标检测】

1. 猩红热由哪种病原体感染引起？_____

A. A组乙型溶血性链球菌　　　B. B组溶血性链球菌　　　C. 草绿色链球菌

D. 金黄色葡萄球菌　　　E. 带状疱疹病毒

2. 猩红热患儿应隔离到_____。

A. 体温正常　　　B. 症状消失

C. 青霉素治疗后10天　　　D. 咽拭子培养3次阴性后

E. 症状完全消失1周，咽拭子培养3次阴性后

3. 关于猩红热患儿发热护理的叙述，不妥的是_____。

A. 急性期绝对卧床休息　　　B. 头敷冰袋

C. 遵医嘱及早应用青霉素　　　D. 高热时冷水擦浴

E. 供给充足的水分

（4、5题共用题干）

患儿，1天前突发高热，体温达39℃，并伴有咽痛、吞咽困难，今晨发现耳后、颈部及上胸部出现分布均匀的丘疹，舌头肿胀呈杨梅舌。

4. 该病正确的护理措施是_____。

A. 严密隔离　　　B. 呼吸道隔离　　　C. 消化道隔离　　　D. 保护性隔离　　　E. 无须隔离

5. 医生嘱患儿家长病程在2～3周时检查尿液，检查的目的是_____。

A. 了解有无肾损害　　　B. 为控制活动量提供依据　　　C. 决定饮食调整方案

D. 了解药物副作用　　　E. 了解疾病恢复情况

第四节　流行性腮腺炎

一、概述

流行性腮腺炎是由腮腺炎病毒引起的急性呼吸道传染病。以腮腺肿大、疼痛为临床特征，大多有发热、咀嚼受限，并可累及其他腺体组织或脏器。流行性腮腺炎为非化脓性炎症，以5～15岁患儿较多见。一年四季均可发病，但以冬春季为主。本病为自限性疾病，大多数预后良好，极少发生死亡，一次感染后可获得终生免疫。

1. 病原体　腮腺炎病毒，属副黏病毒，基因组为单链RNA，存在于患者唾液、血液、尿液及脑脊液中。此病毒在外界抵抗力弱，加热至56℃ 20分钟或甲醛、紫外线等很容易使其灭活，但在低温条件下可存活较久。

2. 传染源　患者和健康带病毒者为传染源，腮腺肿大前1天到消肿后3天均有传染性。

3. 传播途径　主要通过呼吸道飞沫传播，也可经唾液污染的食具、玩具等直接接触传播。

二、护理评估

(一)临床表现

1. 潜伏期　14～25 天,平均 18 天。患儿大多无前驱症状,部分患儿有发热、头痛、乏力、食欲不振等前驱症状。

2. 典型表现　常以腮腺肿大和疼痛为首发体征。腮腺逐渐肿大,通常一侧先肿大,2～4 天又累及对侧,也有两侧同时肿大或始终限于一侧者。腮腺肿大以耳垂为中心,向前、后、下发展,局部不红,边缘不清;伴周围组织水肿,局部皮肤紧张发亮、灼热,疼痛明显,咀嚼食物时疼痛加重;面部一侧或双侧因肿大而变形。

腮腺肿大 3～5 天达高峰,1 周左右逐渐消退。在上颌第二磨牙旁的颊黏膜处,可见红肿的腮腺导管口,颌下腺、舌下腺、颈部淋巴结可同时受累。

3. 并发症　腮腺炎病毒有嗜腺体和嗜神经性,故病毒常侵入中枢神经系统及其他腺体或器官,可使患儿发生脑膜脑炎、睾丸炎、卵巢炎、急性胰腺炎等。

护考链接

1. 下列哪种疾病会并发急性胰腺炎?　_____

A. 麻疹　　　　　　B. 风疹　　　　　　C. 水痘　　　　　　D. 风湿热　　　　　E. 流行性腮腺炎

2. 流行性腮腺炎最初出现的症状是_____。

A. 一侧腮腺肿大　　　　　　B. 两侧腮腺同时肿大　　　　　　C. 淋巴结肿大

D. 颌下腺肿大　　　　　　E. 睾丸炎

3. 患儿,男,6 岁。因腮腺炎入院,给予对症治疗。该患儿特别害怕打针,为其输液时,下列措施不正确的是_____。

A. 待其睡眠后输液　　　　　　B. 与患儿建立相互依赖的友好关系　　C. 给患儿讲故事

D. 指导患儿深呼吸　　　　　　E. 以鼓励的态度支持患儿

(二)实验室检查

1. 血、尿淀粉酶测定　病程早期约 90% 患儿淀粉酶有轻、中度增高,其增高程度与腮腺肿大的程度呈正向关系。

2. 血清学检查　血清中特异性 IgM 抗体水平增高。

3. 病毒分离　在发病早期取患儿唾液、尿液、脑脊液、血液检查可分离出病毒。

(三)治疗要点

目前尚无特异性抗病毒治疗,以对症处理为主。注意清洁口腔、清淡饮食,头痛和腮腺胀痛时可应用镇痛药。睾丸胀痛时可用棉花垫和丁字带托起。发病早期可用利巴韦林,每天 10～15 mg/kg,静脉滴注,疗程 5～7 天。对重症或并发脑膜脑炎、心肌炎者,可用地塞米松。中药治疗时常用普济消毒饮加减内服和青黛散调醋局部外敷。

三、护理问题

1. 有传播感染的危险　与患儿排出病原体有关。

2. 疼痛　与腮腺非化脓性炎症有关。

3. 潜在并发症　脑膜脑炎、睾丸炎、胰腺炎。

4. 体温过高　与病毒感染有关。

四、护理措施

1. 减轻疼痛　局部冷敷,减轻炎症充血及疼痛,也可用中药局部湿敷;给予易消化、富营养的半流质或软食,忌酸、辣、干、硬食物;常用温盐水漱口,多饮水,以减少口腔内残余食物,防止继发感染。

2. 预防感染的传播　患儿隔离至腮腺肿大消退后3天,易感儿接触后应隔离观察3周。对患儿呼吸道分泌物及其污染的物品进行消毒。流行期间应加强托幼机构的晨检。

3. 病情观察

(1)患儿腮腺肿大后1周左右如出现持续高热、剧烈头痛、呕吐、颈项强直、嗜睡、烦躁或惊厥等表现,可能并发脑膜脑炎,及时报告医生。

(2)患儿如出现睾丸肿大、触痛、睾丸鞘膜积液和阴囊水肿,可能并发睾丸炎,可用丁字带托起阴囊,局部冰袋冷敷止痛或遵医嘱采用药物治疗。

(3)腮腺肿胀数天后如出现中上腹剧痛,有压痛和肌紧张,伴发热、寒战、呕吐、腹胀、腹泻或便秘等,可能并发胰腺炎,应及时报告医生并协助处理。

五、健康教育

(1)腮腺炎传染性较强,并发症较多,应向患儿家长说明隔离治疗的重要性。无并发症的在家中隔离治疗,隔离至腮腺肿大消退后3天。注意观察病情,如出现剧烈呕吐、头痛,男性患儿睾丸肿大,中上腹部疼痛等,提示可能发生了并发症,应及时到医院就诊。

(2)对腮腺肿痛的患儿,指导患儿家长局部冷敷,或用中药局部湿敷。

(3)对8个月以上易感儿接种腮腺炎减毒活疫苗,有效保护期可达10年。在腮腺炎流行期间,避免带小儿到人群密集的公共场所,减少被传染的危险。

【本节小结】

本病较为常见,容易理解,但要掌握病原体、临床表现、并发症及隔离措施。

【目标检测】

1. 对流行性腮腺炎腮腺肿大的护理,以下哪项不合适?　＿＿＿＿＿＿

A.肿胀处可冷敷　　　　　　　　B.腮肿处可用醋调青黛散外敷

C.宜进易消化和清淡的饮食　　　D.保持口腔清洁,餐后漱口

E.可进食水果、果汁和补充维生素C片

(2～4题共用题干)

患儿,男,5岁,发热、腮腺肿痛1天,体检:T 39.7 ℃,左脸肿胀,以耳垂为中心,向前、后、下延伸,边缘不清,表面发热,张口受限,腮腺管口可见红肿,无分泌物。

2. 该患儿最有可能发生了＿＿＿＿＿＿。

A.淋巴结核　　　　　　　B.化脓性腮腺炎　　　　　　C.腮腺导管阻塞

D.单纯性腮腺肿大　　　　E.流行性腮腺炎

3. 关于护理该患儿的措施,不妥的是＿＿＿＿＿＿。

A.局部冷敷以减轻充血和疼痛　　B.忌食酸辣食物　　　　　　C.局部热敷

D.呼吸道隔离患儿至腮腺完全消退　E.进食后漱口

4. 3天后,该患儿出现发热、头痛、呕吐、颈项强直,脑脊液呈无菌性改变,可能发生了＿＿＿＿＿＿。

A.炎症蔓延引起化脓性脑膜炎　　B.并发睾丸炎　　　　　　　C.并发肾炎

D.并发脑膜脑炎　　　　　　　　E.并发脊髓灰质炎

第五节　中毒性细菌性痢疾

一、概述

细菌性痢疾是由志贺菌属引起的肠道传染病。中毒性细菌性痢疾是急性细菌性痢疾的危重型,以起病急、突发高热、反复惊厥、嗜睡、迅速发生休克及昏迷为特征,病死率高。本病多见于2～7岁健壮小儿,好发于夏秋季。

1.病原体　痢疾杆菌,属肠杆菌的志贺菌属,为革兰阴性杆菌。痢疾杆菌对外界抵抗力较强,耐寒、耐湿,但不耐热和阳光,一般消毒剂均可将其灭活。

2.传染源　急慢性痢疾患者及带菌者是主要传染源。

3.传播途径　消化道传播,流行季节可因饮用污染的水和食物引起流行。

 护考链接

1. 引起中毒性细菌性痢疾的病原体是_____。

A.金黄色葡萄球菌　　B.大肠杆菌　　C.链球菌　　D.痢疾杆菌　　E.脑膜炎双球菌

2. 关于中毒性细菌性痢疾,下列说法错误的是_____。

A.属肠道传染病　　　　　　　B.只发生于夏秋季

C.患者及带菌者是主要传染源　　D.病原体不耐热

E.主要通过消化道传播

二、护理评估

(一)临床表现

潜伏期多数为1～2天,短者数小时,长至8天。起病急、发展快,患儿突然高热,体温可达40 ℃以上(少数体温不高),反复惊厥,迅速发生呼吸衰竭、休克或昏迷。肠道症状多不明显,甚至无腹痛、腹泻,常被误诊为其他热性疾病。也有在发热、排便2～3天才开始发展为中毒性,临床分四型。

1.休克型(皮肤、内脏微循环障碍型)　主要表现为感染性休克。早期为微循环障碍,可见精神萎靡、面色苍白、唇周青灰、四肢厥冷、脉搏细速、血压正常或偏低、脉压小。随病情进展,出现口唇及甲床发绀、面色青灰、皮肤花斑、血压下降或测不出、心音低钝、少尿或无尿等,可伴心、肺、肾等多器官功能障碍。

2.脑型(脑微循环障碍型)　因脑缺氧、水肿而发生反复惊厥、昏迷和呼吸衰竭。早期有嗜睡、呕吐、头痛、血压偏高,心率相对缓慢。随着病情进展,很快进入反复或持续惊厥及昏迷阶段。瞳孔不等大,对光反射迟钝,呼吸深浅不匀、节律不整,甚至呼吸停止。此型较重,病死率高。

3.肺型(肺微循环障碍型)　又称呼吸窘迫综合征。以肺微循环障碍为主,常由脑型或休克型发展而来,病情危重,病死率高。

4.混合型　同时具有以上两型或三型的征象或先后出现,病情最为严重,病死率很高。

(二)辅助检查

1.血常规　白细胞总数多增高至10×10^9/L以上,以中性粒细胞为主,可见核左移。

2. 大便常规　有黏液脓血便的患儿,镜检可见成堆脓细胞、红细胞和巨噬细胞。

3. 大便培养　可分离出痢疾杆菌。

(三)治疗要点

病情凶险,必须及时抢救。

1. 降温止惊　高热患儿可用物理降温、药物降温和亚冬眠疗法。惊厥用地西泮,每次 0.3 mg/kg(每次最大剂量 10 mg),或用水合氯醛保留灌肠。

2. 抗生素治疗　通常选用两种痢疾杆菌敏感的抗生素,如阿米卡星(丁胺卡那霉素)、头孢噻肟钠或头孢曲松钠等静脉滴注,病情好转后改口服。

3. 防治脑水肿和呼吸衰竭　首选 20％甘露醇,每次 0.5～1 g/kg 静脉滴注,每 6～8 小时一次,或与利尿剂交替使用,必要时可短期用肾上腺糖皮质激素。保持呼吸道通畅,给氧,若出现呼吸衰竭,及早使用呼吸机。

4. 防治微循环衰竭　首先扩充血容量,纠正酸中毒,维持水、电解质平衡,在充分扩容的基础上应用东莨菪碱、多巴胺、酚妥拉明等血管活性药物。

三、护理问题

1. 潜在并发症　脑水肿、休克、呼吸衰竭。

2. 焦虑(患儿家长)　与病情危重有关。

3. 体温过高　与毒血症有关。

四、护理措施

1. 维持正常体温　高热者可采用温水浴、乙醇擦浴、冰袋冷敷或冷盐水灌肠降温,必要时遵医嘱给予药物降温或亚冬眠疗法。此外,室内空气要新鲜,温湿度要适宜。

2. 维持有效的血液循环　迅速建立并维持静脉通路,保证输液通畅和药物输入。密切监测生命体征,密切观察神志、面色、肢端肤色、尿量等变化,发现异常时立即遵医嘱进行抗休克治疗,并适当保暖。

3. 防治休克、脑水肿、呼吸衰竭

(1)患儿取平卧位或中凹体位,每 15～30 分钟监测生命体征 1 次,密切观察神志、面色、肢端肤色、尿量等。迅速建立静脉通路,保证输液通畅和药物输入。

(2)专人监护,密切观察患儿神志、面色、瞳孔、血压、尿量、体温、脉搏、呼吸节律变化和抽搐情况。观察大便性状与次数,准确记录 24 小时液体出入量,正确采集大便标本送检。

(3)遵医嘱使用镇静剂、脱水剂、利尿剂等;降低颅内压,控制惊厥;保持呼吸道通畅,做好人工呼吸、气管插管、气管切开准备,必要时用呼吸机。

五、健康教育

向患儿及其家长讲解疾病的防治知识,如发生原因、传播方式、如何预防等;加强卫生宣教,指导患儿家长注意饮食卫生;嘱患儿养成饭前、便后洗手习惯;患儿餐具要煮沸消毒 15 分钟;粪便要用 1％含氯石灰澄清液浸泡消毒后才能倾入下水道或粪池;要搞好环境卫生,加强水源、饮食及粪便管理。

【本病小结】

中毒性细菌性痢疾由于起病急、病情重、病死率高,应引起注意,特别是如下几点。

(1)病原体、传染源。

(2)各型临床表现,特别是休克型,考试常出现。

(3)防治脑水肿和呼吸衰竭。

【目标检测】

1. 急性细菌性痢疾的大便化验结果为_____。

A.深褐色软便,潜血(＋)

B.黏膜脓样便,镜检 WBC(＋＋＋),红细胞(＋＋),脓细胞(＋＋)

C.软便,镜检未见异常

D.稀糊便,镜检未见异常

E.稀便,镜检有植物细胞、脂肪滴

(2～4 题共用题干)

患儿,男,5 岁,1 小时前高热来院就诊,其间抽搐 2 次。入院体检:四肢厥冷、呼吸节律不齐、瞳孔不等大。WBC 20×10^9/L ,肛门拭子取粪便检查示脓细胞 4～5/HP。

2. 该患者可能诊断为＿＿＿＿＿。

A.感染性休克　　B.阿米巴痢疾　　C.中毒性细菌性痢疾

D.败血症　　　　E.高热惊厥

3. 该患儿应隔离至＿＿＿＿＿。

A.大便常规正常　　　　　　B.体温恢复正常　　　　　　C.病情稳定后 1 周

D.便培养 1 次阴性　　　　　E.临床症状消失后 1 周或 3 次大便培养阴性

4. 下列各饮食护理中不恰当的是＿＿＿＿＿。

A.少量多餐　　B.少纤维饮食　　C.给予高蛋白质、高脂肪饮食以补充能量

D.忌食生冷　　E.忌食刺激性食物

第六节　手足口病

一、概述

手足口病是由肠道病毒引起的传染性疾病。好发于小儿,尤以 3 岁以下年龄组发病率最高。临床表现为发热、口腔和四肢末端的斑丘疹、疱疹,重者可出现脑膜炎、脑炎、脑脊髓炎、肺水肿和循环障碍等。引起死亡的主要原因为脑干脑炎及神经源性肺水肿。由于病毒的传染性很强,常常在托幼机构造成流行。

1. 病原体　肠道病毒,我国以柯萨奇病毒 A 组的 16 型和肠道病毒 71 型多见,属 RNA 病毒。适合在湿热的环境中生存,不易被胃酸和胆汁灭活,对外界有较强的抵抗力,在 4 ℃可存活 1 年。对乙醚、来苏、氯仿等消毒剂不敏感,但不耐强碱,对紫外线及干燥敏感。高锰酸钾、漂白粉、甲醛、碘附等能使其灭活。

2. 传染源　患者和隐性感染者均为本病的传染源。

3. 传播途径　主要通过粪-口途径传播,也可经接触患者呼吸道分泌物、疱疹液及污染的物品而感染,疾病流行季节医源性传播也不容忽视。

二、护理评估

(一) 临床表现

1. 普通病例　起病急,大多有发热,可伴有咳嗽、流涕、食欲缺乏等症状。口腔内可见散在的疱疹或

溃疡,多位于舌、颊黏膜和硬腭等处,口腔疼痛,拒食,流涎。手、足和臀部出现斑丘疹和疱疹(图15-9),偶见于躯干,呈离心性分布。皮疹消退后不留瘢痕或色素沉着,多在1周内痊愈,预后良好。

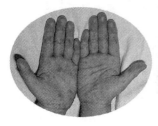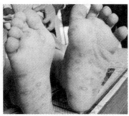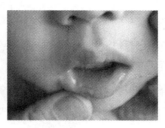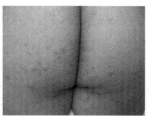

图15-9　手足口病皮疹

2. 重症病例　少数病例病情进展迅速,在发病1～5天出现脑膜炎、脑炎、脑脊髓炎、循环障碍、肺水肿等,极少数病例病情危重,可致死亡。

(1)神经系统表现:多出现在病程5天内,持续高热,有中枢神经系统损害的表现,如精神萎靡、嗜睡、激惹、易惊、头痛、恶心、呕吐、食欲缺乏、谵妄甚至昏迷、惊厥、肌阵挛、共济失调、眼球震颤、眼球运动障碍、肌无力或急性弛缓性瘫痪等。颈项强直在大于1岁的小儿中较为明显,腱反射减弱或消失,布鲁津斯基征、凯尔尼格征阳性。

(2)呼吸系统表现:呼吸加快、呼吸困难或呼吸节律改变,口唇发绀,咳嗽加重,咳白色、粉色或血性泡沫样痰,肺部可闻及湿啰音或痰鸣音。

(3)循环系统表现:面色苍白,皮肤花纹,四肢发凉,出冷汗,指(趾)端发绀,心率增快或减慢,持续血压降低,毛细血管充盈时间延长。

🧰 案例分析

　　患儿,男,3岁,因发热、咳嗽2天就诊。查体:T 39.3℃,HR 100次/分,呼吸38次/分。口腔可见溃疡数个,大小不等,手、足和臀部有疱疹,但未破溃。应考虑为_____。

　　A. 溃疡性口腔炎　　　　　B. 疱疹性咽峡炎　　　　　C. 水痘

　　D. 猩红热　　　　　　　　E. 手足口病

(二)辅助检查

1. 血常规　一般病例白细胞计数多正常或降低,病情危重者白细胞计数可明显升高。

2. 脑脊液检查　神经系统受累时可表现为外观清亮、压力增高、细胞计数增多(以单核细胞为主),蛋白质含量正常或轻度增多,糖和氯化物含量正常。

3. 病原学检测　鼻咽拭子、气道分泌物、疱疹液或粪便标本中Coxl6、EV71等肠道病毒特异性核酸阳性或分离到肠道病毒可确诊。

4. 血清学检查　急性期与恢复期Coxl6、EV71等肠道病毒中和抗体水平有4倍以上的升高可确诊。

(三)治疗要点

1. 普通病例　目前尚无特效抗病毒药物和特异性治疗手段,主要是对症处理。除适当休息,清淡饮食,做好口腔护理外,还应注意隔离,避免交叉感染。

2. 重症病例

(1)神经系统受累:降温、镇静、止惊;用甘露醇降低颅内高压,酌情应用糖皮质激素及注射免疫球蛋白。

（2）呼吸、循环衰竭：保持呼吸道通畅，给氧，监测呼吸、心率、血压和血氧饱和度；必要时行气管插管，使用正压机械通气；保护重要脏器的功能，维持内环境稳定。

（3）恢复期治疗：促进各脏器功能恢复，进行功能康复治疗和训练，给予中西医结合治疗。

三、护理问题

1. 体温过高　与病毒感染有关。

2. 皮肤完整性受损　与口腔、手足疱疹有关。

3. 防护无效　与病毒传播力强有关。

4. 潜在并发症　脑膜炎、脑水肿、循环衰竭、肺水肿等。

四、护理措施

1. 维持体温正常　急性期应卧床休息。体温正常，斑丘疹及疱疹消退后，再休息一周。高热时鼓励患儿多饮水，减少衣着，保持皮肤清洁干燥。体温>38.5 ℃时应采取降温处理，以免过高导致热性惊厥。给予清淡、易消化、高热量、高维生素的流质或半流质饮食，禁食冰冷、辛辣、过咸等刺激性食物。

2. 皮肤黏膜护理　保持口腔清洁，餐后可用温水或生理盐水漱口。不会漱口的患儿可用生理盐水棉棒清洁口腔；衣服、被褥保持清洁、干燥、平整，衣着要宽松、柔软；指甲剪短，防抓破皮疹。保持臀部清洁干燥，手、足部疱疹未破溃时可涂炉甘石洗剂或5％碳酸氢钠溶液，破溃时可涂聚维酮碘溶液，如有感染，应用抗生素软膏。

3. 预防感染的传播

（1）隔离：进行呼吸道隔离，轻症至少2周，重症患儿不少于3周。

（2）病室做好消毒工作。病房每天开窗通风2次，患儿用过的玩具、餐具或其他用品可用含氯的消毒液浸泡及煮沸消毒，不宜浸泡或煮沸的物品可在日光下暴晒。

（3）患儿呼吸道分泌物、粪便应经过消毒处理，可用含氯消毒剂消毒2小时后倾倒。

（4）诊疗、护理患儿过程中使用的非一次性仪器、物品等要擦拭消毒。

4. 病情观察　本病重症病例可致死亡，要严密观察病情进展。如出现持续高热不退、末梢循环不良，呼吸、心率明显增快，精神差、呕吐、抽搐、肢体抖动或无力等重症病例早期表现，应报告医生及时处理。

五、健康教育

由于手足口病传染性强，为控制疾病的流行，应向患儿家长介绍手足口病的临床特点、传染源、传播途径及隔离的意义。让患儿家长了解一般护理注意事项，如饮食护理、皮疹护理、口腔护理及病情观察等。帮助患儿家长掌握预防手足口病的方法，如患儿的隔离、居室的消毒、分泌物的消毒等。教会小儿养成良好的卫生习惯，加强锻炼，增强机体抵抗力。

【本节小结】

本病近年来出现较多，尽管考试出题频率不高，但仍要引起我们的注意，特别是如下几点。

（1）病原体：肠道病原体。

（2）典型皮疹特点：手、足、口、臀皮疹情况。

（3）重症表现及预后。

（4）皮疹护理及隔离措施。

【目标检测】

1. 引起手足口病的病原体是_____。

A. 呼吸道合胞病毒　　　　　　B. 腺病毒　　　　　　　　C. EB 病毒

D. 肠道病毒　　　　　　　　　E. 轮状病毒

2. 手足口病主要是通过什么方式传播？_____

A. 呼吸道   B. 直接接触   C. 粪-口途径   D. 疱疹液   E. 唾液

3. 关于手足口病隔离时间，说法正确的是_____。

A. 呼吸道隔离，轻症至少1周，重症患儿不少于2周

B. 呼吸道隔离，轻症至少2周，重症患儿不少于3周

C. 呼吸道隔离，轻症至少3周，重症患儿不少于4周

D. 消化道隔离，轻症至少1周，重症患儿不少于2周

E. 消化道隔离，轻症至少2周，重症患儿不少于3周

4. 关于手足口病皮肤的护理，说法错误的是_____。

A. 保持口腔清洁，餐后可用温水或生理盐水漱口

B. 指甲剪短，防抓破皮疹

C. 手、足部疱疹未破溃时可涂炉甘石洗剂

D. 有感染时应用抗生素软膏

E. 保持口腔清洁，餐前先用温水或生理盐水漱口

【目标检测答案】

第一节：1. C 2. D 3. E 4. B 5. B 6. A 7. B

第一节：1. D 2. C 3. A 4. D

第三节：1. A 2. E 3. D 4. B 5. A

第四节：1. E 2. E 3. C 4. D

第五节：1. B 2. C 3. E 4. C

第六节：1. D 2. C 3. B 4. E

第十六章 结核病患儿的护理

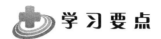

扫码看课件

本章学习重点是小儿结核病的特点;结核菌素试验的方法、临床意义;结核病预防;原发型肺结核、粟粒型肺结核和结核性脑膜炎的护理评估、护理诊断及护理措施。难点是结核菌素试验结果判断及临床意义。学习时注意运用列表的方式比较小儿常见结核病的护理评估、护理诊断及护理措施。

第一节 总 论

一、概述

结核病是由结核分枝杆菌引起的一种慢性感染性疾病,全身各个脏器均可受累。但以原发型肺结核最常见,严重病例可引起血行播散,发生粟粒型肺结核或结核性脑膜炎,后者是小儿结核病致死的主要原因。近十多年来,由于人类免疫缺陷病毒(HIV)的流行和耐药结核菌株的产生,许多国家结核发病率有所回升,0~14岁小儿结核病平均感染率为9.6倍。我国政府已把结核病列为重点防治疾病。

二、病因

病原体为结核分枝杆菌,属于分枝杆菌属,具有抗酸性,为需氧菌,革兰染色阳性,抗酸染色呈红色。结核分枝杆菌可分为4型:人型、牛型、鸟型、鼠型,对人类有致病性的主要是人型和牛型,我国小儿结核病大多由人型结核分枝杆菌引起。结核分枝杆菌含有类脂质、蛋白质和多糖体等物质,蛋白质能使机体致敏,产生变态反应,引起疾病。类脂质对细菌具有保护性,使其对酸、碱、消毒剂有较强的抵抗力,但对湿热敏感,湿热65 ℃ 30分钟即可灭活,干热100 ℃ 20分钟灭活。痰液中的结核杆菌用5%苯酚或20%漂白粉经24小时处理才被杀灭。

三、发病机制

结核分枝杆菌是否引起人体发病不仅取决于细菌数量、菌群和毒力,更重要的是与机体的免疫功能有关,尤其是细胞免疫的强弱。小儿对结核分枝杆菌及其代谢产物具有较高的敏感性,机体初次感染结核分枝杆菌4~8周产生细胞免疫,同时出现组织超敏反应,若再次接触结核分枝杆菌或其代谢产物,致敏的淋巴细胞就释放一系列细胞因子,激活并汇集巨噬细胞于病灶处,产生足够的水解酶和杀菌素,吞噬和杀灭大部分结核分枝杆菌。当细菌量少而组织敏感性高时,就形成由淋巴细胞、巨噬细胞和成纤维细胞组成的肉芽肿;当细菌量大而组织敏感性高时,则组织坏死而形成干酪样物质;当细菌量多而组织敏感性低时,不能使感染局限,导致播散和局部组织坏死。

机体感染结核分枝杆菌后,在产生变态反应的同时获得一定的免疫力,免疫力和变态反应是同一细胞免疫过程的两种不同表现。变态反应对免疫的影响为双重作用:一般认为变态反应适度时,机体抵抗力最强;变态反应过强时,可加剧炎症反应,甚至发生干酪样坏死;变态反应过弱时,机体反应性差。

四、流行病学特点

开放性肺结核患者是主要的传染源,主要传播途径是呼吸道,小儿吸入带结核菌的飞沫或尘埃后即可引起感染。如饮用未经消毒的牛奶或污染了结核分枝杆菌的其他食物可引起消化道传播。经皮肤或胎盘传染者极少。生活贫困、居住拥挤、营养不良、社会经济落后等是人群结核病高发的诱因。

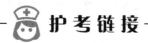

肺结核最主要的传播途径是_____。

A. 食物和水　　　B. 皮肤接触　　　C. 飞沫或尘埃　　　D. 毛巾或餐具　　　E. 血液

五、小儿结核病的特点

(1)多为原发感染,发病急,病情进展快,易发生并发症,未经合理治疗可于短期内恶化;如能早期发现,及时治疗,多能痊愈。由于原发病灶局部病变的性质以渗出为主,较少出现坏死及空洞,故愈合方式以钙化为主。

(2)易侵犯淋巴系统,肺门淋巴结最易受累。

(3)原发型肺结核易发生血行播散,故小儿粟粒型肺结核及结核性脑膜炎多见。

(4)对结核分枝杆菌及其代谢产物的敏感性较高,表现为结核菌素试验强阳性、疱疹性结膜炎、皮肤结节性红斑等,并常出现于肺内病变之前。多见于原发型肺结核患儿。

六、辅助检查

(一)结核菌素试验

结核菌素试验可测定受试者是否感染过结核杆菌,属于迟发型变态反应。其机制是将试剂(抗原)注入皮内,若机体感染过结核分枝杆菌,致敏的淋巴细胞和巨噬细胞即积聚在真皮的血管周围,诱发炎症反应,导致血管通透性增高,可在注射局部形成硬结。

1. 试验方法　用皮内注射法。将 0.1 mL(含 5 个结核菌素单位)的纯蛋白衍化物(PPD)注入左前臂掌侧面中下 1 / 3 交界处皮内,使之形成直径 6~10 mm 的皮丘。若患儿变态反应强烈,如曾患疱疹性结膜炎、结节性红斑或一过性多发性结核过敏性关节炎等,宜用 1 个结核菌素单位的 PPD 试验,以防局部的过强反应及可能的病灶反应。

PPD 试验的浓度是一般是_____。

A. 5 个结核菌素单位　　　　　B. 50 个结核菌素单位

C. 500 个结核菌素单位　　　　D. 10 个结核菌素单位

E. 100 个结核菌素单位

2. 结果判断　注射后 48~72 小时观察反应结果,测定局部硬结的直径,取纵、横两者的平均直径来判断其反应强度。结核菌素试验结果判断见表 16-1。

表 16-1　结核菌素试验结果判断

局部反应	表示符号	判断结果
微红,无硬结或硬结直径<5 mm	—	阴性
红肿,硬结直径≥5 mm	+	阳性
红肿,硬结直径 10 ～19 mm	++	中度阳性
红肿,硬结直径≥20 mm	+++	强阳性
除硬结外,还有水疱、破溃、淋巴管炎	++++	极强阳性

3. 临床意义

(1)阳性反应见于:①接种卡介苗后;②年长儿无明显临床症状,仅呈一般阳性反应,表示曾感染过结核分枝杆菌;③婴幼儿,尤其是未接种卡介苗者,中度阳性反应多表示体内有新的结核病灶,年龄愈小,活动性结核可能性愈大;④强阳性反应者,表示体内有活动性结核病灶;⑤由阴性反应转为阳性反应,或硬结直径由原来小于 10 mm 增至大于 10 mm,且增幅超过 6 mm 时。表示新近有感染。

接种卡介苗与自然感染阳性反应的主要区别见表 16-2。此外,非结核分枝杆菌感染也可导致 PPD 皮试呈阳性。

表 16-2　接种卡介苗与自然感染阳性反应的主要区别

项目	接种卡介苗后	自然感染
硬结直径	多为 5～9 mm	多为 10～15 mm
硬结颜色	浅红	深红
硬结质地	较软,边缘不整	较硬,边缘清楚
阳性反应持续时间	较短,2～3 天即消失	较长,可达 7～10 天
阳性反应的变化	有较明显的逐年减弱的倾向,一般于 3～5 年逐渐消失	短时间内反应无减弱倾向,可持续若干年,甚至终生

(2)阴性反应见于:①未感染过结核分枝杆菌;②结核迟发型变态反应前期(初次感染后 4～8 周);③假阴性反应,由于机体免疫功能低下或受抑制所致,如重症结核病;急性传染病如麻疹、水痘、风疹、百日咳等;体质极度衰弱,如重度营养不良、重度脱水、重度水肿等;原发或继发免疫缺陷病;糖皮质激素或其他免疫抑制剂使用期间等;④技术误差或结合菌素失效。

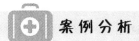　**案例分析**

患儿,3 岁,结核菌素试验 72 小时,局部出现水疱、坏死,硬结直径为 7 mm,判断结果为_____。

A.(—)　　　B.(+)　　　C.(++)　　　D.(+++)　　　E.(++++)

(二) 实验室检查

1. 结核分枝杆菌检查　从痰液、胃液(婴幼儿可抽取空腹胃液)、脑脊液、浆膜腔液中找到结核分枝杆菌是重要的确诊手段。

2. 免疫学诊断及分子生物学诊断　如用 DNA 探针、聚合酶链反应(PCR)能快速检测标本中结核分枝杆菌核酸物质;用免疫荧光试验、酶联免疫电泳技术(ELIEP)、酶联免疫吸附试验(ELISA)能检测标本中的结核分枝杆菌特异性抗体。

3. 血沉 血沉增快为结核病活动性指标之一,但无特异性。

（三）影像学检查

胸部 X 线检查是筛查小儿结核病不可缺少的重要手段,能确定病变部位、范围、性质及发展情况。定期复查有助于结核与非结核疾病的鉴别,亦可观察治疗效果。必要时可做高分辨率 CT 扫描。

（四）其他辅助检查

1. 纤维支气管镜检查 有助于支气管内膜结核及支气管淋巴结结核的诊断。

2. 周围淋巴结穿刺液涂片检查 可发现特异性结核病变,如结核结节或干酪样坏死,有助于结核病的诊断和鉴别诊断。

3. 肺穿刺活检或胸腔镜取肺活检 对特殊疑难病例确诊有帮助。

七、治疗要点

主要是抗结核治疗,目的:①杀灭病灶中的结核菌;②防止血行播散。治疗原则:早期治疗、适宜剂量、联合用药、规律用药、坚持全程、分段治疗。

（一）常用的抗结核药物

1. 杀菌药物 ①全杀菌药:如异烟肼(INH)和利福平(RFP);②半杀菌药:如链霉素(SM)和吡嗪酰胺(PZA)。

2. 抑菌药物 常用者有乙胺丁醇(EMB)及乙硫异烟胺(ETH)。

（二）针对耐药菌株的几种新型抗结核药物

1. 老药的复合剂型 利福平＋异烟肼合剂,利福平＋吡嗪酰胺＋异烟肼合剂(卫非特)等。

2. 老药的衍生物 利福喷汀。

3. 新的化学制剂 帕司烟肼(力排肺疾)。

小儿常用抗结核药物见表 16-3。

表 16-3 小儿常用抗结核药物

药物名称	剂量/(kg/d)	给药途径	主要副作用
异烟肼	10 mg(≤300 mg/d)	口服（也可肌内注射、静脉滴注）	肝毒性、末梢神经炎、皮疹和发热
利福平	10 mg(450≤mg/d)	口服	肝毒性、恶心、呕吐和流感症状
链霉素	20～30 mg(≤0.75 g/d)	肌内注射	第Ⅷ颅神经损害、肾毒性、过敏、皮疹和发热
吡嗪酰胺	20～30 mg(≤0.75 g/d)	口服	肝毒性、高尿酸血症、关节痛、过敏和发热
乙胺丁醇	15～25 mg	口服	视神经炎、皮疹
乙硫异烟胺丙硫异烟胺	10～15 mg	口服	胃肠道反应、肝毒性、末梢神经炎、过敏、皮疹和发热
卡那霉素	15～20 mg	肌内注射	肾毒性、第Ⅷ颅神经损害
对氨柳酸	150～200 mg	口服	胃肠道反应、肝毒性、过敏、皮疹和发热

（三）化疗方案

1. 标准疗法 一般用于无明显症状的原发型肺结核。每天服用 INH、RFP 和(或)EMB,疗程 9～12 个月。

2. 两阶段疗法　用于活动性原发型肺结核、急性粟粒型肺结核及结核性脑膜炎。①强化治疗阶段：联用 3～4 种杀菌药物，为化疗的关键阶段。在长程疗法时，此阶段一般需 3～4 个月；短程疗法时一般为 2 个月。②巩固治疗阶段：联用 2 种抗结核药物，防止复发。在长程疗法时，此阶段可长达 12～18 个月；短程疗法时，一般为 4 个月。

3. 短程疗法　为结核病现代疗法的重大进展，直接监督下服用与短程化疗是世界卫生组织治愈结核病患者的重要策略。可选用以下几种 6 个月短程化疗方案（数字为月数）：①2 HRZ/4 HR；②2 SHRZ/4 HR；③2 EHRZ/4 HR。若无 PZA，则将疗程延长至 9 个月。

八、预防

(一) 控制传染源

结核分枝杆菌涂片阳性患者是主要传染源，早期发现、合理治疗结核分枝杆菌涂片阳性的患者，是预防小儿结核病的根本措施。

(二) 普及卡介苗接种

卡介苗接种是预防小儿结核病的有效措施，可有效降低发病率和死亡率。目前我国计划免疫要求在全国城乡普及新生儿卡介苗接种。

下列情况禁止接种卡介苗：①先天性胸腺发育不全症或严重联合免疫缺陷病患者；②急性传染病恢复期；③注射局部有湿疹或患全身性皮肤病；④结核菌素试验阳性。

(三) 预防性用药

对有下列指征的小儿可预防性服药：①密切接触家庭内开放性肺结核患者；②3 岁以下婴幼儿未接种卡介苗而结核菌素试验阳性者；③结核菌素试验新近由阴性转为阳性者；④结核菌素试验阳性伴结核中毒症状者；⑤结核菌素试验阳性，新患麻疹或百日咳小儿；⑥结核菌素试验阳性，小儿需较长时间使用肾上腺糖皮质激素或其他免疫抑制剂治疗者。

用法：异烟肼(INH)，每天 10 mg/kg(≤300 mg/d)，疗程 6～9 个月；或 INH 每天 10 mg/kg(≤300 mg/d)联合利福平(RFP)每天 10 mg/kg(≤300 mg/d)，疗程 3 个月。

【本节小结】
本节重点是理解结核病的辅助检查及治疗要点。

【目标检测】

1. 人类结核病的主要病原体是_____。

A. 牛型结核菌　　　　　　　　B. 鼠型结核菌　　　　　　　　C. 人型和鼠型结核菌

D. 牛型和鼠型结核菌　　　　　E. 人型和牛型结核菌

2. 结核分枝杆菌感染人体的主要途径是_____。

A. 皮肤接触　　B. 消化道　　　C. 呼吸道　　　D. 泌尿道　　　E. 淋巴道

3. 结核菌素试验 72 小时，注射局部出现水疱和坏死，其范围平均直径为 12 mm，判断结果为_____。

A. (—)　　　　B. (＋)　　　　C. (＋＋)　　　D. (＋＋＋)　　　E. (＋＋＋＋)

4. 观察小儿结核菌素试验结果的时间是_____。

A. 73～96 小时　B. 48～72 小时　　C. 24～47 小时　　D. 12～23 小时　　E. 1～11 小时

5. 结核菌引起小儿发病与否最主要取决于_____。

A. 结核分枝杆菌的数量　　　　B. 菌群类型　　　　　　　　　C. 结核分枝杆菌的毒力

D. 体液免疫的强弱　　　　　　E. 细胞免疫的强弱

6. 切断肺结核传染链的最有效方法是_____。

A. 增强所有公民的免疫力

B. 在全民范围内进行科普宣传

C. 发现并治愈涂本染色检查阳性患者

D. 经常进行集体肺部 X 线检查

E. 给所有应种卡介苗者进行预防接种

7. 小儿结核病化疗方案中的标准疗法,其疗程应为_____。

A. 3～4 个月　　B. 5～6 个月　　C. 7～8 个月　　D. 9～12 个月　　E. 13～18 个月

8. 关于结核菌素试验,下列哪项是不正确的?_____

A. 皮内注射 0.1 mL PPD　　　　B. 一般注入左前臂掌侧面中、下 1/3 交界处皮内

C. 48～72 小时观察反应结果　　　D. 左上臂三角肌下缘处皮内注入

E. 测定局部硬结,取纵、横两者平均直径来判断其强度

第二节　原发型肺结核

一、概述

原发型肺结核是原发型结核病中最常见的,为结核分枝杆菌初次侵入肺部发生的原发感染,是小儿肺结核的主要类型,占小儿各型肺结核总数的 85.3%。原发型肺结核包括原发综合征和支气管淋巴结结核。原发综合征由肺原发病灶、局部淋巴结病变和两者相连的淋巴管炎组成;支气管淋巴结结核以胸腔内肿大的淋巴结为主。

二、护理评估

（一）临床表现

症状轻重不一。轻者可无症状,仅在体检做胸部 X 线检查时发现。一般起病缓慢,可有食欲不振、低热、疲乏、盗汗等结核中毒症状,多见于年龄较大小儿。婴幼儿及症状较重者可急性起病,高热可达到 39～40 ℃,但一般情况尚好,持续 2～3 周转为低热,并伴结核中毒症状,干咳和轻度呼吸困难是最常见的症状。婴儿可表现为体重不增或生长发育障碍。当胸内淋巴结高度肿大时可产生一系列压迫症状,如压迫气管分叉处可出现类似百日咳样痉挛性咳嗽;压迫支气管使其部分阻塞时可引起喘鸣;压迫喉返神经可致声音嘶哑;压迫静脉可致胸部一侧或双侧静脉怒张等。

体检时可见周围淋巴结有不同程度的肿大,肺部体征可不明显,与肺内病变不一致。部分患儿可有疱疹性结膜炎、皮肤结节性红斑、一过性多发性关节炎等结核变态反应表现。

（二）辅助检查

1. 胸部 X 线检查　诊断小儿肺结核的主要方法。原发综合征胸部 X 线呈典型哑铃"双极影"（图 16-1）。支气管淋巴结结核 X 线表现为肺门淋巴结肿大,边缘模糊者称炎症型,边缘清晰者称结节型。

2. 结核菌素试验　呈强阳性或阴性转为阳性。

3. 查找结核分枝杆菌　痰液或胃液中可查到结核分枝杆菌。

（三）治疗要点

无明显症状者选用标准疗法。活动性原发型肺结核宜采用直接督导下短程疗法（DOTS）。强化治

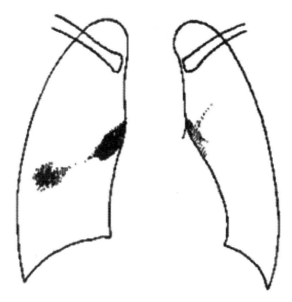

图 16-1　双极影

疗阶段宜用 3～4 种杀菌药：INH、RFP、PZA 或 SM，2～3 个月后以 INH、RFP 或 EMB 巩固维持治疗。常用方案为 2 HRZ/4 HR。判断小儿结核病活动性的指标有以下几种。

（1）结核菌素试验呈强阳性。

（2）未接种卡介苗且小于 3 岁，尤其结核菌素试验呈阳性婴儿。

（3）有发热及其他结核中毒症状者。

（4）排出物中找到结核菌。

（5）胸部 X 线检查示活动性原发型肺结核改变者。

（6）血沉加快而无其他原因解释者。

（7）纤维支气管镜检查有明显支气管结核病变者。

（四）结局转归

1. 吸收好转　病灶完全吸收，呈钙化或硬结（隐伏或痊愈）。此种转归最常见，出现钙化表示病变至少已有 6 个月。

2. 进展　①原发病灶扩大，形成空洞；②支气管淋巴结周围炎，形成淋巴结支气管瘘，导致支气管内膜结核或干酪性肺炎；③支气管淋巴结肿大压迫，造成肺不张或阻塞性肺气肿；④结核性胸膜炎。

3. 恶化　发生血行播散，导致急性粟粒型肺结核或全身粟粒型结核病。

三、护理问题

1. 营养失调：低于机体需要量　与食欲不振、疾病消耗过多有关。

2. 活动无耐力　与结核分枝杆菌感染有关。

四、护理措施

1. 保证营养供给　结核病是一种慢性消耗性疾病，饮食护理特别重要，应给予患儿高能量、高蛋白质、高维生素的饮食，如牛奶、鸡蛋、瘦肉、鱼、豆腐、新鲜水果、蔬菜等，以增强抵抗力，促进机体修复和病灶愈合。指导患儿家长为患儿制订合理、营养的食谱，尽量提供患儿喜爱的食品，注意食物的制作方法，以增加食欲。

2. 建立合理生活制度　注意室内空气新鲜、阳光充足；除严重的结核病患儿应绝对卧床休息外，一般不过分强调卧床休息；保证足够的睡眠时间，减少体力消耗，促进体力恢复；适当进行室内外活动，呼吸新鲜空气,增强抵抗力;患儿出汗多,尤其是夜间,应及时更换衣物;积极防治各种急性传染病,防止病情恶化。避免继续与开放性结核病患者接触,以免重复感染。

五、健康指导

(1) 多与患儿及其家长沟通,了解其心理状态,介绍病情及用药情况,使他们消除顾虑,积极配合治疗,树立战胜疾病的信心。

(2) 说明结核病患儿活动期应实行呼吸道隔离,避免与其他急性传染病如麻疹、百日咳等患儿接触,以免加重病情。

(3) 指导患儿家长对患儿居室定期用紫外线消毒,每次 10～20 分钟。患儿玩具及用物除用紫外线消毒外,也可直接在阳光下照射,每次 2 小时。患儿食具应与家人分开,每次用完煮沸消毒。痰液用 5% 苯酚或 20% 漂白粉处理 24 小时。

(4) 向患儿家长说明应用抗结核药物是治愈肺结核的关键,应坚持全程、正规服药。指导患儿家长注意观察药物的毒副作用,若出现胃肠道反应、耳鸣耳聋、眩晕、视力减退或视野缺损、手足麻木、皮疹等,应及时与医生联系,以决定是否停药。定期到医院检查尿常规、肝功能,复查 X 线胸片。

(5) 向患儿家长介绍结核病的预防知识,如加强体格锻炼,按计划接种卡介苗,饮用经过严格消毒的牛奶,避免与开放性结核病患者接触,预防各种传染性疾病、营养不良、佝偻病等。

【本节小结】

本节重点是掌握原发型肺结核的护理措施。

【目标检测】

1. 结核病作为慢性消耗性疾病,饮食护理应给予_____。

A.高热量、高蛋白质、低维生素饮食　　　　B.高热量、高蛋白质、高维生素饮食
C.低热量、低蛋白质、低维生素饮食　　　　D.高热量、低蛋白质、高维生素饮食
E.低热量、高蛋白质、高维生素饮食

2. 人体初次感染结核分枝杆菌后出现的肺结核类型是_____。

A.原发型肺结核　　　　B.浸润性肺结核　　　　C.血行播散型肺结核
D.慢性纤维空洞型肺结核　　E.结核性胸膜炎

3. 小儿肺结核的主要类型是_____。

A.结核性胸膜炎　　　　B.急性粟粒型肺结核　　　　C.肠结核
D.纤维空洞型肺结核　　E.原发型肺结核

4. 患儿,男,8 岁。确诊为原发型肺结核,护士对其家长实施健康宣教时,以下不恰当的是_____。

A.定期复查

B.避免患儿与其他急性传染病患儿接触

C.给予高热量、高蛋白质、高维生素饮食

D.全程正规服药,出现毒副作用亦不停用或减量

E.对患儿的呼吸道分泌物、餐具、痰杯应消毒处理

5. 患儿,男,4 岁。低热、咳嗽 2 月,X 线胸片呈典型"哑铃"状双极影,诊断为原发综合征。应用抗结核药物治疗。其疗程为_____。

A.1～2 个月　　B.3～4 个月　　C.5～6 个月　　D.7～8 个月　　E.9～12 个月

6. 关于原发型肺结核,下列哪项正确?_____

A.好发生于双肺锁骨上下　　B.多发生明显结核中毒症状　　C.极少发生血行播散

D.原发灶及淋巴结不会发生干酪样坏死

E.肺门或纵隔淋巴结结核较原发综合征更为常见

7. 活动性原发型肺结核,用药方案首选_____。

A. INH＋PAS　　　　　　　B. INH＋RFP＋PZA　　　　　　C. INH＋RFP＋PZA＋SM

D. INH-I-RFP＋泼尼松　　　E. INH＋PZA

8. 原发综合征由以下几部分组成,哪项除外?　_____

A. 肺部原发病灶　　　　　　　　　　　　B. 支气管淋巴结结核

C. 引导原发病灶至淋巴结间的淋巴管炎　　D. 原发病灶临近的胸膜炎

E. 病灶侧肺野浸润灶

第三节　急性粟粒型肺结核

一、概述

急性粟粒型肺结核或称急性血行播散性肺结核,是结核分枝杆菌经血行播散而引起的肺结核,常是原发综合征发展的后果,主要见于婴幼儿。年龄幼小,患麻疹、百日咳或营养不良时,机体免疫力低下,特别是人类免疫缺陷病毒(HIV)感染时,易诱发本病。多在原发感染后 6 个月以内发生。

二、护理评估

（一）临床表现

起病多急骤,婴幼儿多突然高热(39～40 ℃),呈稽留热或弛张热,部分病例体温可不太高,呈规则或不规则发热,常持续数周或数月,多伴寒战、盗汗、食欲不振、面色苍白、咳嗽、气促和发绀等。肺部可闻及细湿啰音,易被误诊为肺炎。部分患儿伴有肝、脾、淋巴结肿大等,临床上易与伤寒、败血症等混淆。少数婴幼儿主要表现为发热、食欲不振、消瘦、倦怠等,易被误诊为营养不良。50％以上的患儿在起病时就出现脑膜炎征象。

（二）辅助检查

（1）X 线检查:发病 2～3 周胸部摄片可发现大小一致、分布均匀的粟粒状阴影,密布于两侧肺野,透视一般不能发现。

（2）其他：① 结核菌素试验可呈假阴性；② 痰或胃液中可查到结核分枝杆菌。

（三）治疗要点

1. 抗结核药　全疗程分强化治疗和巩固治疗两个阶段,常采用 INH 配以 RFP 、SM 及 EBM,总疗程 1 年半以上。

2. 肾上腺糖皮质激素　中毒症状重及呼吸困难者,在有效抗结核药物治疗的同时加用肾上腺糖皮质激素,常用泼尼松,每天 1～2 mg/kg ,疗程 1～2 个月。

三、护理问题

1. 体温过高　与结核分枝杆菌感染有关。

2. 气体交换受损　与肺部广泛结核病灶影响气体交换有关。

四、护理措施

1. 维持正常体温　监测体温,观察体温变化,体温过高时给予物理降温,必要时遵医嘱给予药物降温,保证摄入充足的营养和水分。

2. 改善呼吸功能 保持室内空气新鲜、流通,温度在 18～22 ℃ ,湿度 50%～60%。尽量使患儿安静,以减少氧的消耗。保持气道通畅,定时帮助翻身变换体位,叩击背部,有利于排痰,及时清除呼吸道分泌物。凡有呼吸困难、喘憋、口唇发绀、烦躁等情况,应立即给氧。

五、健康教育

坚持定期复查,全程、合理用药,指导患儿家长观察病情和药物副作用。制订合理的生活制度,保证休息,病情允许时适当进行户外活动,供给充足的营养。避免与开放型肺结核患者接触,以防重复感染,积极预防及治疗各种急性传染病。其余同"原发型肺结核"。

【本节小结】
本节重点是掌握急性粟粒型肺结核的护理措施。

【目标检测】
1. 急性粟粒型肺结核多见于_____。
A. 新生儿   B. 婴幼儿   C. 学龄前期小儿
D. 学龄期小儿   E. 青春期小儿
2. 急性粟粒型肺结核小儿抗结核治疗总时间一般为_____。
A. 3 个月   B. 6 个月   C. 9 个月
D. 1 年   E. 1 年半以上

第四节　结核性脑膜炎

一、概述

结核性脑膜炎简称结脑,是结核分枝杆菌侵犯脑膜所引起的炎症,常为血行播散所致的全身性粟粒型结核病的一部分,为小儿结核病中最严重的类型,是小儿结核病死亡的主要原因。结脑多见于 3 岁以内的婴幼儿,常在结核原发感染后 1 年以内发生,尤其在初次感染结核 3 ～6 个月最易发生。

由于小儿中枢神经系统发育不成熟、血脑屏障功能不完善、免疫功能低下,入侵的结核分枝杆菌易血行播散而引起结核性脑膜炎。少数病例亦可由脑实质或脑膜的结核病灶破溃,结核分枝杆菌进入蛛网膜下腔及脑脊液中所致。偶见脊椎、颅骨或中耳与乳突的结核病灶直接蔓延侵犯脑膜。

二、护理评估

（一）临床表现
典型结脑起病多较缓慢,根据临床表现,病程大致可分为 3 期。
1. 早期(前驱期) 1～2 周,主要表现为性格改变,如少言、懒动、易倦、烦躁、易怒等,可有低热、厌食、盗汗、消瘦、便秘及不明原因的呕吐等,年长儿可诉头痛。
2. 中期(脑膜刺激期) 1～2 周,由于颅内压逐渐增高,患儿出现剧烈头痛、喷射性呕吐、感觉过敏、嗜睡或烦躁不安、惊厥等,出现明显脑膜刺激征、颈项强直、凯尔尼格征及布鲁津斯基征阳性。婴幼儿则表现为前囟隆起、颅缝裂开。此期可出现脑神经障碍,面神经瘫痪最常见,其次为动眼神经和外展神经瘫痪。部分患儿出现语言障碍、运动障碍等脑炎表现。

3. 晚期（昏迷期）　1～3周,上述症状逐渐加重,由意识蒙胧、半昏迷进入昏迷,阵挛性或强直性惊厥频繁发作,患儿极度消瘦,呈舟状腹,常伴有水、电解质代谢紊乱。明显颅内高压及脑积水时,呼吸节律不规则,婴儿前囟隆起,颅缝裂开,头皮静脉怒张等。最终可因颅内压急骤增高引起脑疝,导致呼吸及循环中枢麻痹而死亡。

4. 并发症　结脑最常见的并发症为脑积水、脑实质损害、脑出血及脑神经障碍。其中前三种是导致结脑患儿死亡的常见原因。严重后遗症为脑积水、肢体瘫痪、智力低下、失明、失语、癫痫及尿崩症等。

（二）辅助检查

1. 脑脊液检查　脑脊液压力增高,外观透明或呈毛玻璃状;白细胞总数多为$(50～500)×10^6/L$,分类以淋巴细胞为主,糖和氯化物水平均降低是结脑的典型改变。脑脊液静置12小时后,可有蜘蛛网状薄膜形成,取其表面薄膜涂片可查到抗酸杆菌。脑脊液培养阳性则可确诊。

2. 胸部 X 线检查　85％结脑患儿 X 线胸片有结核病变,如原发型肺结核或粟粒型肺结核,其中90％为活动性肺结核。

3. 结核菌素试验　阳性对诊断有帮助,但晚期可呈假阴性。

4. 眼底检查　可见脉络膜上有粟粒状结节病变。

（三）治疗要点

主要抓住两个重要环节,一是抗结核治疗,二是降低颅内压。

1. 抗结核治疗　联合应用易透过血脑屏障的抗结核杀菌药物,分阶段治疗。①强化治疗阶段联合使用 INH、RFP、PZA 及 SM,疗程 3～4 个月;②巩固治疗阶段继续应用 INH、RFP 或 EMB 9～12 个月。抗结核总疗程不少于 12 个月或脑脊液恢复正常后继续治疗 6 个月。

2. 降低颅内压　常用脱水剂如 20％甘露醇;利尿剂如乙酰唑胺,一般于停用甘露醇前 1～2 天使用。视病情可考虑做侧脑室穿刺引流、分流手术等。

3. 应用肾上腺糖皮质激素　早期使用可减轻炎症反应,降低颅内压,并可减少粘连,防止或减轻脑积水的发生。一般使用泼尼松,疗程 8～12 周。

三、护理问题

1. 潜在并发症　脑疝。

2. 营养失调:低于机体需要量　与摄入少、呕吐及消耗增多有关。

3. 有皮肤完整性受损的危险　与长期卧床、排泄物刺激有关。

四、护理措施

1. 帮助控制颅内压

（1）患儿绝对卧床休息,取头肩抬高侧卧体位。保持安静,避免患儿哭闹和用力。治疗及护理操作尽量集中进行,减少对患儿的刺激。

（2）遵医嘱应用抗结核药物,有效控制颅内感染。应用降低颅内压的药物,如肾上腺糖皮质激素、脱水剂、利尿剂等。注意观察药物疗效及副作用。

（3）配合医生做好侧脑室引流及分流术,减低颅内压,做好术前准备及术后护理,定期复查脑脊液。

（4）密切观察病情变化,注意监测体温、脉搏、呼吸、血压、神志、瞳孔大小,及早发现脑疝,以便及时采取措施。

2. 改善营养状况　进食宜少量多餐,耐心喂养。对不能吞咽者,可经鼻饲和静脉补充营养,以保证患儿能摄入足够的热量、蛋白质及维生素,维持水、电解质平衡。鼻饲时速度不能过快,以免呕吐。病情好转,患儿能自行吞咽时,及时停止鼻饲。

3. 加强皮肤护理　保持床铺清洁、平整,每次呕吐后及时清除颈部、耳部的呕吐物,以防皮肤糜烂。

每天清洁口腔 2～3 次,以免因呕吐致口腔不洁诱发细菌感染。大小便后及时清洗。对昏迷及瘫痪患儿,每 2 小时翻身、拍背 1 次,以防压疮和坠积性肺炎。对眼睑不能闭合者,可涂眼膏并用纱布覆盖,保护角膜。

五、健康教育

(1)告知患儿家长要有长期治疗的思想准备,坚持全程、合理用药。指导患儿家长做好病情及药物毒副作用的观察。

(2)指导患儿家长为患儿制订合理的生活制度,注意饮食,供给足够的营养。指导对昏迷患儿眼睛、口腔、皮肤的护理。告诫患儿家长在为患儿做腰椎穿刺后去枕平卧 4～6 小时,以免头痛。恢复期适当进行户外活动,定期门诊复查,防止复发。

(3)告知患儿家长避免患儿与开放性结核患者接触,以防重复感染,积极预防和治疗各种传染性疾病。

(4)指导留有后遗症的患儿家长对患儿瘫痪肢体进行理疗、被动活动等功能锻炼,帮助肢体恢复功能,防止肌挛缩。对失语和智力低下者应进行语言训练和适当教育。

【本节小结】

本节重点是掌握结核性脑膜炎的护理措施。

【目标检测】

1. 结核性脑膜炎最常见于下列哪种情况? _____

A. 原发型结核感染　　　　　B. 继发型结核感染　　　　　C. 全身粟粒型结核

D. 脑结核瘤　　　　　E. 有结核接触史

2. 小儿结核性脑膜炎早期主要临床特点是_____。

A. 头痛　　　B. 惊厥　　　C. 纳差、呕吐　　　D. 性格改变　　　E. 便秘和腹痛

3. 结核性脑膜炎脑脊液的典型改变是_____。

A. 外观呈毛玻璃样　　　　　B. 糖和氯化物水平同时降低　　　　　C. 蛋白质水平升高

D. 白细胞数升高　　　　　E. 白细胞分类以单核为主

4. 下列哪组症状表明结核性脑膜炎已进入晚期? _____

A. 少言、懒动、易倦、烦躁　　　　　B. 剧烈头痛,喷射性呕吐

C. 发热、纳差、盗汗、消瘦　　　　　D. 抽搐、意识模糊、昏迷

E. 颈项强直、凯尔尼格征、布鲁津斯基征阳性

5. 未经及时诊断和治疗的结核性脑膜炎,常见的死亡原因是_____。

A. 循环衰竭　　　　　B. 水和电解质紊乱

C. 颅内压急剧增高导致脑病　　　　　D. 营养耗竭

E. 颅内出血

6. 小儿时期结核病中病死率最高的是_____。

A. 浸润性肺结核　　　　　B. 原发型肺结核　　　　　C. 结核性脑膜炎

D. 急性粟粒型肺结核　　　　　E. 纤维空洞型肺结核

【目标检测答案】

第一节:1. E　2. C　3. E　4. B　5. E　6. C　7. D　8. D

第二节:1. B　2. A　3. E　4. D　5. E　6. E　7. B　8. E

第三节:1. B　2. E

第四节:1. C　2. D　3. B　4. D　5. C　6. C

第十七章　急症患儿的护理

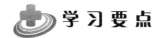

学习要点

扫码看课件

扫码看视频

本章主要介绍儿科几种常见急症的原发病因、身体状况及急救护理措施。通过本章的学习,要求掌握儿科几种常见急症的临床判断和急救护理措施。熟悉几种常见急症的护理评估。了解几种常见急症的病因。学习中应注意加强实训练习,通过实践强化理论知识。

第一节　小 儿 惊 厥

一、概述

惊厥是指由多种原因引起的脑功能的暂时紊乱,神经细胞异常放电,引起全身或局部肌群突然发生不自主的强直性或阵挛性收缩,常常伴有意识障碍。婴幼儿多见,年龄越小,发生率越高。小儿惊厥是儿科常见的急症之一,反复发作可引起脑组织损伤。

小儿神经系统发育不成熟,兴奋易扩散,各种异常的脑电活动均可引起惊厥。惊厥按病因可分为感染性和非感染性两大类。

1. 感染性惊厥病因

(1)颅内感染:细菌、真菌、病毒、寄生虫等引起的各种脑炎、脑膜炎、脑脓肿等。

(2)颅外感染:①各种感染所致的热性惊厥是最常见的原因。②中毒性脑病:大多并发于肺炎、败血症等严重感染性疾病。③其他,如破伤风。

2. 非感染性惊厥病因

(1)颅内疾病:①颅内损伤与出血;②先天性发育畸形;③颅内占位性病变;④其他,如脑白质营养不良等。

(2)颅外疾病:①缺氧缺血性脑病;②水电解质紊乱,除低血钾外都可引起惊厥;③维生素(B_1、B_6、D、K)缺乏;④遗传代谢性疾病;⑤全身性疾病;⑥中毒等。

护考链接

小儿惊厥最常见的原因是_____。

A. 低钙抽搐　　　B. 颅内感染　　　C. 高热惊厥　　　D. 癫痫　　　E. 低镁血症

二、护理评估

（一）临床表现

1. 惊厥　惊厥发作前少数可有先兆,如极度烦躁和神情惶恐。

（1）典型表现:突然发生全身或局部骨骼肌群不随意的收缩,呈强直性或阵挛性,两眼上翻、凝视或斜视,多有意识障碍,持续数秒至数分钟后停止。发作时患儿处于过度兴奋状态。部分患儿发作停止后不久意识恢复;年长儿多入睡,醒后出现疲乏、头痛,对发作不能够回忆。典型发作常见于癫痫大发作。

（2）局限性抽搐:新生儿或小婴儿多见,常不典型,多为微小发作。如两眼凝视、反复眨眼、流涎、呼吸暂停、单侧肢体抽动、口周发绀等不显性发作。如抽搐部位局限而固定,常常有定位意义。

2. 惊厥持续状态　若一次发作持续超过30分钟或两次反复发作间歇期意识不能恢复,称惊厥持续状态,为惊厥的危重型。由于惊厥时间过长,可引起机体耗氧量增多,造成脑组织缺氧,引起缺氧性脑损伤、脑水肿甚至死亡。

3. 热性惊厥　热性惊厥是最常见的惊厥性疾病,多见于3个月至5岁,多在体温38.5 ℃以上时发生。临床上分为单纯性热性惊厥和复杂性热性惊厥(表17-1)。

表 17-1　单纯性热性惊厥和复杂性热性惊厥的鉴别

项目	单纯性热性惊厥	复杂性热性惊厥
占热性惊厥的比例	70%	30%
起病年龄	3个月至5岁	任何年龄
发作形式	全面性发作	局限性或不对称性
持续时间	短暂,<10分钟	较长,≥10分钟
发作次数	一次热程发作一次	24小时内发作次数≥2次
神经系统异常	阴性	可阳性
惊厥持续状态	少有	较常见

（二）辅助检查

根据病情需要做血、尿、大便常规检查,血生化检查(血糖、血钙、血钠、血尿素氮等),脑脊液检查(主要鉴别有无颅内感染),脑电图,心电图检查,颅脑B超,颅脑CT检查,磁共振成像等,以明确原发病因。

（三）治疗要点

1. 镇静止惊　惊厥发作时的首要处理措施是迅速控制惊厥,应用止惊药物或针刺人中、百会、十宣、合谷等穴位止惊。

（1）地西泮:惊厥的首选药,每次0.1~0.3 mg/kg,缓慢静脉注射。

（2）苯巴比妥钠:新生儿惊厥首选药。本药作用维持时间较长,但有呼吸抑制等副作用。

（3）苯妥英钠:适用于惊厥持续状态或其他药物无效时。

2. 对症治疗　物理降温或必要时药物降温。颅内压增高时,用20%甘露醇或呋塞米降低颅内压。

3. 病因治疗　病因治疗是控制惊厥的关键。应积极治疗原发病,针对病因治疗。

护考链接

患儿,男,2岁,因上呼吸道感染出现咳嗽、发热入院。体温39.7℃,半小时前突发抽搐,持续3分钟后停止,为避免再次抽搐,护理的重点是_____。

A.多晒太阳　　B.按时预防接种　C.定期居室消毒　D.加强体格锻炼　E.及时降温

三、护理问题

1. 有窒息的危险　与惊厥发作有关。

2. 有受伤的危险　与突然发生意识障碍有关。

3. 体温过高　与感染有关。

4. 潜在并发症　颅内压增高。

四、护理措施

1. 预防窒息　无论何种原因引起的惊厥,发作时应避免对患儿的一切刺激,保持安静,就地抢救,不要搬运,让患儿去枕平卧,松解颈部衣扣,头偏向一侧,清除患儿口鼻腔分泌物,保持呼吸道通畅。将舌轻轻向外牵拉,防止舌后坠。遵医嘱应用抗惊厥药物。

2. 防止受伤　患儿惊厥发作时,及时将周围可能伤害患儿的物品移开,以免造成损伤。放置床挡,防止坠床;切勿用力摇晃、强行牵拉或按压患儿肢体,以免发生骨折或脱臼。牙关紧闭时,勿强行撬开,在已长牙的患儿上下磨牙之间放置舌垫,防止舌咬伤。

3. 维持体温正常　监测体温,患儿伴有高热时,可采取物理降温或药物降温。

4. 密切观察病情　注意观察患儿生命体征、意识和瞳孔变化。有惊厥先兆症状时,及早处理,观察惊厥时间、类型及症状,并详细记录。观察囟门,监测头围,警惕发生脑水肿及颅内压增高。

护考链接

处理惊厥发作的患儿,下列哪种做法不妥?　_____
A. 立即将患儿抱到抢救室　　B. 立即针刺人中穴　　C. 清除咽喉部分泌物
D. 松解衣服和扣带　　E. 保持安静,减少刺激

五、健康教育

向患儿家长讲解惊厥的有关知识,介绍患儿的病情、预后估计及影响因素,指导患儿家长预防惊厥、避免受伤及急救处理。对惊厥发作持续时间较长的患儿,应嘱咐其家长生活中观察患儿有无耳聋、肢体活动障碍、智力低下等神经系统后遗症。

【本节小结】

本节的学习要点和护士执业资格考试的要点都集中在惊厥的临床症状和护理措施等方面,特别是高热惊厥的表现和处理。

【目标检测】

1. 患儿,男,2岁,咳嗽1天,发热4天,体温39.7℃,就诊过程中突然两眼上翻、肢体强直,持续1分钟。查体:咽充血,心肺及神经系统无异常,半年前也有类似病史,最可能的诊断是_____。
A. 低钙血症　B. 癫痫　　C. 化脓性脑膜炎　D. 中毒性脑病　E. 热性惊厥

2. 小儿惊厥发作时,应首先做哪项护理工作?　_____
A. 立即送入抢救室　　B. 立即解松衣领,取平卧头侧位　　C. 将舌轻轻向外牵拉
D. 手心和腋下放入纱布　　E. 置牙垫于上下磨牙之间

3. 小儿抗惊厥的首选药物为_____。
A. 地西泮　B. 苯妥英钠　　C. 苯巴比妥钠　　D. 利多卡因　　E. 水合氯醛

4. 患儿,男,10个月,因发热、咳嗽、惊厥来院就诊。体检:体温39.8℃,咽充血,前囟平,神经系统检查无异常。请问该患儿惊厥的原因可能是_____。

A. 癫痫发作　　　B. 高热惊厥　　　C. 低钙惊厥　　　D. 中毒性脑病　　　E. 化脓性脑膜炎

5. 2 岁女孩,因发热、咳嗽 1 天来就诊,途中出现抽搐 1 次,呈全身性,持续约半分钟,体检:体温 39.5℃,脉搏 130 次/分,神志清楚,咽部充血,其余检查正常,应首先考虑_____。

A. 低血钙　　　B. 化脓性脑膜炎　　　C. 中毒性脑病　　　D. 败血症　　　E. 高热惊厥

第二节　急性颅内压增高

一、概述

急性颅内压增高简称颅内高压,是由于多种原因引起脑实质和(或)颅内液体量异常增加致颅内压力增高的一种严重临床综合征。严重时迫使部分脑组织嵌入孔隙,可迅速形成脑疝,导致中枢性呼吸抑制、循环衰竭,危及生命。

引起颅内高压的原因很多,最常见的原因是感染(如脑膜炎、脑炎、脑脓肿等)、脑缺血缺氧(如窒息、休克、呼吸心搏骤停、癫痫持续状态等)、颅内占位性病变(如脑肿瘤、脑猪囊尾蚴病、颅内出血等)、脑脊液循环异常(如脑积水)、高血压脑病、药物或食物中毒及水、电解质紊乱等。

二、护理评估

(一)临床表现

1. 神经系统表现

(1)头痛:颅内高压最常见的症状。无论何种原因所致的颅内高压都有不同程度的头痛,一般晨起较重,当哭闹、咳嗽、用力或头部位置改变时可加重。1 岁以下患儿因前囟及颅缝未闭合,对颅内高压有一定的缓冲作用,故早期头痛可不明显,仅有前囟紧张或隆起。新生儿表现为睁眼不睡及尖叫。

(2)意识改变:小儿早期有性格变化、表情淡漠、学习记忆力下降、烦躁或嗜睡,严重者可出现昏迷。

(3)惊厥:表现抽搐,同时有意识障碍。

2. 其他表现

(1)生命体征:颅内高压早期表现为血压升高,呼吸增快,继而出现脉率减慢,严重时呼吸慢而不规则,甚至暂停。

(2)眼部表现:眼底检查可见视乳头水肿、小动脉痉挛、静脉扩张,严重者可见视网膜水肿。患儿可因第Ⅵ颅神经麻痹,出现复视或斜视、眼球运动障碍。

(3)呕吐:因呕吐中枢受刺激所致,晨起明显,多呈喷射性。

(4)原发病相应的表现。

其中,头痛、呕吐和视乳头水肿是颅内高压的典型表现。

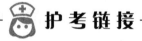 护考链接

颅内高压的"三主征"是指_____。

A. 头痛、恶心、视乳头充血　　　B. 头痛、呕吐、偏瘫　　　C. 头痛、呕吐、视乳头萎缩

D. 头痛、呕吐、视乳头水肿　　　E. 恶心、呕吐、视乳头水肿

3. 脑疝 严重颅内高压时可引起脑疝。意识障碍、瞳孔扩大及血压增高伴缓脉称库欣三联征,为颅内高压危象,常为脑疝的先兆,临床上以小脑幕裂孔疝和枕骨大孔疝常见。

(二)辅助检查

辅助检查包括血、尿、大便常规,必要时做血生化及肝功能检查。脑脊液检查可帮助判断病因,但颅内高压时进行腰椎穿刺易诱发脑疝。头颅 B 超可发现脑室扩大、血管畸形及占位性病变等。颅脑 CT 、磁共振成像等检查有助于脑内占位性病变的诊断。

(三)治疗要点

1. 急救处理 急救的主要目的是降低颅内压,以防止发生脑疝。首选 20％甘露醇 0.5～1.0 mg/kg 快速静脉滴注。根据病情,一般 4～8 小时给药 1 次。重症或脑疝者可合并使用呋塞米(速尿),静脉注射每次 0.5～1.0 mg/kg;肾上腺糖皮质激素如地塞米松可减轻脑水肿,并能减少脑脊液的产生,降低颅内压。

2. 对症治疗 改善通气、抗感染、纠正休克和缺氧。对有躁动和惊厥者,给予地西泮。

3. 病因治疗 针对原发病,给予相应治疗。

三、护理问题

1. 有窒息的危险 与惊厥和意识障碍有关。

2. 头痛 与颅内高压有关。

3. 潜在并发症 脑疝。

四、护理措施

1. 降低颅内压,预防脑疝

(1)保持患儿绝对安静,避免一切刺激,各种护理及治疗操作尽量集中进行。

(2)患儿绝对卧床休息,平卧时头肩抬高 15°～30°,以利于头部血液回流。疑有脑疝时以平卧为宜,但要保证呼吸道通畅,必要时人工辅助通气。

(3)遵医嘱应用脱水剂、利尿剂、糖皮质激素等减轻脑水肿、降低颅内压。

(4)有条件者应用颅内压监护仪,严密监测颅内压力变化。密切观察病情,监测患儿生命体征、瞳孔变化及意识状态等,每 15～30 分钟记录一次。如发现两侧瞳孔大小不等、对光反射减弱或消失、意识障碍加重、肌张力增高等脑疝指征,应立即报告医生并做好相应的急救准备工作。

2. 预防窒息 详见本章第一节。

3. 减轻头痛

(1)保持安静,避免刺激、哭闹、咳嗽、头部剧烈运动、大便用力等,以免引起头痛加重。

(2)对年长患儿诉说头痛时,要立即给予应答并表示关心,采取安抚措施如轻轻抚摸或按摩、给予心理暗示等,帮助患儿分散注意力。

(3)遵医嘱正确使用降低颅内压药物,注意患儿用药后的反应。

五、健康教育

(1)向患儿家长介绍病情及预后,鼓励和安慰并树立信心。

(2)为患儿家长讲解护理要点,要注意保持安静和头肩抬高。

【本节小结】
本节的学习要点和护士执业资格考试要点都集中在颅内高压的临床症状和护理措施等方面。

【目标检测】
1. 颅内高压患儿出现哪一症状提示脑疝? _____
   A. 头痛剧烈   B. 脉搏缓慢   C. 喷射性呕吐   D. 一侧瞳孔扩大   E. 潮式呼吸

2. 降低颅内压最常用的治疗是_____。

A. 给予呋塞米　　　　　　B. 给予肾上腺皮质激素　　　　C. 给予甘露醇

D. 给予去甲肾上腺素　　　E. 给予抗生素

3. 对颅内高压患儿的处理哪项是错误的？_____

A. 密切观察病情变化　　　B. 保持液体出入量平衡　　　　C. 保持大便通畅

D. 呼吸不畅时可切开气管　E. 应用冰帽降温

第三节　急性呼吸衰竭

一、概述

急性呼吸衰竭简称呼衰，是指各种原因导致的中枢性和（或）外周性的呼吸生理功能障碍，出现动脉血氧分压（PaO_2）降低，伴或不伴有二氧化碳分压（$PaCO_2$）增高，引起一系列生理功能和代谢紊乱的临床综合征。呼吸衰竭是儿科重要的危重急症，死亡率较高。

临床上依据血气分析结果将呼吸衰竭分为两种类型，即Ⅰ型和Ⅱ型。Ⅰ型即单纯的缺氧而无二氧化碳潴留，即 $PaO_2 < 60$ mmHg（8.0 kPa），$PaCO_2$ 正常；见于呼吸衰竭的早期和轻症；Ⅱ型即缺氧伴有二氧化碳潴留，即 $PaO_2 < 60$ mmHg（8.0 kPa），$PaCO_2 > 50$ mmHg（6.65 kPa），见于呼吸衰竭晚期和重症。

护考链接

关于Ⅱ型呼吸衰竭血气分析结果，正确的是_____。

A. $PaO_2 < 60$ mmHg（8.0 kPa），$PaCO_2$ 正常

B. $PaO_2 > 60$ mmHg（8.0 kPa），$PaCO_2$ 正常

C. $PaO_2 < 60$ mmHg（8.0 kPa），$PaCO_2 > 50$ mmHg（6.65 kPa）

D. $PaO_2 > 60$ mmHg（8.0 kPa），$PaCO_2 > 50$ mmHg（6.65 kPa）

E. $PaO_2 > 60$ mmHg（8.0 kPa），$PaCO_2 < 50$ mmHg（6.65 kPa）

（一）急性呼吸衰竭分类

急性呼吸衰竭分中枢性和周围性两大类。

1. 中枢性呼吸衰竭　中枢性呼吸衰竭的主要病因为呼吸驱动障碍，呼吸器官本身可正常，如颅内感染、颅内出血、脑损伤、脑肿瘤、颅内高压等，病变累及呼吸中枢，导致呼吸节律改变，通气减少。

2. 周围性呼吸衰竭　周围性呼吸衰竭由呼吸器官病变所致，如喉头水肿、肺炎、肺不张、支气管异物以及呼吸肌麻痹、胸廓病变、气胸、胸腔积液等病变，可同时发生通气和换气障碍。

（二）不同年龄呼吸衰竭的病因

不同年龄呼吸衰竭的病因有较大的差异，常见的原发病变有以下几种。

1. 新生儿　新生儿窒息、呼吸窘迫综合征。

2. 2岁以下小儿　支气管肺炎、哮喘持续状态、先天性心脏病等。

3. 2 岁及 2 岁以上小儿　中毒、溺水、损伤、脑炎等。

二、护理评估

（一）临床表现

除原发病的症状外,呼吸衰竭的临床表现主要由低氧血症和高碳酸血症引起。

1. 呼吸系统表现　呼吸困难是呼吸衰竭最早出现的症状。

（1）周围性呼吸衰竭:主要表现为呼吸频率改变及呼吸肌活动增强,出现呼吸增快、鼻翼扇动、三凹征等。早期呼吸多浅快,节律齐。在新生儿,可出现呼气呻吟。

由于病变部位不同,呼吸困难的性质各异,上呼吸道梗阻表现为吸气性呼吸困难;下呼吸道梗阻表现为呼气性呼吸困难;大面积肺内病变则表现为混合性呼吸困难。

（2）中枢性呼吸衰竭:主要表现为呼吸节律和频率的紊乱,可出现各种异常呼吸,如潮式呼吸、叹息样呼吸、抽泣样及下颌呼吸等,甚至出现呼吸暂停。

2. 低氧血症表现

（1）发绀:缺氧的典型表现。以口唇、口周及甲床等处较为明显,但在严重贫血（ Hb ＜ 50 g/ kg ）时可不出现。

（2）消化系统:可有食欲减退,可出现腹胀甚至肠麻痹,严重时可出现消化道出血。

（3）循环系统:早期心率增快、血压升高,严重缺氧造成的酸中毒可引起循环衰竭和血压下降,心律失常等。

（4）泌尿系统:有少尿或无尿,尿中可出现蛋白质、红细胞、白细胞及管型,严重者可致肾功能损害。

（5）神经系统:早期烦躁、易激惹,继之出现神经抑制症状,如神志淡漠、嗜睡、意识模糊、昏迷等,严重者可有颅内高压及脑疝表现。

（6）其他:细胞代谢及水、电解质紊乱如酸中毒及高钾血症等。

3. 高碳酸血症表现　可出现烦躁不安、多汗、意识障碍、皮肤潮红等,严重时出现惊厥、昏迷、视乳头水肿等。

（二）辅助检查

做血气分析测定 PaO_2、$PaCO_2$、SaO_2、动脉血 pH、BE、SB、BB,以判断呼吸衰竭的类型和程度以及酸碱平衡紊乱的类型和程度。

（三）治疗要点

呼吸衰竭的治疗原则是在保持呼吸道通畅的前提下,迅速改善缺氧和二氧化碳潴留,纠正酸碱失衡和代谢紊乱。积极治疗原发病,合理用氧,维持重要器官的功能,必要时行气管插管或切开。

护考链接

呼吸衰竭最早出现的症状是_____。

A. 呼吸困难　　　B. 心率减慢　　　C. 精神异常　　　D. 发绀　　　E. 消化道出血

三、护理问题

1. 气体交换受损　与肺换气功能障碍有关。

2. 自主呼吸受损　与呼吸中枢受损或呼吸肌麻痹有关。

3. 急性意识障碍　与缺氧、二氧化碳潴留有关。

4. 有感染的危险　与使用呼吸机有关。

5. 潜在并发症 水、电解质紊乱,多器官功能衰竭等。

四、护理措施

1. 改善呼吸功能

(1) 保持呼吸道通畅:①指导并鼓励清醒患儿用力咳痰;对咳嗽无力或不会咳嗽的年幼患儿,可根据病情每 2 小时翻身 1 次,轻拍背部,利于排出分泌物。②湿化气道:遵医嘱给予超声雾化吸入。③无力咳嗽、昏迷、气管插管或切开者及时给予吸痰,吸痰不可过频,时间不宜过长,吸痰前要充分给氧,吸痰时动作轻柔,负压不宜过大,吸痰后要做肺部听诊,观察吸痰效果。④遵医嘱应用氨茶碱、地塞米松解除支气管痉挛。

(2) 合理给氧:患儿常用鼻导管或面罩给氧,若需要长期吸氧最好选用面罩或头罩法,上述吸氧方式效果不佳时可考虑持续正压给氧。①氧流量及氧浓度:一般鼻导管法为每分钟 0.5~1 mL,氧浓度不超过 40%;新生儿或鼻腔分泌物多者,可用面罩或头罩,氧流量为每分钟 2~4 mL,氧浓度为 50%~60%;持续时间以不超过 6 小时。②氧疗期间定期做血气分析进行监护,一般要求氧分压维持在 65~85 mmHg(8.67~11.33 kPa)。

(3) 遵医嘱使用呼吸中枢兴奋药物尼可刹米(可拉明)、洛贝林等。对烦躁不安、失眠患儿,慎用兴奋剂,以防发生呼吸抑制。

2. 应用辅助呼吸,维持有效通气

(1) 掌握使用机械通气的指征,对患儿及其家长做好解释工作。

(2) 专人监护,使用呼吸机的过程中应经常检查各项参数是否合格,注意观察患儿面色、胸部起伏及周围循环状况。

(3) 协助气管插管或切开并做好插管护理,操作时密切监测患儿呼吸、循环等情况。插管后遵医嘱给氧,注意氧气加温、湿化;定时吸痰。气管插管持续时间不宜过长,经鼻腔插管不超过 2 天,经口腔插管不超过 48 小时,以防引起喉头水肿。

3. 严密观察病情 监测呼吸频率、节律、幅度、心率、心律、血压及血气分析;注意患儿皮肤及口唇颜色、末梢循环、肢体温度和意识变化;准确记录液体出入量。观察患儿咳嗽咳痰的性质、体温及外周白细胞的变化,若发现异常,及时报告医生。

五、健康教育

强调对诱发呼吸衰竭的原发病进行积极治疗,出院后定期复诊、复查。介绍相关的资料让患儿及其家长了解如何避免再次发生呼吸衰竭。

【本节小结】

本节的学习要点和护士执业资格考试要点要求如下。

(1) 理解什么是Ⅰ型呼吸衰竭和Ⅱ型呼吸衰竭。

(2) 掌握呼吸衰竭的临床表现和护理措施。

【目标测验】

1. Ⅱ型呼吸衰竭可给予吸入的氧浓度是_____。
A. 30%~40%　　B. 20%~30%　　C. 50%~60%　　D. 70%~80%　　E. <30%

2. 患儿,3 岁,发热 3 天,昏迷 2 天。T 38℃,伴有颈抵抗,病理反射阳性,呼吸快慢不均,两肺未闻及湿啰音,心率 140 次/分。血气分析:PaO_2 45 mmHg,$PaCO_2$ 55 mmHg。该患儿考虑为_____。
A. 肺炎　　　　B. 心力衰竭　　　C. 呼吸衰竭　　　D. 喉炎　　　E. 支气管炎

第四节　充血性心力衰竭

一、概述

充血性心力衰竭简称心衰,是指由于各种原因引起心肌收缩力下降,致使心排血量绝对或相对不足,不能满足全身组织代谢的需要,并导致静脉回流受阻,脏器淤血等一系列病理-临床改变。充血性心力衰竭是小儿常见的急症之一,尤以婴儿期发病率最高。常见病因如下。

1. 心源性　婴儿期以先天性心脏病所致心力衰竭最常见,其次是病毒性心肌炎、中毒性心肌炎、心包炎等。儿童期以风湿性心脏病所引起的心力衰竭最常见。

2. 肺源性　支气管肺炎、毛细支气管肺炎、哮喘的持续状态等。

3. 肾源性　急性肾炎所致的心力衰竭多见于儿童期。

4. 诱发因素　严重贫血、营养不良、急性感染、输液或输血过多或过快、体力活动过度、严重失血、心律失常等。

二、护理评估

(一) 临床表现

(1) 年长儿心力衰竭的症状与成人相似,主要表现为心排血量不足、体循环淤血及肺循环淤血的表现。

①心排血量不足:乏力、多汗、食欲下降、心率增快、呼吸浅快等。

②右心衰竭时主要是体循环淤血的表现:心率增快,心音低钝,奔马律、颈静脉怒张、肝颈静脉回流征阳性,肝脏的迅速增大,尿少和水肿等。

③左心衰竭时主要是肺循环淤血的表现:呼吸困难,不能平卧,气促、端坐呼吸,咳粉红色泡沫样痰,肺部可闻及湿啰音等。

④左右心同时衰竭则出现上述两方面表现。

(2) 婴幼儿表现多不典型,起病急、病情重、进展快、常表现为呼吸浅快、频率可达 50～100 次/分,烦躁多汗,哭声低弱,肝脏进行性肿大,水肿,严重时可出现鼻唇三角区发绀。

(3) 心力衰竭的临床诊断依据:①安静时心率增快,婴儿>180 次/分,幼儿>160 次/分,且不能用发热或缺氧解释;②呼吸困难、发绀突然加重,安静时呼吸>60 次/分;③肝迅速增大,达肋下 3 cm 以上或短时间内较前增大;④心音明显低钝或出现奔马律;⑤突然出现烦躁不安、面色苍白或发灰,且不能用原有疾病解释;⑥尿少、下肢水肿,排除其他原因所致。

护考链接

1. 左心衰竭最突出的症状是＿＿＿＿。

A. 咳嗽　　　　　B. 咯血　　　　　C. 烦躁不安　　　D. 呼吸困难　　　E. 乏力

2. 关于发生心力衰竭时的主要临床表现,以下哪点不正确?＿＿＿＿

A. 呼吸困难突然加重、烦躁不安　　　B. 心率 160 次/分以上　　　C. 肝脏迅速增大

D. 心音低钝或奔马律　　　　　E. 呼吸>40 次/分

（二）辅助检查

1. 胸部 X 线检查　心影多呈普遍性扩大,搏动减弱,肺纹理增强,肺部淤血。

2. 心电图检查　有助于病因诊断及指导洋地黄应用。

3. 超声心动图检查　可见心室和心房腔扩大,心室收缩时间延长,射血分数降低。

（三）治疗要点

主要是去除病因,改善心功能。

1. 一般治疗　保证休息和睡眠,以减轻心脏负担。给予易消化、营养丰富的饮食,限制钠、水入量。有烦躁、哭闹的患儿可适当给予镇静剂。

2. 洋地黄药物　目前,洋地黄仍是儿科临床最广泛应用的强心药,常用的洋地黄制剂为地高辛。

3. 利尿剂　促使水、钠排出,可选用呋塞米等快速强效利尿药。

4. 血管扩张剂　小静脉扩张,可降低心脏前负荷,使淤血症状得到缓解;小动脉扩张可降低心脏的后负荷,增加心排血量;常用药物有卡托普利、硝普钠等。

三、护理问题

1. 心排血量减少　与心肌的收缩力降低有关。

2. 体液过多　与心功能下降,循环淤血相关。

3. 气体交换受损　与肺淤血有关。

4. 潜在并发症　药物毒副作用。

四、护理措施

1. 减轻心脏负荷,恢复心排血量

（1）让患儿卧床休息,抬高床头 15°～30°,有明显左心衰竭时,置患儿于半坐卧位或坐位,双腿下垂,以减少回心血量,减轻心脏负荷。

（2）避免加重心脏负荷:①尽量将患儿安排在单人房间,避免各种刺激,尽量避免患儿烦躁、哭闹,必要时遵医嘱应用镇静药物。②输液时速度宜慢,一般每小时不超过 5 mL/kg。③尽量避免患儿用力,喂奶要少量多次,奶瓶哺养者奶嘴开孔稍大,以避免吸奶费力,但需注意防止呛咳;保持大便通畅,避免用力排便,鼓励患儿多吃蔬菜、水果,必要时给予甘油栓或开塞露通便,或睡前服用少量食用油。

2. 控制水、钠的摄入　一般给予低盐饮食,每天钠盐的摄入量不超过 1 g,重症患儿给予无盐饮食。

3. 控制液体入量　尽量减少静脉输液或输血,液体的入量宜控制在 75 mL/(kg·d)以下,输液速度宜慢,以每小时<5 mL/kg 为宜。

4. 给氧　因急性心力衰竭时多有肺淤血及肺水肿,造成气体交换受损,导致缺氧,应及时给予吸氧。

5. 遵医嘱正确用药,密切观察药物反应　由于强心苷类药物治疗量和中毒量较接近,小儿用药量少,使两者剂量之差更小,故易发生中毒,须注意预防。

（1）给药前:①严格按剂量取药,在配药时必须用 1 mL 注射器准确抽取药液,以保证用药量的精确性;②每次注射前必须先测患儿脉搏(必要时测心率)1 分钟,若发现脉率缓慢(婴幼儿<90 次/分、年长儿<70 次/分)时,需暂停用药并报告医生。

（2）给药时:①静脉注射速度要缓慢(不少于 5 分钟),并密切观察患儿的脉搏变化;②强心苷类不能与其他药液混合注射,以免发生药物的相互作用而引起中毒。

（3）给药后:用药后 1～2 小时要监测患儿心率和心律,并注意心力衰竭表现是否改善,以配合医生调整用药计划。

（4）用药期间:①低钾血症是导致强心苷中毒反应(心律失常)较常见的诱因,需多给患儿进食富含钾的食物如香蕉、橘子等或遵医嘱给予补钾;②暂停进食钙含量高的食物,因钙对强心苷有协同作用,易引起中毒反应;③密切观察患儿情况,若出现心律失常、恶心、呕吐、腹痛、腹泻、头痛、头晕、视力模糊等,提示可能是强心苷中毒,应及时报告医生。

6.正确应用利尿剂 ①用氢氯噻嗪时要注意餐后服药,以减轻胃肠道刺激;②无论用何种利尿剂,均宜在清晨或上午给予,以免夜间多次排尿影响睡眠;③用利尿剂后应观察利尿效果,定时监测体重和记录尿量,并注意有无脱水及电解质紊乱。

7.正确应用血管扩张剂 用药期间密切观察心率和血压变化,避免血压过度下降。

8.密切观察病情 监测患儿的呼吸、脉搏、血压、尿量、肢体温度及精神状态等,并详细记录,以评估心功能。

五、健康教育

向患儿家长介绍心力衰竭的病因、诱因及防治方法,指导患儿根据病情适当休息,避免剧烈运动和过度活动,注意营养,掌握出院后的用药和家庭护理方法。

【本节小结】

本节的学习要点和护士执业资格考试要点要求掌握充血性心力衰竭的临床症状和临床诊断标准以及护理措施等几个方面。

【目标检测】

1.小儿时期常用的洋地黄制剂为_____。

A.毛花苷丙　　B.地高辛　　　　C.洋地黄毒苷　　D.毒毛花苷K　　E.西地兰

2.小儿心力衰竭时以下处理不正确的是_____。

A.休息　　　　B.高盐饮食　　　C.必要时可吸氧　D.使用洋地黄　E.控制液体入量

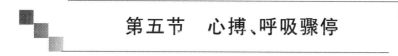

第五节　心搏、呼吸骤停

一、概述

心搏、呼吸骤停是指患儿呼吸及循环功能突然停止,是儿科最紧急的危重症,如得不到及时、正确的抢救,患儿将因全身严重缺氧致死。采用急诊医学手段,使心搏、呼吸骤停患儿迅速恢复呼吸和循环功能的抢救措施称为心肺复苏。

引起小儿心搏、呼吸骤停的原因很多,其中各种原因造成的窒息是小儿心搏、呼吸骤停的主要原因,其次是电解质紊乱、酸碱失衡、药物中毒、麻醉意外等,小儿还可因意外伤害,如外伤、中毒、淹溺和电击等而致心搏、呼吸骤停,在心肺骤停发生前进行必要的干预,可以避免发生。

二、护理评估

(一)临床表现

(1)意识突然丧失,出现短暂抽搐或昏迷。

(2)面色苍白或发绀,瞳孔放大和对光反射消失。

(3)心音消失、心音微弱或心动过缓(新生儿心率<100次/分,婴幼儿心率<80次/分,年长儿心率<30次/分)。

(4)大动脉(颈、股动脉)搏动消失,测不到血压。

（5）呼吸停止或严重的呼吸困难,面色苍白迅速转为发绀。

（二）辅助检查

心电图可见等电位线、电机械分离或心室颤动等。

（三）治疗要点

对于心搏、呼吸骤停,现场抢救十分重要,抢救心搏、呼吸骤停的成功与否与开始心肺复苏的时间密切相关。一般循环停止4～6分钟,大脑将发生不可逆的损害,复苏开始越早,抢救的成功率就越高。首先要在10秒内确定患儿是否为心搏、呼吸骤停,一般患儿突然意识丧失同时大血管搏动消失即可诊断,不必浪费时间反复摸脉搏或听心音,以免延误抢救时机。单人救护者决不能离开患儿去呼叫医生或取抢救器材,应呼唤他人帮助呼叫,争分夺秒进行心肺复苏,以保证心、脑等重要器官的血液灌流及氧供应。

心肺复苏(CPR)的过程可归结为 ABCDEF 六点：A(airway),开放气道；B (breathing),建立呼吸；C(circulation),胸外心脏按压,建立循环；D(drugs),应用复苏药物；E(ECG),心电监护；F(fibrillation treatment),电除颤,消除心室纤颤。ABC 三步是基础生命支持阶段,是用基本技术现场急救；DEF 三步是高级生命支持阶段,是应用辅助设备和特殊技术,建立和维持有效的通气,促进心脏复搏。婴儿和儿童 CPR 的程序为 C-A-B,即胸外按压,开放气道和建立呼吸；而新生儿 CPR 程序为 A-B-C。

1. 开放气道(airway,A)

（1）使患儿就地仰卧在坚实的平面上,位于患儿一侧,使其头偏向一侧,清除口鼻腔异物,口内有流体或半流体物质时可用示指/中指裹以纱布擦去；固体物则用食指呈钩状小心取出,勿使其落入气道深部；将一只手放在患儿前额上,手掌用力向后压使其头后仰,另一只手抬高下颌,保持呼吸道通畅。

（2）判断呼吸情况：在开放气道以后,即用耳贴近患儿口鼻,头部侧向观察患儿胸腹部有无起伏,面部感觉患儿的呼吸道有无气体吹拂感,听患儿的呼吸道有无气流通过的声音。如果胸部无起伏,也感觉不到或听不到呼气时的气流声,可判定呼吸已停止,并立即进行人工呼吸。

2. 建立呼吸(breathing,B)　　包括口对口、口对鼻及口对口鼻人工呼吸。口对口人工呼吸,适用于现场抢救及年长儿,其操作方法同成人；口对鼻人工呼吸法适用于牙关紧闭而不能张口或口腔有严重损伤者,操作顺序不变,操作方法上把捏闭鼻孔改为把患儿的口部紧闭；口对口鼻人工呼吸法主要适用于抢救婴幼儿,抢救者的嘴必须将婴幼儿的口及鼻一起盖住,吹气,吹气量以胸廓上抬为准。

3. 胸外心脏按压,建立循环(circulation,C)　　在确定患儿无意识、无脉搏后,应给予胸外心脏按压,按压的指征是新生儿心率<60 次/分；婴儿或儿童心率<60 次/分并伴有灌注不良的体征。

患儿仰卧,术者手掌重叠,按压胸骨中下 1/3 交界处(新生儿在胸骨下 1/3 处),对小婴儿可用中、示两指按压。按压深度：新生儿为 1.5～2 cm,婴幼儿为 2～3 cm,年长儿为 3～4 cm；按压频率为 100 次/分。

胸外心脏按压应与人工呼吸同时进行,胸外心脏按压次数与呼吸次数之比：新生儿为 3：1,小于 8 岁小儿单人操作为 30：2,双人操作为 15：2；大于 8 岁小儿,无论单、双人操作,均为 30：2。

按压后 2 分钟判断有无改善,观察颈动脉、股动脉搏动,瞳孔大小及皮肤颜色等。

心肺复苏有效的标志：①颈、股动脉扪及搏动,测得血压>90/60 mmHg；②扩大的瞳孔缩小,对光反射恢复；③自主呼吸恢复；④口唇、甲床颜色转红 。

进行 30 分钟以上的心肺复苏后,仍有以下临床表现,则考虑停止心肺复苏：①深昏迷,对疼痛刺激无任何反应；②自主呼吸持续停止；③瞳孔散大、固定；④脑干反射全部或大部分消失；⑤无心跳和脉搏。

4. 药物治疗(drugs,D)　　首选肾上腺素,其次是利多卡因,给药途径主要是静脉给药,其次是气管内给药,再次为心腔内注射。

5. 心电监护(ECG,E)　　心电监护可迅速发现心率和心律的异常,以便及时处理。

6. 电除颤(fibrillation treatment,F)　　电除颤对室颤和室性心动过速效果较好,应尽早进行。

经上述步骤心肺复苏后仍需加强治疗,重点是脑复苏,对原发病、继发病及并发症进行救治,防治多器官衰竭,并采取综合措施,维持有效循环,防止呼吸、心搏骤停的再次发生。

三、复苏后监护和护理

1. 循环系统监护　密切观察末梢循环情况,应用心电监护仪密切观察心电图的变化,每 15 分钟测量脉搏、血压及心率 1 次直至平稳。

2. 呼吸系统监护　加强呼吸道管理,保持呼吸道畅通,控制吸氧浓度和流量,注意防止肺部感染的发生。

3. 脑缺氧监护　注意观察患儿神志、瞳孔的变化及肢体的活动情况,严密观察水、电解质及血容量变化。

4. 肾功能监护　注意观察尿的比重和颜色,警惕是否有肾功能衰竭。

5. 其他　防止继发感染。

【本节小结】

本节的学习要点和护士执业资格考试要点要求如下。

(1)知道如何诊断心搏、呼吸骤停。

(2)掌握心肺复苏的关键和步骤,特别是新生儿的心肺复苏步骤。

(3)不同年龄的胸外心脏按压指征及部位不同,注意区别。

【目标检测】

1.心脏复苏的首选药物是_____。

A.异丙肾上腺素　　　　　　　B.阿托品　　　　　　　　　　C.去甲肾上腺素

D.肾上腺素　　　　　　　　　E.利多卡因

2.心肺复苏术的 ABCDE 中的 B 代表的含义是_____。

A.心电监护　　　　　　　　　B.胸外心脏按压　　　　　　　C.通畅气道

D.人工呼吸　　　　　　　　　E.药物治疗

3.用心肺复苏术对新生儿进行抢救时,胸外心脏按压的位置在　　　　　。

A.胸骨上 1/3　　B.胸骨中 1/3　　C.胸骨下 1/3　　D.胸骨左侧　　E.胸骨中下 1/3

4.以下哪项不是心脏复苏成功的标志?_____

A.扪到颈、肱、股动脉搏动　　　　　　　　B.测得血压>8 kPa

C.听到心音,心律失常转为窦性心律　　　　D.瞳孔由小变大

E.口唇、甲床颜色转红

5.新生儿基本生命支持(BLS)按压通气比例为_____。

A.15∶2　　　　B.30∶2　　　　C.3∶1　　　　D.3∶2　　　　E.5∶1

6.CPR 时心脏按压要有深度,婴幼儿应当是_____。

A.5～6 cm　　　B.4～5 cm　　　C.3～4 cm　　　D.2～3 cm　　　E.1.5～2 cm

第六节　急性肾衰竭

一、概述

急性肾衰竭简称急性肾衰,是指由于各种原因引起短期内肾功能急性衰退,肾排除水分及清除代谢

废物的能力下降,以致不能维持机体的内环境稳定,临床上出现氮质血症、水及电解质和酸碱平衡紊乱等改变的一组临床综合征。

1.病因

(1)肾前性:任何原因引起的血容量减少,导致肾血流下降,出现少尿或无尿,如脱水、呕吐、腹泻、外科手术大出血、烧伤等。

(2)肾性:各种肾脏器质性病变,是儿科肾衰竭最常见的原因。如各种肾小球病变、肾小管、肾间质病变所导致的肾衰竭,由于未能及时去除病因,病情进一步发展所致。

(3)肾后性:各种原因引起的泌尿道梗阻导致。如先天性尿路畸形、输尿管狭窄、肾结石、肾结核、磺胺结晶等。

2.发病机制　急性肾衰竭因病因及病期不同,发病机制有所不同。新生儿期以围生期缺氧窒息、败血症、严重溶血等常见;婴儿期以严重腹泻、脱水、重症感染多见;年长儿多因肾炎、休克引起。

二、护理评估

(一)临床表现

根据尿量是否减少,临床上将其分为少尿期、多尿期及恢复期三个阶段。

1.少尿期　尿量急剧减少,甚至无尿。此期一般持续1～2周,持续时间越长,肾损害越重,持续少尿超过2周以上者预后不良。

此期主要表现为:①水、钠潴留:表现为全身水肿、高血压、肺水肿、脑水肿和心力衰竭等。常为死亡的重要原因。②电解质紊乱:常表现为"三高"(高钾、高磷、高镁)及"三低"(低钠、低钙、低氯血症),其中以高钾血症多见。③代谢性酸中毒:表现为乏力、精神萎靡、嗜睡、呼吸深长、口唇樱桃红等。④氮质血症:出现全身各系统症状,消化系统表现为食欲不振、呕吐、腹泻等;神经系统表现为意识障碍、烦躁、抽搐、昏迷等;心血管系统表现为高血压、心律失常和心力衰竭等;血液系统表现为贫血、出血倾向等。⑤合并感染:70%左右的患儿易合并呼吸道和泌尿道感染,约1/3的患儿死于感染。

2.多尿期　少尿期后尿量逐渐增多,此期一般持续1～2周(长者可达1个月)。此期由于大量排尿,可出现脱水、低钠及低钾血症、免疫力降低等。

3.恢复期　多尿期以后肾功能逐渐恢复,尿量恢复正常,血尿素氮及肌酐水平逐渐恢复正常。而肾浓缩功能还需要数月的时间才能恢复。此期患儿体质仍较弱,易发生营养不良、贫血和免疫功能低下等。

(二)辅助检查

1.尿液检查　测定尿比重、尿肌酐等,有助于鉴别肾前性和肾性肾衰竭。

2.血生化检查　监测电解质浓度变化及血肌酐和尿素氮。

3.肾影像学检查　腹部平片、超声、CT等,了解肾的解剖、肾小球和肾小管功能及输尿管、膀胱等情况。

(三)治疗要点

去除病因,积极治疗原发病,改善肾功能,尽快恢复体液平衡、防止并发症。

1.少尿期治疗　主要是去除病因和积极治疗原发病,严格控制水和钠的入量,纠正水、电解质紊乱(如高钾血症)及代谢性酸中毒,调整饮食(控制蛋白质摄入量),必要时行透析治疗。

2.多尿期治疗　主要是监测尿量、电解质和血压的变化,及时纠正水、电解质紊乱,因早期肾功能尚未完全恢复,因此仍需要酌情补充水分和蛋白质。

3.恢复期治疗　主要是休息、加强营养、防治感染等。

三、护理问题

1.体液过多　与肾小球滤过率降低相关。

2. 有感染的危险　与机体免疫力下降有关。

3. 营养失调:低于机体的需要量　与摄入不足和丢失过多相关。

4. 恐惧　与病情危重有关。

四、护理措施

1. 维持体液平衡　①准确记录 24 小时液体出入量,包括口服和静脉输液量、尿量和异常丢失量。②控制液体入量,坚持"量出为入"原则,每天入液量＝尿量＋异常丢失＋不显性失水－内生水。③每天定时测量体重。④遵医嘱正确应用利尿剂及实施透析治疗,并做好相应的护理工作。

2. 保证营养均衡　少尿期应限制水、钠、钾、磷、蛋白质的入量,供给足够的能量。早期只给糖类以减少组织蛋白质的分解和酮体的产生;蛋白质控制在每天 0.5~1.0 mg/kg,以优质蛋白质为佳,不能进食者可经静脉给予营养。透析治疗时因丢失大量蛋白质,所以不需要限制蛋白质入量,长期透析时可输血浆、水解蛋白、氨基酸等。

3. 保证患儿休息　患儿应卧床休息,时间视病情而定。一般少尿期及多尿期均应卧床,恢复期可逐渐增加活动。

4. 预防感染　感染是少尿期死亡的主要原因,常见的部位为呼吸道和泌尿道,应切实采取措施,防止感染的发生。保持居室卫生及温、湿度,避免不必要的检查。严格无菌操作,加强皮肤及口腔的护理,保持皮肤清洁、干燥。定时翻身、拍背,保持呼吸道通畅。

5. 密切观察病情　注意观察体温、脉搏、心率、心律、呼吸、血压、尿量、肾功能等变化,及时发现心力衰竭、心律失常、电解质紊乱及尿毒症等的早期表现,及时与医生联系。

五、健康教育

教育患儿及其家长要积极配合治疗,告诉患儿家长各期的护理要点及早期透析的重要性。指导患儿家长在恢复期注意个人清洁卫生,给患儿加强营养,增强体质。慎用对肾脏有损害的药物。

【本节小结】

本节的学习要点和护士执业资格考试要点要求为掌握急性肾衰竭的临床症状、治疗和护理措施等几个方面。

【目标检测】

1. 急性肾衰竭少尿期一般持续_____。

A.1 个月　　　　B.1~2 个月　　　C.2~3 个月　　　D.3~4 个月　　　E.4~5 个月

2. 急性肾衰竭恢复期需要多长时间?　_____

A.1 周　　　　　B.1~2 周　　　　C.2~3 周　　　　D.1 个月　　　　E.几个月

【目标检测答案】

第一节:1. E　2. B　3. A　4. B　5. E

第二节:1. D　2. C　3. D

第三节:1. C　2. C

第四节:1. B　2. B

第五节:1. D　2. D　3. E　4. D　5. C　6. D

第六节:1. B　2. E

实践指导

实践 1　小儿体格测量

【目的】

掌握小儿体重、身高、头围、坐高、胸围的测量方法。

【准备】

1. 用物　体重计、身高和坐高测量计、皮尺、记录表格等。

2. 幼儿园小朋友　抽取不同年龄阶段小儿,男女比例相近。向小朋友介绍给他们测量的目的,使之能更好地配合(如无条件到幼儿园,可安排到儿科实训室,用模型替代)。

3. 护生准备　复习小儿心理特点相关知识,衣、帽穿戴整齐,调整情绪,以微笑、和蔼的态度与小朋友进行有效沟通。

【方法与过程】

(1) 选择当地中等规模以上幼儿园,按要求抽数十位小朋友(无条件时可用模型替代)。

(2) 由带教教师集中讲解和演示体重、身高、坐高、头围、胸围的测量方法及注意事项。

(3) 护生以小组为单位,每5~10人一组,每组对5~10位小朋友进行测量,同时记录。组长负责协调体重计、皮尺等用具的有序、合理使用,安排本小组成员进行分工合作。

(4) 各组汇报测量结果,初步评价小朋友的发育状况。

【实践小结】

带教教师从护生实践态度、实践过程、存在问题和应对措施对本次实践过程进行小结,并要求护生完成相应实践报告。

【实践报告】

小儿体格检查实践报告

班级：		实践人姓名：			实践地点：	
	年龄段	人数	体重 (均值)	身高 (均值)	坐高 (均值)	头围 (均值)	胸围 (均值)
男							
标准值							
比例							
女							
标准值							
比例							

续表

班级：　　　　　　　　实践人姓名：　　　　　　　　实践地点：

	年龄段	人数	体重 （均值）	身高 （均值）	坐高 （均值）	头围 （均值）	胸围 （均值）
男							
标准值							
比例							
女							
标准值							
比例							
男							
标准值							
比例							
女							
标准值							
比例							
结论							
评价							

实践 2　小儿营养与喂养

【目的】

学会鲜牛乳、配方奶、全脂乳粉的配制方法，为人工喂养的婴儿提供适宜的食物。学会奶瓶哺喂法、滴管哺喂法及鼻饲法喂养，满足不同吸吮能力及吞咽能力的婴儿进食需要。

【准备】

1. 用物

（1）配乳用物：配乳卡、天平、大量杯、漏斗、奶瓶、瓶筐、奶锅、搅拌棒、汤匙，鲜牛乳或全脂乳粉或婴儿配方乳粉、白糖、温开水、滴管、10%乳酸溶液或橘子原汁、广口容器。

（2）喂乳用物。

①奶瓶或滴管哺喂法：已装乳液的奶瓶、无菌乳头、饭巾、托盘、镊子、大广口杯、小杯、消毒滴管、记录单。

②鼻饲法：消毒胃管、8～10 号橡皮导管和硅胶管、已装乳液的小杯、大广口杯，其他同成人鼻饲法。

2. 环境　配乳室清洁、空气新鲜、光线充足，物品摆放整齐有序，有防蝇、防尘设备。

3. 婴儿　婴儿或模拟婴儿，更换好清洁尿布，向其家长说明操作目的，取得合作。

4. 护生　换鞋、穿工作服、戴帽子、口罩、洗手；态度认真、操作规范、富有爱心。

【方法与过程】

（一）配乳法

1. 地点 有条件则到当地医院配乳室，条件不具备则在儿科实训室，教师先示教，然后护生每2～3人一组进行操作。

2. 操作步骤

（1）普通牛乳配制法。

①核对配乳卡，计算出婴儿全天所需要的牛乳、糖及水量。

②用天平称出所需的糖量，用量杯量出所需水量及鲜牛乳量，分别倾注于广口容器内并混合均匀。如用全脂乳粉则按比例1∶8或1∶4调成乳液。一般市售配方奶粉100 g供能418 kJ（100 kg），婴儿所需能量约为20 g/kg·d。

③按婴儿一天哺乳的次数排列奶瓶，挂上床号牌（床号牌上应注明床号、姓名、每次乳量及时间）。

④将配制好的牛乳放入奶锅内加热煮沸3～4分钟，用量杯量出每次的乳量，用漏斗将乳液倾倒入瓶内，盖好瓶盖，放于瓶筐内，待凉后置冰箱内备用。

⑤配乳用具及时清洁，消毒后存放于橱柜中备用。

（2）酸乳配制法：将乳液煮沸消毒，冷却至40℃后，用滴管吸取所需酸溶液（通常在100 mL牛乳中加10％乳酸溶液5 mL或橘子原汁6 mL）慢慢加入，边加边搅拌，使其形成均匀而细小的凝块。

（3）脱脂牛乳配制法：将牛乳煮沸后静置于广口容器内冷却8～12小时，除去浮在表面的乳皮（脂肪），反复2～3次，即成脱脂乳，喂前再加糖煮沸。

（二）喂乳法

1. 地点 儿科实训室或医院儿科病房，教师先示教，然后分三组，每组选1名护生进行演练，其他人观摩并对操作步骤进行评价。

2. 操作步骤

（1）奶瓶哺喂法。

①核对床号、姓名、乳液种类和乳量。

②用镊子选择大小合适的无菌奶嘴，按无菌操作套在奶瓶口上。

③抱起婴儿，围好饭巾，哺喂者坐在凳上，使婴儿头部枕于其左臂上呈半坐卧位。

④哺喂者右手将奶瓶倒转，先试乳液温度，滴1～2滴乳液于左手背部或手臂内侧，以温热（40℃左右）不烫手为宜。轻触婴儿一侧面颊，刺激其吸吮反射，使其含住奶嘴吸吮，倾斜奶瓶，使乳液充满整个奶嘴；哺喂过程中要注意观察。

⑤喂毕将婴儿竖抱伏于肩上，轻拍其背部，使咽下的空气排出，然后将婴儿放回床上，取右侧卧位。

⑥整理用物，及时清洗、消毒备用；记录哺喂情况及进乳量。

（2）滴管哺喂法。

①用小杯盛乳液，放于盛有热水的大广口杯中以保持乳液温度。用滴管吸取乳液，轻按婴儿下颌，先滴一滴乳液在婴儿口内，注视其有下咽动作后再滴下一滴，每次滴入量视婴儿吞咽情况而定，乳液切勿过多，以免呛咳。

②喂毕将婴儿抱起，伏于肩上，轻拍其背部，使咽下的空气排出，然后将婴儿放回床上，取右侧卧位。

（3）鼻饲法。

①选择胃管：较大儿用小儿胃管，婴幼儿用8～10号橡皮导管，新生儿或早产儿可用硅胶管。

②插管长度：应为自患儿鼻尖至耳垂再至剑突的距离（新生儿约为10 cm，1岁10～12 cm，5岁约16 cm，学龄儿童20～25 cm）。

③插管过程：基本同成人鼻饲法。

④检查胃管确实在胃内（抽出胃液或胃内容物），将温好的乳液抽入注射器（硅胶管较细，灌注时需接

上粗针头),缓慢注入并观察小儿的呼吸情况。

⑤需保留胃管者,灌注完毕,拔掉注射器,将胃管末端反折并包上消毒纱布,用橡皮圈扎紧,再用胶布固定于面颊部以免脱出;不需保留胃管者,按成人鼻饲法拔掉胃管。

⑥整理用物,及时清洗,消毒备用,记录哺喂情况及进乳量。

【小结】

(1) 强调无菌操作。

(2) 评价各组计算结果是否正确、操作步骤是否规范。

(3) 评价护生的合作精神和参与实践的态度。

(4) 要求护生完成实践课体会。

实践3　儿科常用护理技术操作

一、臀红护理法

【目的】

熟练掌握臀红患儿的护理措施,能对患儿及其家长进行有效的健康教育。在实践中学习认真工作的态度,培养关爱患儿的基本素质。

【准备】

1. 医院儿科病区

(1) 用物:清洁尿布、盛温开水的盆、小毛巾、棉签、弯盘、尿布桶、药物(0.02％高锰酸钾溶液、紫草油、3％～5％鞣酸软膏、氧化锌软膏、鱼肝油软膏、红霉素软膏、康复新溶液、硝酸咪康唑霜)、红外线灯或鹅颈灯等。

(2) 患儿:联系好当地医院住院患儿,向患儿及其家长说明进行护理操作的目的,取得配合。

(3) 环境:关上窗户,保持室内适宜的温度和湿度。

(4) 护生:按护士素质要求做好准备;服装、鞋帽整洁,态度和蔼可亲,语言温和恰当;操作时动作轻柔、准确、富有爱心。

2. 儿科实训室

(1) 准备模拟婴儿教具。

(2) 准备好多媒体演示光盘或视频,调试好播放设备。

(3) 模拟操作的其他用物同前。

【方法与过程】

1. 医院儿科病区

(1) 由带教教师集中讲解和演示臀红护理的操作方法及注意事项。

(2) 护生以小组为单位,选一名护生代表进行操作,其他学生观摩,并对操作步骤进行评议。

2. 儿科实训室　若无条件去医院,可先为学生提供多媒体演示《儿科技术护理操作-臀红护理法》,再对示教病例进行模拟操作。

【小结】

(1) 带教教师对本次实践课进行汇总及小结。

(2) 布置作业。

①写出臀红分度及分度标准。

②写出本项操作的操作流程和本次实践课后的体会。

二、约束法

【目的】

熟练掌握约束法的操作技能和注意事项。在实践中学习认真工作的态度,培养同情和关爱患儿的基本素质。

【准备】

1. 用物 大毛巾或床单、约束带、布套、棉垫、棉垫小夹板、2.5 kg沙袋(用便于消毒的橡胶布缝制)。

2. 患儿 模拟婴儿教具。

3. 多媒体准备 多媒体演示光盘或视频,调试好播放设备。

4. 护生 按护士素质要求做好准备;操作时动作轻柔、准确、富有爱心。

【方法与过程】

(1)在示教室为护生提供多媒体演示《儿科技术护理操作-约束法》。

(2)由带教教师在护理示教室集中讲解并模拟演示全身约束法(木乃伊约束法)、手或足约束法、砂袋法的操作方法。

(3)护生以小组为单位,每6人一组,轮流模拟操作。

【小结】

(1)带教教师在各组随机抽1名护生演示操作,并及时反馈矫正,对本次实践课进行总结。

(2)布置护生写出本项操作的操作流程和本次实践体会。

三、头皮静脉输液法

【目的】

熟练选择常用的头皮静脉,掌握头皮静脉输液法的操作技能。在实践中学习认真工作的态度,培养同情和关爱患儿的基本素质。

【准备】

1. 医院儿科病区

(1)用物:输液器、液体及药物、输液架。治疗盘内置皮肤消毒液、棉签、弯盘、胶布,无菌巾内放已吸入生理盐水或10%葡萄糖溶液10 mL的注射器、棉球、硅胶管头皮针。

(2)患儿:联系好当地医院儿科病房,选好适合观摩操作的患儿,并向其家长说明。

(3)护生:按护士着装要求做好准备;操作者和助手洗手、戴口罩、帽子。

2. 儿科实训室

(1)准备头皮静脉输液的模拟婴儿教具。

(2)准备多媒体演示光盘或视频,调试好播放设备。

(3)模拟操作的其他用物同前。

【方法与过程】

1. 医院儿科病区

由带教教师集中讲解头皮静脉输液法的操作方法及注意事项(护生以小组为单位观看病房护士进行头皮静脉输液操作)。

2. 儿科实训室

(1)若无条件去医院,可为护生提供多媒体演示《儿科技术护理操作-头皮静脉输液法》。

(2)分组用头皮静脉输液的模拟婴儿教具进行模拟操作。

(3)讨论小儿头皮静脉输液法需注意的问题。

【小结】

（1）带教教师对本次实践课进行总结。

（2）布置作业。

①如何鉴别小儿头皮静脉与动脉？

②写出本项操作的操作流程和本次实践体会。

四、光照疗法

【目的】

学会蓝光箱的操作,掌握在照射过程中的注意事项。在实践中学习认真工作的态度,培养同情和关爱患儿的基本素质。

【准备】

1. 用物　患儿护眼罩（用墨纸或胶片剪成眼镜状）、长条尿布、尿布带、胶布、工作人员用的墨镜等。

2. 蓝光箱　清洁光疗箱,特别注意清除灯管及反射板的灰尘；箱内湿化器水箱内加水至 2/3 满；接通电源,检查灯管亮度,并使箱温升至患儿适宜温度（30～32 ℃）,相对湿度达 55%～65%。

3. 多媒体准备　多媒体演示光盘或视频,调试好播放设备。

4. 护生　了解患儿病情资料,观察光疗过程中出现的问题。操作前戴墨镜、洗手。

【方法与过程】

1. 医院儿科病区

（1）由带教教师集中讲解和演示光照疗法的操作方法及注意事项。

（2）护生以小组为单位,选一名护生代表进行蓝光箱操作,其他护生观摩,并对操作步骤进行评议。

2. 儿科实训室

（1）若无条件去医院,可为护生提供多媒体演示《儿科技术护理操作-光照疗法》。

（2）若有光照设备,可在儿科实验室分组进行蓝光箱操作。

【小结】

（1）带教教师对本次实践课进行总结。

（2）布置作业。

①光疗过程中易出现哪些副作用？

②写出本项操作的操作流程和本次实践体会。

五、暖箱使用法

【目的】

学会暖箱的操作,掌握操作过程中的注意事项。在实践中学习认真工作的态度,培养同情和关爱患儿的基本素质。

【准备】

1. 环境　调节室温至高于 23 ℃,以减少辐射热的损失。

2. 暖箱　清洁、消毒暖箱,将蒸馏水加入暖箱水槽中至水位指示线,并加蒸馏水于湿化器水槽中。接通电源,打开电源开关,将预热温度调至 28～32 ℃。调整箱内湿度,维持在 55%～65%。根据患儿体重及出生日龄调节适中温度。

3. 多媒体　准备多媒体演示光盘或视频,调试好播放设备。

4. 护生　了解患儿病情资料,评估保暖过程中常见的护理问题。操作前衣帽整洁、洗手。

【方法与过程】

1. 医院儿科病区

（1）由带教教师集中讲解和演示温箱使用的操作方法及注意事项。

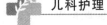

（2）护生以小组为单位，选一名护生代表进行暖箱操作，其他护生观摩，并对操作步骤进行评议。

2. 儿科实训室

（1）若无条件去医院，可为学生提供多媒体演示《儿科技术护理操作-暖箱使用法》。

（2）若实训室有暖箱设备，可分组进行暖箱操作。

【小结】

（1）带教教师对本次实践课进行总结。

（2）布置作业。

①叙述暖箱的适应证和患儿出暖箱条件。

②写出本项操作的操作流程和本次实践体会。

实践4 新生儿及患病新生儿的护理

一、新生儿的护理

【目的】

掌握有关新生儿生活环境、保暖、喂养、日常观察、预防感染等方面的相关知识，学会对新生儿进行正确护理。

【准备】

1. 用物 鲜牛乳（或乳粉）、奶瓶、体温计、紫外线灯（或紫外线消毒器）、暖箱等。

2. 新生儿 正常新生儿或早产儿数名，向其家长说明护理操作的目的，取得配合。

3. 护生 着装按护士标准穿戴整齐，态度认真、谦虚、谨慎，并注意进行护理操作前应掌握新生儿的基本情况（如足月或早产等），操作时动作轻柔、准确、富有爱心。

【方法与过程】

1. 医院见习

（1）选择当地医院新生儿室。

（2）带教教师集中讲解新生儿的护理并进行相关的护理操作及设备调控演示。

（3）每6~10名护生为1组，每组对1名新生儿进行护理评估及护理计划制订，重点对新生儿一般状况、居室环境、衣被、尿布、喂养、脐带及预防接种等评估，注重与小儿家长的沟通，组长负责安排每位护生的具体任务，同时记录。带教教师随时指导及矫正，以保证实习合理、有序进行。

（4）各组汇报实习结果，组织护生讨论新生儿护理要点，鼓励学生提出问题和独立解决问题。

2. 儿科实训室 若无条件去医院，可为护生提供新生儿模型及多媒体演示《新生儿的护理》，然后抽学生对演示的内容进行复述及演示，同学进行评价讨论。

【小结】

（1）带教教师将各组实习结果及护生提出的共性问题汇总、小结。

（2）布置作业。

二、患病新生儿的护理

【目的】

通过临床常见疾病的见习或病例讨论，初步掌握新生儿黄疸、颅内出血、寒冷损伤综合征、败血症、破伤风的护理。

【准备】

1. 用物　紫外线灯（或紫外线消毒器）、暖箱、光疗箱、远红外辐射床、记录单等。

2. 患儿　患病的新生儿数名（前述 5 种常见病患儿），向其家长说明进行护理的目的以取得配合。

3. 护生　准备同前。

【方法与过程】

1. 医院见习

（1）选择当地医院的新生儿病房，选择患病新生儿。

（2）带教教师集中分析讲解常见新生儿疾病的护理，并进行相关的护理操作及设备调控演示。

（3）每 6～10 名护生为 1 组，每组对 1 名患病新生儿进行护理评估及护理计划的制订，重点评估致病因素、身体异常表现、心理社会状况及存在的健康问题等，组长负责安排每位护生的具体任务，同时记录。带教教师随时指导及矫正，以保证实习有序地进行。

（4）各组汇报实习结果，组织护生讨论患病新生儿的护理要点，鼓励护生提出问题和独立解决问题。

2. 儿科实训室　若无条件去医院，可为护生提供新生儿常见疾病的多媒体演示或病例，护生讨论相关新生儿疾病的护理评估和护理计划。

【小结】

（1）带教教师将各组实习结果及护生提出的共性问题汇总、小结。

（2）布置护生填写实践报告。

（3）完成临床实践报告。

 实践 5　维生素 D 缺乏性佝偻病患儿的护理

【目的】

通过临床见习或病例讨论，熟练掌握维生素 D 缺乏性佝偻病患儿的护理评估和护理措施，能进行有效的健康指导。在实践中学习认真负责、关心爱护患儿的态度。

【准备】

1. 社区卫生服务中心、各级医院儿科门诊、病区见习准备

（1）患儿：联系好当地医院选择维生素 D 缺乏性佝偻病患儿，向患儿及其家长说明护理的目的，取得配合。

（2）护生：按标准穿戴整齐；态度和蔼、操作认真、富有爱心。

2. 儿科实训室准备

（1）光盘或视频，调试好播放设备。

（2）维生素 D 缺乏性佝偻病典型病例一份及护理计划单。

【方法和过程】

1. 社区卫生服务中心、各级医院儿科门诊、病区见习

（1）带教教师集中讲解维生素 D 缺乏性佝偻病患儿的护理评估及护理措施，并进行相关的护理操作演示。

（2）每 6～10 名护生分为一组，每组对 1 名患儿进行护理评估并记录。带教教师随时指导，以保证见习合理、有序地进行。

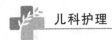

（3）各组汇报护理评估结果，带教教师组织护生讨论，拟出护理诊断，制订相应护理措施。

2. 儿科实训室

（1）多媒体演示：组织观看多媒体演示《维生素 D 缺乏性佝偻病的护理》。

（2）展示病例：患儿，男，12 个月，因夜间睡眠不安、多汗、烦躁 1 个月余就诊。患儿为早产儿，人工喂养，经常腹泻，只添加少量辅食。目前患儿不能独自站立，不会叫爸爸、妈妈。患儿母亲在妊娠期间有下肢抽搐史。体格检查：体温 36.5 ℃，脉搏 108 次/分，呼吸 30 次/分，表情淡漠，前囟 1.5 cm×1.5 cm，乳牙 2 个，方颅，鸡胸，可见肋骨串珠，心肺听诊无异常，腹软，肝右肋下 2 cm，四肢肌张力低下。血生化检查：血钙 1.76 mmol/L，钙磷乘积 25。腕部 X 线检查示骨骼端增宽，钙化带消失，骨密度降低。

（3）分组讨论：每 6～10 名护生一组进行讨论并专人记录，选一名护生代表小组发言。

（4）讨论问题。

①你认为该患儿存在哪些健康问题？请做出护理诊断，说出诊断依据。

②你将采取哪些护理措施？

③你应该对该患儿家长做哪些健康指导？

【小结】

（1）带教教师对各组汇报的结果进行汇总和解析，最后小结。

（2）评价护生见习情况和对患儿的态度，以及护生参与病例讨论的情况。

（3）布置作业：完成一份护理计划，填写护理计划表。

（4）完成临床实践报告。

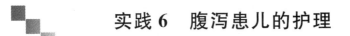

实践 6　腹泻患儿的护理

【目的】

通过临床见习或病例讨论熟练掌握腹泻患儿的护理评估、护理诊断及护理措施。能对腹泻患儿及其家长进行有效的健康教育，在实践中培养学生态度认真、动作轻柔、同情和关爱患儿的基本素质。

【准备】

1. 医院见习　联系好腹泻患儿，并向患儿及其家长说明护理实践的目的，以取得配合。

2. 儿科实训室见习　准备好多媒体演示视频或腹泻患儿讨论病例。

3. 护生准备　着装按护士标准穿戴整齐，态度谨慎、认真，依据小儿心理特点，以微笑和蔼的态度与患儿及其家长进行有效沟通，操作时动作轻柔、准确、富有爱心。

【方法与过程】

1. 社区卫生服务中心、各级医院儿科门诊、病区见习

（1）带教教师集中讲解腹泻患儿的护理评估方法、内容及注意事项。

（2）每 6～10 名护生为 1 个小组，每组对 1 名腹泻患儿进行护理评估及护理计划制订，组长负责安排每位护生的任务分工，同时记录。带教教师随时指导及矫正，以保证实习合理、有序地进行。

（3）组织护生讨论腹泻患儿护理评估要点，鼓励护生提出护理问题，探讨护理诊断、护理措施。各组汇报实习结果。

2. 儿科实训室见习

（1）多媒体演示：在学校儿科实训室为学生提供多媒体演示《腹泻患儿的护理》或腹泻患儿病例，观看视频并进行病例讨论。

（2）病例：患儿10个月，因发热、吐泻3天于7月12日以"急性感染性腹泻"收住院。评估发现患儿每天大便十多次，黄色稀水样，量较多，进食水即吐，近1天加重，已8小时无尿。体温38.8℃，体重10 kg，呼吸快，精神萎靡，皮肤弹性极差，口唇樱红色、干燥，前囟、眼窝明显凹陷。双肺呼吸音清，心率110次/分，心音略低钝，肝肋下2 cm，脾未触及，肠鸣音活跃。手、足冷凉，肌张力正常。化验：血钠128 mmol/L，二氧化碳结合力11 mmol/L。大便镜检可见少量白细胞。

（3）分组讨论：每6～10名护生一组进行讨论并专人记录，选一名护生代表小组发言。讨论题目如下。

①该患儿的主要护理诊断有哪些？说出诊断依据。

②该患儿静脉补液的护理措施有哪些？

③你应该给患儿及其家长提供哪些健康指导？

【小结】

（1）带教教师将各组的见习结果及护生提的共同问题汇总、小结。

（2）评价护生见习情况和对患儿的态度，评价学生参与病例讨论的情况。

（3）布置作业：制订患儿的护理计划，填写护理计划表。

（4）完成临床实践报告。

 实践 7　支气管肺炎患儿的护理

【目的】

通过临床见习或病例讨论，熟练掌握支气管肺炎患儿的护理评估及护理措施，能对患儿及其家长进行有效的健康教育。在实践中学习认真负责的态度，同情和关爱患儿的基本素质。

【准备】

1. 医院儿科病区见习

（1）患儿：联系好当地医院住院患儿，向患儿及其家长说明进行护理实践的目的，取得配合。

（2）护生：按护士素质要求做好准备，服装、鞋帽整洁，态度和蔼可亲，语言温和恰当；操作时动作轻柔、准确、富有爱心。

2. 儿科实训室见习

（1）多媒体准备：准备好支气管肺炎护理的光盘或视频，调试好播放设备。

（2）展示病例：选择一份支气管肺炎患儿的讨论病例。

【方法与过程】

1. 医院儿科病区见习

（1）带教教师集中讲解支气管肺炎患儿的护理评估及护理措施，并进行相关的护理操作演示。

（2）每6～10名护生为1个小组，每组对1名腹泻患儿进行护理评估及护理计划制订，组长负责安排每位护生的任务分工，同时记录。带教教师随时指导及矫正，以保证实习合理、有序地进行。

（3）组织护生讨论腹泻患儿护理评估要点，鼓励护生提出护理问题，探讨护理诊断、护理措施。各组汇报实习结果。

2. 儿科实训室

（1）组织观看视频《支气管肺炎的护理》或病例讨论。

（2）病例：患儿，男，5个月，人工喂养。因发热、咳嗽5天，加重1天入院。患儿咳嗽初为干咳，以后有痰并出现呼吸困难。体格检查:体温 39 ℃ ,心率 152 次/分,呼吸 52 次/分,体重 6 kg,面色灰白,精神萎靡,口周发绀,鼻翼扇动,咽充血,呼吸急促,两肺有痰鸣音及密集的中、细湿啰音,心音有力,律齐,肝右肋下 1 cm ,无压痛,腹稍胀。血化验:白细胞 $19×10^9/L$, N 76％, L 22％, M 2％。X 线:双肺纹理增粗,有斑片状阴影。初步诊断为支气管肺炎。

（3）每 6～10 人为 1 小组,分组讨论,组长安排专人记录,各组选一名护生代表发言汇报小组讨论情况。讨论问题如下。

①你认为该患儿存在哪些健康问题？请做出护理诊断,说出诊断依据。

②请你为患儿及其家长进行健康指导。

【小结】

（1）带教教师对本次实践课进行汇总和小结。

（2）评价护生见习情况和对患儿的态度,评价护生参与病例讨论的情况。

（3）布置作业:写出支气管肺炎护理计划,填写护理计划表。

（4）完成临床实践报告。

 ## 实践 8　贫血患儿的护理

【目的】

通过临床见习或病例讨论,熟练掌握贫血患儿的护理评估、护理诊断及护理措施,能对患儿及其家长进行有效的健康教育。在实践中学习认真负责的态度,培养同情和关爱患儿的基本素质。

【准备】

1. 社区卫生服务站、各级医院儿科门诊或病区见习

（1）患儿:联系好当地医院贫血患儿,向患儿及其家长说明进行护理实践的目的,取得配合。

（2）护生:按护士素质要求做好准备;服装、鞋帽整洁,态度和蔼可亲,语言温和恰当;操作时动作轻柔、准确、富有爱心。

2. 儿科实训室见习

（1）多媒体:贫血患儿的护理光盘或视频,调试好播放设备。

（2）展示病例:选择一份贫血患儿讨论病例。

【方法与过程】

1. 社区卫生服务站、各级医院儿科门诊或病区见习

（1）带教教师集中讲解贫血患儿的护理评估及护理措施,并进行相关的护理操作演示。

（2）每 6～10 名护生为 1 个小组,每组对 1 名患儿进行护理评估,组长负责安排每位护生的任务分工,做好记录。带教教师随时指导及矫正,以保证见习合理、有序地进行。

（3）组织护生讨论贫血患儿的护理评估,拟出护理诊断,制订护理计划,鼓励护生提出问题,各组汇报实习结果。

2. 儿科实训室见习

（1）组织观看多媒体演示《小儿营养性贫血的护理》或病例讨论。

（2）病例:患儿,8 个月,因"食欲不振、面色渐苍白 1 个月"就诊,门诊以"营养性缺铁性贫血"收住院。评估发现患儿系早产儿,出生后一直牛奶喂养,未添加辅食。入院时体检:体温 37.1 ℃ ,脉搏 112 次/分,呼吸 24 次/分,体重 7.2 kg 。面色、睑结膜、口唇、甲床均苍白,心肺听诊未闻及异常,全腹平软,肝右肋下

3 cm，脾左肋下扪及边缘，质软。血常规:红细胞 $2.5 \times 10^{12}/L$，血红蛋白 60 g/L，白细胞 $10.5 \times 10^{9}/L$，中性粒细胞 34%，淋巴细胞 65%。外周血涂片:红细胞大小不等,以小细胞为主中央淡染区扩大。

(3) 以小组为单位进行讨论,组长负责安排专人记录,并选一名护生代表发言,汇报本组讨论情况。讨论问题如下。

①你认为该患儿存在哪些健康问题? 请做出护理诊断,说出诊断依据。

②应为该患儿及其家长进行哪些健康指导?

【小结】

(1) 带教教师对本次实践课进行汇总和小结。

(2) 评价护生医院见习情况及对患儿及其家长的态度,评价护生参与讨论的积极性和态度。

(3) 布置作业:写出营养性缺铁性贫血护理计划,填写护理计划表。

实践 9 泌尿系统疾病患儿的护理

【目的】

学会急性肾炎、肾病综合征及泌尿道感染患儿的护理评估内容及方法,并能制订相应的护理计划。能对患儿及其家长进行有效的健康指导。向带教教师学习认真、严谨的工作态度,培养同情和关爱患儿及其家长的基本素质。

【准备】

1. 医院见习　联系当地医院儿科病区,选择急性肾炎、肾病综合征、泌尿道感染患儿,并向患儿及其家长说明情况,取得配合。

2. 儿科实训室见习　准备典型病例个案及视频资料。

3. 护生　提前预习相关理论知识,见习时按护士标准穿戴整齐,调整情绪,态度和蔼、谦虚、谨慎、认真、富有爱心。

【方法与过程】

1. 医院见习

(1) 带教教师集中介绍住院患儿的概况,讲解并演示泌尿系统疾病患儿的护理评估、护理措施及相应操作。

(2) 每6~10人为一组,选择1名患儿进行护理评估和制订护理计划,组长负责安排每位护生的具体任务,做好记录。带教教师随时指导,及时矫正。

(3) 各组汇报实习结果,组织护生讨论泌尿系统疾病患儿的护理要点,鼓励护生提出问题和讨论解决问题。

2. 儿科实训室见习

(1) 播放泌尿系统常见疾病护理的视频或展示讨论病例。

(2) 病例:患儿,男,10岁,因头痛、呕吐、少尿4天就诊。患儿2周前曾患上呼吸道感染在当地医院治愈。4天前觉头晕眼花、头痛、乏力,自认为休息不好而未引起其家长重视;2天前头痛加剧,并出现恶心、呕吐(为喷射状),呕吐物为胃内容物,同时出现眼睑水肿、少尿和双下肢水肿。病程中无发热、皮疹、鼻出血等,大便正常,平素体健,饮食睡眠好,无药物过敏史及特殊家族史,既往无类似病史。体检:体温36.9℃,脉搏71次/分,呼吸31次/分,体重55.8 kg,身高145 cm,血压160/110 mmHg。神志清楚,较烦躁,面色稍苍白,眼睑肿,无皮疹,浅表淋巴结无肿大。心率71次/分,律齐,心音稍低钝,无杂音,双肺呼吸音清,腹软,肝右肋可触及、质软,脾未触及,双肾区轻微叩击痛,双下肢非凹陷性水肿。实验室检查:血常规 Hb 95 g/L,白细胞 5.1×10^9/L,中性粒细胞 62%,淋巴细胞 38%。尿蛋白(+),尿沉渣镜检:红细胞 7～10 个/HP,白细胞 1～3 个/HP,颗粒管型(+)。血尿素氮、肌酐及抗链"O"水平增高,血清补体水平下降。余未见异常。临床诊断:急性肾小球肾炎。

(3)分组讨论,每 6～10 人为 1 组,组长负责安排记录和代表发言。带教教师观察各组护生讨论的态度和语言表达的准确性,讨论问题如下。

①该患儿有哪些健康问题? 确立护理诊断并说出诊断依据。

②为该患儿制订护理计划。

【小结】

(1)带教教师将各组汇报的结果及护生提出的共性问题进行汇总和解析,最后小结。

(2)评价护生见习情况和对患者的态度,评价护生参与病例讨论的情况。

(3)布置作业:完成一份护理计划,填写护理计划表。

(4)完成临床实践报告。

临床实践报告

班级: 实践地点: 实践科室: 实践时间:

实践内容	
实践过程	
实践中存在的问题	
处理措施	
结果	
自我评价	
意见	
教师评价	

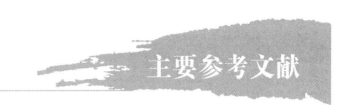

[1]　崔焱.儿科护理学[M].5版.北京：人民卫生出版社,2012.

[2]　叶春香.儿科护理[M].2版.北京：人民卫生出版社,2008.

[3]　于淑婷,邓晓燕.儿科护理[M].武汉：华中科技大学出版社,2017.

[4]　张敏,李小垚.儿科护理学[M].北京：中国协和医科大学出版社,2019.

[5]　张玉兰,王玉香.儿科护理学[M].4版.北京：人民卫生出版社,2020.

[6]　崔焱,仰曙芬.儿科护理学[M].6版.北京：人民卫生出版社,2017.